医护协作与沟通

主　　审　李庆功

主　　编　杨　辉　王巧红　田　淳

执行主编　潘　玮

副 主 编　唐　珊　柴云花　程　慧　曹慧丽

编　　者　（按姓氏笔画排序）

王巧红　田　淳　刘　芳　杨　辉　邱　瑜　柴云花
唐　珊　曹慧丽　梁　芳　董觊彦　程　慧　潘　玮

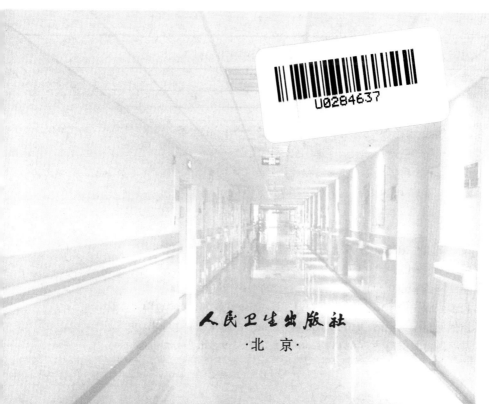

人民卫生出版社
·北京·

图书在版编目（CIP）数据

医护协作与沟通 / 杨辉，王巧红，田淳主编. —北京：人民卫生出版社，2023.3

ISBN 978-7-117-32645-2

Ⅰ.①医…　Ⅱ.①杨…　②王…　③田…　Ⅲ.①医药卫生人员 - 工作方法　Ⅳ.①R192

中国版本图书馆 CIP 数据核字（2021）第 271103 号

| 人卫智网 | www.ipmph.com | 医学教育、学术、考试、健康，购书智慧智能综合服务平台 |
| 人卫官网 | www.pmph.com | 人卫官方资讯发布平台 |

医护协作与沟通
Yihu Xiezuo yu Goutong

主　　编：杨　辉　王巧红　田　淳
出版发行：人民卫生出版社（中继线 010-59780011）
地　　址：北京市朝阳区潘家园南里 19 号
邮　　编：100021
E - mail：pmph @ pmph.com
购书热线：010-59787592　010-59787584　010-65264830
印　　刷：三河市尚艺印装有限公司
经　　销：新华书店
开　　本：710 × 1000　1/16　印张：16
字　　数：279 千字
版　　次：2023 年 3 月第 1 版
印　　次：2023 年 5 月第 1 次印刷
标准书号：ISBN 978-7-117-32645-2
定　　价：59.00 元

打击盗版举报电话：010-59787491　E-mail：WQ @ pmph.com
质量问题联系电话：010-59787234　E-mail：zhiliang @ pmph.com
数字融合服务电话：4001118166　E-mail：zengzhi @ pmph.com

前　言

全民健康新时代与医护协作沟通之变革

人人享有健康——

2000 年 9 月，在联合国千年首脑会议上，世界各国领导人就消除贫穷、饥饿、疾病、文盲、环境恶化和对妇女的歧视，商定了一套有时限的目标和指标，八项具体指标中的三项是卫生目标，即降低儿童死亡率，提高产妇保健意识，抗击艾滋病、疟疾和其他疾病，这意味着国际社会已把卫生发展放在人类发展的突出位置。

促进与维持健康对于人类与社会可持续发展不可或缺。全民健康覆盖的前身是"人人享有健康"，1978 年《阿拉木图宣言》提出了开展初级卫生保健建议，并且提出了适当的指导方针和行动计划。宣言指出，"人人享有卫生保健"不仅有利于提高生活质量，同时也有利于世界和平与安全。因此，人们把健康列为最优先考虑的问题。

护士在医疗卫生发展中将发挥着越来越重要的作用。护士作为多学科团队的一部分，已经成为全民健康的强力保障。

全民健康时代的来临——

世界卫生组织（WHO）于 2005 年通过成员国宣言，提议通过建立更加公平有效的筹资体系以促进 UHC（全民健康覆盖）的实现，并且对其内涵作了初步界定：所有人都应当享有所需要的有质量的卫生服务，并且不因利用这些服务出现经济困难。这个界定强调了卫生服务公平可及性、服务质量和经济风险保护三个重要维度。2010 年，世界卫生组织在其年度报告中提出了一系列通过卫生筹资促进 UHC 实施的策略、政策和措施。目前，关于全民健康覆盖的概念，国际社会达成的共识包括卫生资源公平享有、卫生服务公平享有、保障制度公平享有。

第九届全球健康促进大会的成功召开成为全球卫生领域的一座重要里程碑。它史无前例地强调提升所有人拥有最高水平健康的能力，对于促进平等、实现全世界可持续发展的重要性。没有全民健康，就没有全面小康。健康是促进人的全面发展的必然要求，是每个人成长和实现幸福生活的基础，是国家富强和人民幸福的重要标志。《2030年可持续发展议程》明确提出了确保各年龄的人群享有健康生活、促进健康福祉的发展目标，更加突出了经济、社会和环境等部门与健康的相互联系和影响，更加凸显健康发展的全面性、公平性和协同性。

医护协作与沟通在人人享有健康、全民健康中的作用——

中国工程院院士刘德培曾说："建设健康中国，符合医学发展的趋势，要建立大健康观。"医护人员作为医疗卫生发展的主力军，在推动人人享有健康、全民健康中发挥着重要的作用。这就要求医护人员拥有良好的协作与沟通能力，共同为大众扛起健康旗帜。在科学技术进步的背景下，有效的沟通对于医疗卫生专业人员至关重要。医生与护士的协作与沟通被认为是取得积极医疗成果的主要因素，同时也是医疗保健系统的最终目标。长久以来，国内医学界关注医疗系统工作人员的协作与沟通，集中于医患、护患沟通的论述，目前关注医护协作与沟通的著作尚少。然而医护协作与沟通是保障医疗安全的基本。《美国医学协会杂志》指出，医护沟通障碍已成为多数患者安全事件发生的原因之一。医护沟通障碍(无效状态、心理压力、认知差异、情绪波动)现实存在，为了实现团队合作，有学者建议在大学教育期间对医生和护士进行培训，通过对护理专业学生和临床医学专业学生的联合教育，增强他们之间的合作精神，并使他们尊重彼此的职业身份。此外，在医疗工作中需要强调医护沟通的效果以及注意医护沟通存在的障碍，提高医护人员沟通的效率，构建更加科学、合理的医护沟通机制。

鉴于此，本书在医患、护患关系的基础上融入医护关系管理，旨在为临床医护人员有效合作、改善沟通提供理论与实践指导。本书将从以下三篇进行介绍：

第一篇是医护协作与沟通开启全民健康新时代。本篇分为两个章节：第一章介绍医护协作与沟通的基础理论；第二章介绍医护协作与沟通锦囊。

第二篇为一个患者多个世界：医护、医患、护患、多团队关系。本篇分五个章节进行介绍：第三章是医护协作与沟通，主要阐述医护关系的相关理论与实践，是本书的重点与亮点；第四章是医患关系管理；第五章是护患关系管理;第六章是护际沟通管理;第七章是团队沟通合作及跨等级沟通。通过本篇的学习,临床医护人员将系统地了解医、护、患沟通与协作的相关理论与实际运用,可为临床沟通实践提供较好的指导。

第三篇是医学与温情同在:医院特殊事件管理与医护职业素养。该篇分四章进行介绍:第八章是医院冲突管理;第九章是医院特殊事件管理;第十章是医护人员职业素养;第十一章是医护人员职业礼仪规范。

临床一线的医护人员们,相信阅读完本书,一定能为你们在实际工作中增进协作、改善沟通带来思想与知识上的启迪。

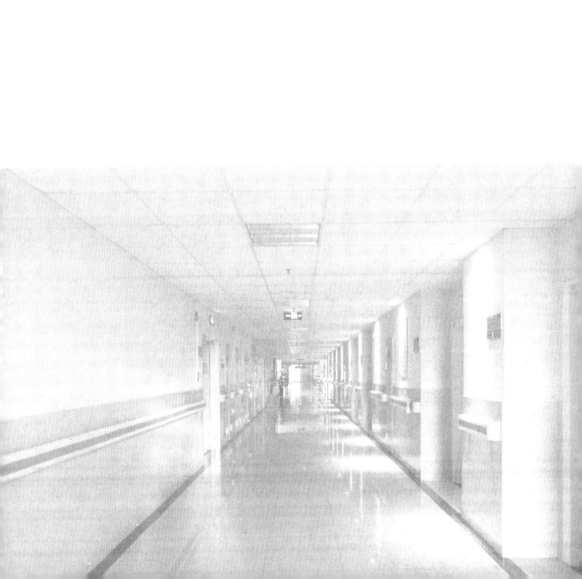

目　录

● 第一篇　医护协作与沟通开启全民健康新时代 ●

第二篇　一个患者多个世界：医护、医患、护患、多团队关系

第三篇　医学与温情同在：医院特殊事件管理与医护职业素养

第一篇

医护协作与沟通
开启全民健康新时代

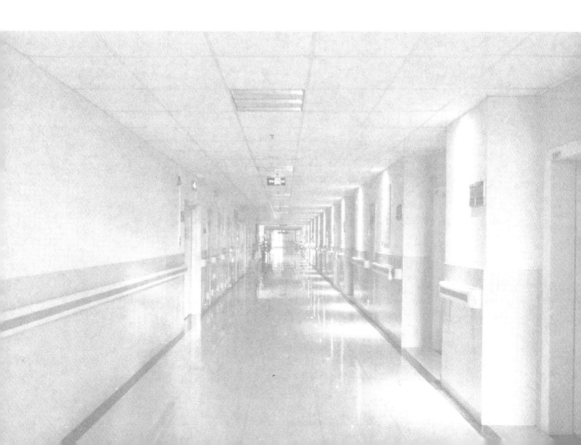

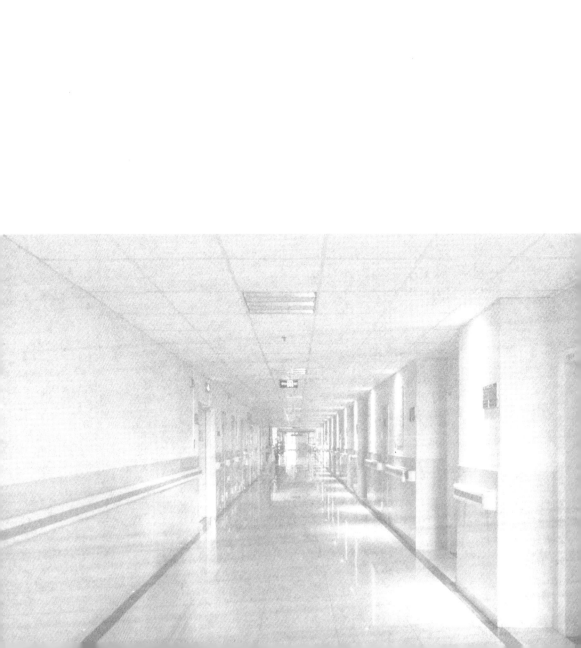

第一章 医护协作与沟通的基础理论

学习目标

1. 掌握沟通的形式、过程与模式。
2. 了解沟通的相关概念、层次、影响因素。
3. 讨论临床工作中影响医护沟通的因素。

第一节 沟 通 概 述

一、沟通的概念

伴随着人类进化的漫长过程,人类对自身交流和沟通活动的研究最早可追溯到各种"符号"的出现。符号是人类对客观世界现象和自身活动的归纳,包括交流与沟通活动中最基本的和有意识的归纳、概括与固化。

英文单词"communication"被译为"传播、传达、通信、交流、沟通、交往、交际"等,而学者们认为在学科名称,特别是核心学术语言的意义上,应该将"communication"译为"沟通"或"交流"。参考《辞海》对"交流"与"沟通"两个词语的解释不难得出:"交流"发生在"沟通"之后,而"沟通"可涵盖"交流","沟通"一词在外延、内涵和适用范围方面可能比"交流"更贴切。因此,本书中选择将学科意义上的"communication"一词译为"沟通"。

有关沟通的定义,据不完全统计,已经有150多种说法。美国著名传播学家施拉姆认为,沟通是传者与受者对信息的分享;美国学者露西和彼得森则认为,沟通是人与人之间相互影响的全过程;而霍本认为,沟通是用言语交流思想;美国学者贝雷尔森认为,沟通是大众传媒或者人与人之间符号的传送。在对众多定义进行总结、归纳后,本书将"communication"定义为:人们通过面对面或非面对面方式，以语言和非语言为载体，具体包括文字、图片、实物或网络等多元化媒介，传递并理解信息的过程，是人们了解他人的思想、情感、知识、见解和价值观的一种双向互动活动。医护沟通是一种以开放、积极的方式通过一系列普通的符号、行为、语言、文字，为了积极的卫生保健结果而传播正确的、可理解的、一致的、平衡的、可重复信息的过程。

永远不要低估沟通的重要性，它会花费我们大量的时间。在《沟通的过程》(The Process of Communication)一书中，伯洛(Burlow)的一个研究报告表明美国人平均每天花费70%的有效时间在口头沟通上。福特(Gerald Ford)曾说："生活中没有任何东西比有效沟通更重要。"试想没有有效的沟通能力，我们的生活、工作会何等的混乱与糟糕。

二、沟通的层次

根据沟通双方相互之间的关系及信任程度，沟通可以分为五个不同的层次。

（一）一般性沟通

一般性沟通(cliche conversation)是指使用社交应酬式、寒暄性的话题，如有关天气或问候类的话语所进行的沟通。一般性沟通不涉及个人的问题，使人觉得有安全感，常在沟通双方关系比较生疏时使用，可作为开口语，可以避免发生一些不期望出现的场面，有助于打开局面和发展人际关系。在医患或护患关系建立的初期，可以短时间内使用这一层次的沟通，有助于服务对象表达出有意义的信息，但是如果沟通长期停留在这个层次上，将不利于治疗性人际关系的建立。

（二）陈述事实的沟通

陈述事实的沟通(fact reporting)是指只罗列客观事实的沟通方式，不加入个人观点和感情，不涉及人与人之间的关系。如"今天我仍然肚子痛""上午张医生给3床患者做胸腔穿刺时，患者面色苍白，血压下降，进行了抢救"。在沟通双方无信任感时，一般只陈述事实，不发表意见，否则易引起麻烦。这种沟通方式是医护了解服务对象常用的方式。医护工作者在沟通过程中应注意倾听，促进患者能够表达一些希望分享的信息。

（三）交流看法的沟通

交流看法的沟通(shared personal idea and judgment)建立在相互有一定信任的基础上，比陈述事实更高一个层次。双方除了沟通信息，还交换、分享个人的想法和判断。在此阶段，要充分让对方说出自己的看法，不能流露出不赞同、反对,甚至指责、嘲笑的言行;否则,对方将会隐瞒自己的真实看法,不利于互相了解。

(四)情感性沟通

情感性沟通(shared feeling)建立在相互信任、有安全感的基础之上。沟通双方除了分享对某一问题的个人想法和判断外,还会表达和分享彼此的感觉、情感,这种分享有利于身心的健康。要达到这个层次的沟通,关键是建立信任感。医护人员在服务患者过程中,应热情接待服务对象,善于理解他们,使其产生信任感和亲切感,愿意把心里话讲出来。

真诚是人与人沟通、交往的基础,用真诚之心服务才能得到服务对象的信任,通过下面这个例子来说明真诚服务的重要性。

一天夜晚,天空突然下起了飘泼大雨,风刮得路边的大树摇摇欲坠。正在这时有一对老人来到路边的一家旅馆前台希望住宿。

但是,夜间看守的服务生无奈地告诉老人:"对不起,和先生,所有客房都已被白天来召开会议的团体订完。如果平时出现这样的情况,我会送你们到另外的旅馆住宿,但我难以想象你们还要再次置身风雨之中,若不介意的话你们可以在我的房间里住宿一晚,尽管它算不上豪华,却很干净,我今晚值夜班还可以在办公室里休息。"这位服务生十分真诚地提出自己的建议。

最终,两位老人欣然地接受这个建议,并向服务生致谢。第二天,雨停了,老先生来到旅馆前台准备结账,依然还是那位好心的服务生在值班,他态度温和地说:"昨天晚上您所住的并非我们旅店的客房,所以您不需要支付房费。不知昨晚您和夫人睡得是否舒服?"老人高兴地说:"你是所有老板最渴望拥有的员工,说不定哪天我能够为你修建一栋旅馆!"听了老人的话,服务生只是淡淡地笑了笑。

几年后的一天,那位服务生接到了一封来信,信里面提起了那天雨夜里的事情,并且信封内还附有一张邀请函和去往纽约的往返机票,老人希望他能够到纽约旅行。

当那位服务生到达纽约的曼哈顿后,在第5街与第34街的交叉路口见到了邀请他来纽约的老人,一座新修建的豪华旅馆屹立在他们所站立的路口,老人笑眯眯地说道:"你看,这就是我专门为你修建的旅馆,我想让你来帮我打理它,还记得我曾说过的话吗?"

听到老人的话之后,那位服务生感到非常震惊,他颤抖着问道:"您有什么条件需要我履行?您为什么要让我来经营您的旅馆?您的真实身份是什么?"

"不,我并不需要你答应我什么条件。我的名字是威廉·阿斯特,我曾告诉过你,你是我最渴望拥有的员工。"

其实,这座旅馆就是建造于1893年的华尔道夫酒店,它是全世界各国政界人士访问纽约时住宿的优先选择。那位被选中的服务生就是乔治·波特,正是在他的努力下才奠定了华尔道夫酒店今天的地位。

也许听完这个故事不少人会感叹服务生的幸运,但是否想过为何他会有这样的"好运"呢?我们不可否认,他确实是得到了生命中的"贵人"相助,可这却并非主要原因。试想一下,如果当初老人遇到的是其他服务生,会是相同的结果吗?正是因为服务生真诚的服务之心与设身处地的沟通才促使老人作出这样的决定。

（五）共鸣性沟通

共鸣性沟通（peak communication）是沟通的最高层次,也是沟通所达到的最理想的境界。沟通双方达到了完全一致的状态,产生了高度和谐的感觉,甚至不需要任何语言就能完全理解对方的感受和希望表达的含义。这个层次的沟通不是所有的人际沟通都能达到的,需要沟通双方高度的信任与参与。

三、沟通的影响因素

（一）信息发出者和信息接收者个人因素的影响

1. **生理因素** 人在处于疲劳和疼痛状态时,难以进入交流状态。有聋哑、失语等语言障碍时会有沟通困难。年龄因素有时也会对沟通产生影响。

2. **情绪因素** 交流双方的任何一方处于情绪不稳定状态如愤怒、焦虑、过度兴奋都会影响交流的过程和结果。

3. **智力因素** 交流双方的知识水平、使用的语言以及对事物的理解如果存在不同将影响交流。

4. **社会因素** 交流双方的社会背景如种族、民族、文化、职业、社会阶层不同可以导致各自信仰、价值观、生活习惯不同从而影响交流。

（二）环境因素的影响

不同环境常常会对交流产生有形、无形的影响。如环境的整洁情况、噪声程度、光线明暗、是否有利于保护隐私等物理环境及周围的气氛、人际关系、交流渠道等社会环境。

（三）不当沟通方式的影响

在交流过程中,不当的沟通方式会导致信息传递受阻,甚至导致信息被曲解等沟通无效的现象。医护工作中正常的沟通也会不知不觉地被阻断,可能与下列沟通方式的不当使用有关。

1. 突然改变话题 在交谈过程中直接或利用无意义的谈话内容作出反应、改变话题或转移交谈重点,可能会阻止一个人说出一些有意义的信息。

2. 急于陈述自己的观点 在交谈中常用一种说教式的语言,并且过早地表达个人的判断,使对方没有表达自己情感的机会。

3. 虚假的或不适当的保证 为了使患者高兴,讲一些肤浅的、宽心的安慰话。如患者担心自己能否康复,护士回答说:"当然啦,你的身体不会有任何问题的。"这种方法使患者无法或不愿意进一步将他的害怕与焦虑表达出来。他可能会觉得护士无法理解他或不愿意了解他的真实感受。这样的话听起来似乎给人以鼓舞,但并不恰当或并不令人满意。

4. 迅速提出结论或解答 很快地对一个问题作出解答的做法通常只能回答问题的一部分(或许是没有意义的部分)。一般人很少在谈话之初就说出他们的真正重点,通常需要时间去"想一想"他们要说的话,以表达出真正困扰他们的焦虑及发现的问题。过快提供答案不仅无法让患者说出他们的问题,也阻断了刚开始所要表达的情感和信息,无疑会使患者感到被孤立和不被理解。

5. 不适当地引用一些事实 引用与谈话无关的事实的做法会使对方产生不被理解的感觉。在交流过程中很容易发生信息传递受阻或曲解的现象,使患者无法表达真正的感觉。

第二节 沟通的形式

按照沟通所使用的符号形式不同,沟通可分为语言沟通和非语言沟通。

一、语言沟通

语言沟通(verbal communication)通常是指用语言或文字的形式将信息传递给接受者的沟通行为。

"我昨天打破了父亲一只非常心爱的茶壶。"一个学生对我说。"令尊一定冒了很大的火吧?"学生居然回答:"没有!""为什么呢?"我好奇地问。"因为我知道怎么讲话。"学生说,"我打破茶壶之后,跑去对父亲说:'我为您泡了十几年的茶,今天不小心打破了一只茶壶。'""真是会讲话,但是令尊怎么回答呢?""我父亲也很幽默。他笑着说,'你打破了我的壶,得再泡十几年的茶。'"

由此可见语言沟通的重要作用。

（一）语言沟通的形式

沟通的形式较为复杂,沟通依据不同的划分标准可以分为不同的形式。

1. 互通信息性交谈与治疗性交谈　医疗机构中的语言沟通依据沟通的目的不同分为互通信息性交谈和治疗性交谈两种。

（1）互通信息性交谈:其目的是获取或提供信息,如患者入院时护士收集患者的信息,以及介绍医院环境、工作人员、规章制度等,都属于此类交谈。

（2）治疗性交谈:分为两种类型。一为指导性交谈,由医护人员为患者指出问题发生的原因、实质,提出解决问题的方法,让其执行,其特点是交谈进行较快,效率较高,可以充分发挥医护的专业知识水平,但患者主动参与较少。二为非指导性交谈,是一种商讨性的交谈,沟通中医护人员和患者均处于平等的地位,患者有较多的自主权参与决策,但比较费时。

2. 书面沟通与口语沟通　按照信息的传递方式,语言沟通可以分为书面沟通与口语沟通。

（1）书面沟通:以文字和符号作为传递信息的工具实现的沟通,如信件、书本、报纸、文件等。书面沟通不受时空的限制,便于保存、查阅及核对。

（2）口语沟通:以语言作为传递信息的工具实现的沟通,包括交谈、电话、汇报、讨论、演讲等。医护人员与患者之间的沟通主要采用此方式。在口语沟通中,沟通双方可以及时反馈,加之非语言行为的表达,沟通的影响力较大。

（二）语言沟通应注意的问题

语言是人类进行沟通最常见和最重要的工具。为了达到语言沟通的有效性,医护人员应注意以下几点:

1. 词汇要通俗易懂　在与患者沟通时,医护人员应评估患者的教育程度和对语言的理解能力,选用患者易懂的语言和文字,用词要口语化,尽量使沟通双方使用相同的语言系统,避免使用患者不能理解的医学术语以及医院常用的省略语。

2. 语义要准确规范　用语言表达某一信息时,含义要准确,使用的语言要符合语法要求,不能任意省略颠倒,这样才能正确地传递信息。

3. 语音要清晰准确　语言规范的前提是语言标准,即讲普通话。医护人员不仅要会讲普通话,而且要注意训练自己的语音,必要时要尽可能地掌握当地方言。

4. 语调和语速要适宜　沟通内容的表达在一定程度上借助于说话的方

式,即语调的强弱、轻重、高低,这些语言中的声和调统称为"副语言"。说话者的副语言、谈话的速度可以影响信息的含义。在与患者沟通时,医护人员要根据不同的情形选择适宜的语调,语速要适当,不宜太快或过慢。

5. 重视语言的治疗性　语言具有暗示和治疗功能,医护人员的语言与患者的健康密切相关,不仅可以"治病",也可以"致病"。因此,与患者沟通时,医护人员应时刻注意如何提高语言的治疗作用,通过沟通使患者消除顾虑、恐惧等不良反应,建立接受治疗的最佳身心状态。

6. 把握语言的原则性　医护人员应该注意把握语言沟通的原则,根据不同的沟通对象与情境,做到既有原则又灵活、既严肃又亲切、既坦诚又谨慎,只有这样,才能取得患者的信任,实现医患双方有效的沟通。

二、非语言沟通

"今天我们只需要简简单单地碰碰别人的前臂,肢体接触的接受者就能区别出感恩、怜和爱"——Dacher Keltner(肢体情感研究者)

非语言沟通(non-verbal communication),又称为身体语言沟通,是不使用任何语词的沟通,沟通双方往往利用非言语的身体线索,如语调、眼神、手势、面部表情、身体姿势和空间位置等传递信息。站立的姿势、温暖自信的笑容、眼睛投射出的光芒,都在自觉或不自觉中向对方传递着某种信息,即使是一个人的沉默也是在传递着一定的信息(如不赞成、感觉乏味或是值得思考)。表1-1列出了多种非语言沟通的解释与例子。

表1-1　非语言沟通的解释与例子

非语言沟通	解释和例子
身体动作	手势、面部表情、眼神、接触、四肢和身体其他部位的任何动作
个人身体特征	身段、体型、姿势、体味和呼吸道味道、身高、体重、头发颜色与发型、皮肤颜色
与语言有关的	沉默、间断、说话速度、笑声、打哈欠
空间使用	座位的安排、谈话的距离
物质环境	家具和其他物品、内部装饰、整洁、照明和噪声
时间	早到和迟到、等待、时间知觉差异、时间利用差别

(一)非语言沟通的类型

非语言沟通的类型主要包括体态语言、空间效应、副语言三个方面。

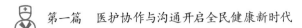

1. **体态语言** 包括仪表和身体外观、面部表情、目光接触、姿态、手势、触摸等。在特定的环境下,体态语言的表达有其自身的意义,具体指代意义见表1-2。

表1-2 非语言信息的固定指代意义

项 目	非语言信息	意 义
身体姿态	直立的、放松的	有信心、有兴趣
	垂头弯腰	没有兴趣、情绪抑郁、顺从、有敌意
	僵硬的	无安全感
	伸展的、四肢分开	支配的、有信心的
彼此眼神	直接相对	感兴趣、有信心、诚实
	眼睛睁大	注意力集中
	眼睑下垂	不关心、情绪抑郁
	眼神逃避	顺从、不诚实、缺乏自信
面部表情	嘴唇紧闭	生气
	嘴角放松	平静
	大笑	快乐
	假笑	作假、抚慰
	皱眉	重视、紧张、不相信、不了解
整体外观	装饰良好	细心、社会适应良好
	衣冠不整	社会适应不良、心理健康状态不良

(1)仪表和身体外观:包括身体特征、服饰、仪容、姿态、风度等。患者的仪表可为医护提供其社会地位、职业特征、文化修养、精神面貌等方面的线索;医护的仪表也同样能引发患者的心理活动,对患者的治疗、康复起到一定的作用。

(2)面部表情:面部表情是最常用的非语言沟通方式,能够起到解释、澄清、纠正和强化语言信息的作用。任何人际沟通都离不开表情。在与患者沟通中,医护人员应善于从患者的面部表情了解其真实状况,同时还要意识到自己面部表情的重要性,尽可能控制那些容易引起误解或影响医患关系的表情,如皱眉、撇嘴等,用真诚的微笑面对每一位患者。

有学者提出八种原始的情绪:兴趣、欢乐、惊奇、痛苦、恐惧、羞愧、轻蔑、愤怒,并假定每种情绪都是在某种神经(丘脑)的控制下出现的一种面部肌肉反应,因而具有相应的面部表情模式(表1-3)。

表1-3　不同情绪的面部表情模式

情　绪	面部表情模式
兴趣	眼眉朝下、眼睛追踪着看、倾听
愉快	笑、嘴唇朝外朝上扩展、眼笑(环形皱纹)
惊奇	眼眉朝上、眨眼
悲痛	哭,眼眉拱起、嘴朝下、有泪、有韵律的抽泣
恐惧	眼发愣、脸色苍白、脸出汗发抖、毛发竖立
羞愧/羞辱	眼朝下、头垂低
轻蔑/厌恶	冷笑、嘴唇朝上
愤怒	皱眉、眼睛变狭窄、咬紧牙关、面部发红

(3)目光接触:指眼神的交流。眼睛素来被人称作“心灵的窗户”,是人与人沟通中最清楚、最直接的信息。沟通期间保持目光接触,可以表示尊重对方并显示在注意倾听对方的讲述。

(4)身体的姿态和步态:是一种表达自我的形式,可以反映人的情绪状态、健康情况和自我概念。医护人员可以通过观察患者的姿态和步态,收集有用的信息。

身体姿态是情绪表达的方式之一,人在不同的情绪状态下,会展现出不同的身体姿态,高兴时“捧腹大笑”、恐惧时“紧缩双肩”、担忧时“坐立不安”、愤怒时“暴跳如雷”。另外,身体姿态还具有信息传递功能,一位女士笔挺地站着,两手交叉抱在胸前,她所发出的信息可能是她是一个高控制欲的人或“我在怀疑你的处理!”“我不在乎你!”因此,身体姿态所传递的情绪和信息在医患沟通过程中非常重要。

(5)手势:是一种特殊的交往方式,可以用来描述和强调语气、澄清或替代某些语言信息。例如,在沟通开始的时候,用热情的手势请对方坐下,会使对方感到轻松,容易进入话题;与聋哑人或不能说话的患者交流时,手势的运用是最重要的沟通方式。

(6)触摸:是一种有行为而无声的语言,是人际沟通时最亲密的动作,可以表达关心、体贴、理解、安慰、支持等多种情感。例如,对产妇、哭闹的患儿,或发热、疼痛、应用呼吸机的患者以及临终患者等,使用触摸可以起到治疗性帮助的作用。但是触摸也是一种易于被误解的非语言表达形式,受性

11

别、年龄和文化因素的制约，触摸对不同的人具有不同的意义。在医疗沟通中，医护人员应注意服务对象的文化和社会背景，审慎地、有选择地使用触摸技巧。

在医疗和人际沟通中，肢体接触也具有非常重要的意义。

肢体接触可以促进人类的机体活力。蒂凡尼·非尔德（Tiffany Field）发现，对早产儿按摩可以引起婴儿高达47%的体重增长，这意味着肢体接触可以促进婴儿茁壮成长。此外，肢体接触可以减轻疼痛和精神压力。有一项研究观察了30名婴儿，在他们被割破足跟采集血样的过程中，有些婴儿由妈妈抱着，处于全方位、皮肤对皮肤的接触状态。其他婴儿则被裹在摇篮里实施采血。研究发现，那些抱在妈妈怀里的婴儿哭叫的次数比对照组少82%，他们脸上的痛苦表情少65%，他们在采血过程中心率也较慢。

2. **空间效应**　指沟通双方如何去理解和利用他们在沟通中的空间和距离，它关系到个人空间和周围环境以及他们的相互影响。在医疗服务中，医护人员应尊重患者的意愿，保持对距离的敏感性，保护患者的隐私权和安全感，注意距离的有效性和舒适感所起的作用。人际交往的距离大致分为4种。

（1）亲密距离：指沟通双方相距小于50cm，一般只有感情非常亲密的双方才会进入这个距离。但在一些特殊情境中，如电影院、公交车、电梯中，人们的空间距离也十分接近，此时，人们会采取一些行为以增加彼此的心理距离，减少心理的不适。在医疗、护理工作中，有些操作必须进入亲密距离才能进行，如换药、伤口清理、触诊、静脉输液、皮肤护理、口腔护理等，此时应向患者解释，取得患者的配合。

（2）个人距离：沟通双方相距50～100cm，这也是比较亲近的交谈距离，适用于亲朋好友之间的交谈，同时也是医患、护患沟通的理想距离。医护人员在了解患者病情以及解释某项操作时，常选用此距离。

（3）社会距离：沟通双方相距1～4m，这是正式社交或公务活动常用的距离。医护人员查房时站着与患者对话或交代某事时，常选用此距离。

（4）公众距离：沟通双方相距4m以上，常出现在作报告、发表学术演讲等场合。在此区域内，人们互动的机会相当有限，也较难进行双向沟通，因此不适合进行个人交谈沟通。

3. **副语言**　又称为类语言，指伴随语言沟通时所产生的语速、语调、语气、语量、节奏、语言的流畅性及"嗯""哦""呀"等附加音，副语言的表达反映了人说话时的情绪、情感和态度，起补充、加强语言本身所传达意思的作用。同样的一句话，伴随不同的类语言，就会有不同的效果和意义。

（二）非语言沟通的特点

非语言沟通在人际交往中有着不可替代的特殊地位，这是由它自身的特点所决定的。非语言沟通的特点包括以下几个方面：

1. **广泛性** 运用身体语言进行沟通，是每个人都具有的能力。在人们的日常交往中，非语言沟通使用广泛，影响力较大。心理学家研究发现，几个月的婴儿就具有了观察别人表情并对其作出恰当反应的能力。

2. **连续性** 在日常生活中，人与人之间的语言沟通是间断的，而非语言沟通则是一个连续的过程。只要双方在彼此感知范围内，就可以通过非语言行为保持不间断的沟通。

3. **真实性** 在人际沟通中，双方可以有意识地控制语言的选择，以修饰、掩盖自己的真实意图和情绪；而非语言沟通是语言沟通时伴随的一些表情与动作的变化，有时是无意识的，甚至是自己无法控制的，更能表现人的真实感情。

4. **模糊性** 即体态语言的不确定性。非语言沟通与语言沟通相比，表达的意思朦胧含蓄，社会规范性较差，其模糊性表现在同一动作的多解性方面，在实际运用中容易造成曲解或误会，应予以注意。

5. **通用性与民族性** 在不同的文化背景中，许多体态语言的含义是相同的或接近的，显示了体态语言跨文化的特征，但是由于受种族、地域、历史、文化、风俗习惯等影响，出现了较多的差异，形成了每种文化自己独特的体态语言。因此，对体态语言的解读必须结合多方面信息综合判断。

（三）非语言沟通的作用

医护人员在与患者沟通时，应特别注意自己的非语言性表达，同时要善于观察患者的非语言信息，提高双方的沟通效率。在日常交流中，人们所采用的沟通形式有 60%～70% 是非语言沟通。非语言沟通可以准确反映沟通双方的思想和情感，并强调、修饰、支持与补充语言沟通，而且在特定的环境下可以替代语言或辅助语言。

1. **表达情感、意愿** 非语言行为经常成为人们真情实感的流露，对语言沟通具有补充作用，特别在人际沟通过程中需要传递情感时，非语言沟通常常比单纯的语言更为生动、形象。在医疗、护理活动中，医护人员往往可以通过一个眼神、一个动作来替代语言行为，表达语言所难以表达的内容。

2. **验证信息** 非语言行为是一种符号，能传递一定的信息。患者及其家属由于医院陌生的环境和特殊的卫生设施，常常会产生恐惧和不安，为了减轻这种不安，他们会特别留意医护人员的非语言行为。尤其是当患者不能理解医护人员复杂的医学术语时,或者他们认为医护人员掩盖真实病情,以及由于医护人员工作太忙而没有时间沟通时,患者会更加仔细地观察医护人员的非语言行为,以此作为获取和验证信息的主要方法。

3. 调节互动　非语言沟通具有调节互动行为的作用。在医护人员与患者及其家属的沟通中,存在着大量的非语言暗示,如点头、皱眉、降低声音、靠近或远离对方等,所有这些都传递、修饰、加强或否定语言行为,进而调节双方的互动行为。

第三节　沟通的模式

沟通作为一门学科被研究始于 20 世纪前期,20 世纪 40 年代末 50 年代初,沟通学的研究开始进入兴盛时期。学者们提出了许多与沟通有关的基本模式,以下讨论三种典型的沟通模式。

一、拉斯韦尔的"五 W 沟通模式"

"五 W 沟通模式"是美国政治学家哈罗德·拉斯韦尔（Harold Dwight Lasswell）于 1948 年提出的。作为沟通过程研究的基本理论,该模式回答了五个问题,即:谁（Who）? 说什么（Says What）? 通过什么渠道（Through Which Channel）? 对谁（To Who）? 取得什么效果（With What Effect）? 据此,引出了沟通过程的五个基本要素:传播者、信息、媒介、受众和效果。该模式第一次明确界定了沟通的五个分析内容:控制分析（谁）、内容分析（说什么）、媒介分析（通过什么渠道）、受众分析（对谁）和效果分析（取得什么效果）。由此可见,该模式把沟通看作一种分享信息的活动,即人与人之间借助于某种沟通渠道传达信息、思想和交流情报的过程,它揭示了沟通过程的重要因素。然而,该模式的局限性在于它把沟通行为限制在一个相当狭窄的范围内,把沟通仅仅解释为说服的过程,忽视了沟通的其他功能。它只讲"效果",不讲"满足",而事实上,沟通的效果与满足受众的程度有着较大的相关性。另外,该模式还忽视了具有重要意义的"反馈"。

二、申农、韦弗的"线性沟通模式"

1949 年,申农（Shannon）和韦弗（Weaver）的《通信的数学理论》问世,该书将信息论、系统论和控制论引入沟通学,由此,沟通学的研究进入划时代的阶段。

"线性沟通模式"的信息沟通过程由信息源(要传递的信息)、发射器(将信息转换成信号)、接收器(将信号译解为信息)、信宿(信息送达的目的地)、噪声来源(各种干扰)等组成。该模式从信息论的角度对沟通的结构性因素进行研究,试图回答如下两个问题,即哪种沟通渠道能够使信号传送效果最大化? 在信号从传送者到接收者的过程中有多少传送信号会被噪声破坏? 在这一模式中,沟通被描述为一种直线、单向的过程。

"线性沟通模式"对沟通过程的分析比"五W沟通模式"更为精细。其历史性的贡献在于发现了"噪声"对信号的干扰所造成的信息丢失以及传送质量低下的问题,引导传播者在沟通过程中充分考虑噪声因素,尽量避免或克服噪声干扰,提高沟通效果。然而,其局限之处在于,将复杂的人类传播简单化,将沟通过程视为非环境互动的单向静态过程,忽视了人的主观能动性和社会的客观制约性,忽略了受众的反馈。

三、奥斯古德、施拉姆的"循环模式"

奥斯古德、施拉姆的"循环模式"是在前人研究基础上加以发展而提出的。他们认为,每一种沟通模式至少要包括两个传播单位,一个是信息的来源单位,另一个是信息的接收单位,连接两个单位的是信息。该模式强调,在信息源与目的地(传者与受者)之间,只有在其共同的经验范围之内,才有所谓的真正的传播与沟通,因为只有此范围内的信号才能为传者与受者所共享;传者、受者双方在编码、解码和传递、接收信息时是相互作用、相互影响的,他们传播、分享和反馈信息的过程持续不断、循环往复。这一模式主要讨论沟通过程中各主要行动者的行为,其中解码相当于接收信息和理解信息,编码相当于发送信息。该模式突出了沟通双方地位的平等,不把受者视为被动的客体,并力求积极理解对方;它以双向的环形结构真实地呈现了信息交流的复杂性,较全面地反映了传播的主要过程,提高了对人际沟通的解释力。因此,该模式是对传统的线性、单向传播模式的修正和超越。

第四节 沟通的过程

一、沟通过程模型

一个完整的沟通系统(过程)至少包括八个要素(环节),即信息发送者(信息源)、信息、编码、渠道(媒介或载体)、信息接收者、解码、反馈和干扰源

（即噪声），如图 1-1 所示。

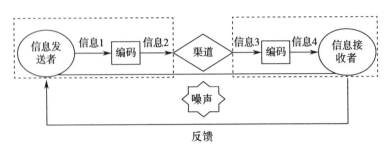

图 1-1　沟通过程模型

二、沟通过程要素

（一）信息发送者

信息发送者又称为信息源，它是由信息发送者经过思考或事先酝酿策划后才进入沟通过程的，是沟通的起点。信息是否可靠，沟通是否能达到效果，与信息发送者的可信度密切相关。影响发送者可信度的因素包括身份地位、专业知识、文化程度、价值观、思维方式、文化背景等。

一方面，当医生承担"信息发送者"角色时，面临的一个很重要的问题是患者对医生发出信息的准确性和可靠程度的质疑。通常患者很在乎"发出者"是不是专家，是不是权威，如果医生还称不上专家或权威，患者就会凭借自身经验去评判眼前的这位医生是不是很专业、很在行。当患者眼中的专家或权威让助手帮助传递信息时，患者也会质疑这是不是真正的专家意见。另一方面，当医生作为"信息发送者"与患者进行交流时，患者有时会质疑医生的动机或意图，如患者会怀疑医生为了"自我保护而夸大病情"或者是"医生为了少承担风险而不对其进行治疗"等。因此，医生应该遵守职业基本原则。

1. **患者利益第一的原则**　信任是医患关系的核心，而利他主义是建立信任的基础。市场力量、社会压力以及管理的迫切需要都绝不能动摇这一原则。

2. **患者自主原则**　医生必须尊重患者的自主权。这要求医生必须诚实地对待患者，并使患者在了解病情的基础上有权对将要接受的治疗作出决定。

3. **社会公平原则**　该原则要求医生努力消除医疗卫生中的歧视。无论这种歧视是以民族、性别、社会经济条件、种族、宗教还是其他的社会分类为基础。

（二）信息

在信息传递过程中，能否保证信息的完整性和准确性是影响沟通效果的前提和基础。因此,在信息传递过程中,需要根据听众的生理和文化特点对信息模块进行有策略的组织加工。

有研究指出,在信息传递的初始阶段和终止阶段,听众的记忆最深刻。因此,信息的发送者需要将重要内容放在适当的时候进行沟通。

如图 1-1 所示,信息 1 是信息发送者对某事件的思想;信息 2 是信息发送者将自己对某事的思想通过语言、文字、肢体动作等表达出的信息;信息 3 是信息接收者收到的信息;信息 4 是信息接收者理解的信息。信息在传递和接收中,不同的沟通方式会影响其真实、完整、衰减或扭曲程度。所以,绝对的信息对称几乎是不存在的。在沟通的过程中,医护人员应尽可能减少信息的不对称性。

(三)编码

将信息以相应的语言、文字、符号、图形或其他形式表达出来的过程就是编码。尽管这一过程很少被人们意识到及感知到,但是编码的过程十分重要。通常,信息发送者会根据沟通的实际需要,特别是根据对方的文化背景,选择合适的编码形式向接收者呈现信息,以便于信息的接收和理解。例如,医生对患者讲解病情,如果面对的是具有小学文化程度、20 世纪 60 年代前出生的老年患者,就应该选择简单易懂的语言,配合使用图片和动作来进行信息编码,这样更有利于患者对信息的接收;如果面对的是 20 世纪 60 年代后出生、受过高等教育的中青年患者,可以结合医院专门开发的手机客户端帮助他了解信息。

(四)渠道

随着通信工具的发展,信息发送的方式越来越呈现出多样化。人们可以进行面对面的语言沟通,或借助电话、电子邮件、手机微信等途径传递信息。当然,在传递信息时,发送者要考虑选择适合的方式,同时也要注意选择恰当的时间和环境。

(五)信息接收者

信息接收者是信息发送的对象,接收者的不同接收方式和态度会直接影响信息的接收效果。常见的信息接收方式有视觉、听觉、触觉等。医护人员在信息接收的过程中要做一名优秀的倾听者,积极有效的倾听有助于信息接收者全面、有效地接收信息。

当医生和护士承担接收者角色时,需要注意以下四点:

1. 除事实性信息外,还要注意接收患者传统的观念、态度和感受。

2. 通过非言语信息和对患者感受的关注表达对患者的尊重和关爱。

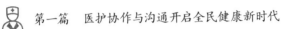

3. 通过关键信息的捕捉寻找患者面临的问题及可能的解决方案。

4. 通过提问深入并确切理解患者传达的信息。

如果与人沟通不看对方的身份，则很难达到沟通的目的。全国人口普查时，一个青年普查员向一位 70 多岁的老太太询问："有配偶吗?"老人愣了半天，然后反问"什么是配偶?"普查员又解释道："是你丈夫。"老太太这才明白。这位普查员说话不看对象，结果闹出一场笑话。所以，在与人交流时应当看对方的身份，运用相应的语言表达方式，才可以达到有效沟通的目的。对什么人，说什么话。如果不看身份说话，人们听起来就会觉得别扭，甚至产生反感，那势必要影响交流效果。

（六）解码

信息接收者理解所获取信息的过程称为解码。沟通的目的是对于信息发送者编码发送的信息，信息接收者能够准确完整地解码，即理解。然而客观来看，信息发送者发送的信息往往不能完全、准确地被接收者理解。这一过程的成败往往取决于双方对彼此文化背景的熟悉程度，取决于信息是否被准确地传递和接收。

（七）反馈

信息接收者对所获信息作出的反应就是反馈。当接收者确认信息已收到，表达自己对所获信息的理解时，沟通过程便形成了一个完整的闭合回路。反馈可以反映出沟通的效果，使信息发送者了解信息是否被接收和正确地理解。反馈也使得沟通成为双向互动的过程。在沟通过程中，信息接收者应该积极作出反馈，同时，信息的发送者也应该主动获取反馈，可通过提问或倾听等沟通技术获取接收者对信息的反应。

（八）噪声

凡是对信息传递过程产生干扰的因素统称为噪声。噪声始终存在于沟通的全过程中。例如，沟通双方原有的知识结构不对称，信息传递的干扰会导致信息的失真或限制了信息发送的数量等。常见的噪声源包括环境和个体因素两个方面。环境多指沟通发生的物理环境场所，如办公室、走廊或病房等；个体因素包括个体身心状态和个体文化背景（如语言、价值观、伦理道德、认识水平、受教育程度、性格特征、思维方式等）。当沟通的一方处于不良身心状态时（如悲伤、激动等），会影响沟通效果；当沟通双方所持有的文化背景不同时，势必会影响信息接收者对沟通信息的接收和理解。因此，要做到有效沟通，就需要双方有意识地弱化或消除这些噪声源，要考虑个体不同的身心状态、不同的文化差异对沟通效果产生的影响，从而采取适合的方式进行沟通。

本 章 小 结

本章旨在介绍沟通的相关概念、本质、基本要素及层次,以及沟通的形式和过程模型,并通过相关实例举证沟通的技巧和影响沟通的因素。医疗和护理工作是医院工作中两个相对独立而又密不可分的系统,建立良好的医护患关系既是医护人员道德修养的具体体现,也是完成医疗过程、减轻患者疾患、促进患者康复的重要保证。

第二章　医护协作与沟通锦囊

学习目标

1. 了解医护协作与沟通的技巧及相关理论。
2. 灵活运用所学知识促进医护协作与沟通。

第一节　医护协作与沟通锦囊之言语沟通

一、言语沟通

语言是交流的工具，是思想观点、情感和体验的载体，因而是人际沟通的首要媒介。亲切和善的语言能够营造和谐的人际氛围，冰冷讥讽的语言能招致一场人际冲突。医学之父希波克拉底曾经说过，医生的法宝有三样：语言、药物和手术刀。这意味着医生的语言如同他的手术刀一样，运用恰当可以成为治病救人的工具。在患者就医过程中，医生、护士一声亲切温和的问候往往能让患者如沐春风，来自医护人员的鼓励话语能给患者增加信心、希望和力量。

在日常生活中，人们选择词语、组织语句时会有不同的方式，从而构成独具特色的语言风格，如威严的、幽默诙谐的、舒缓温和的或者轻松自在的。不同的语言风格不仅会因人而异，也会因为环境场合和谈话目的的不同而有所变化。与环境、场合相适应的语言风格有助于顺利沟通，而与环境、场合不适宜的语言风格不仅会影响沟通，还会影响他人对自己的评价。

一位演讲家在演讲时说："男人，像大拇指，"他高高竖起大拇指，"女人，像小拇指。"他又伸出小拇指。不料，全场哗然，女听众们强烈反对演讲家的这一比喻。演讲家立刻补充道："女士们，人们的大拇指粗壮有力，而小手指却纤细苗条、灵巧可爱。不知诸位女士之中,哪一位愿意颠倒过来?"一句话平息了女听众的愤怒,女听众们一个个相视而笑。

那么如何选择与环境、场合适宜的语言风格呢?

黑贝尔斯和威沃尔在讨论方言时谈道:"如果你想得到使用某种方言或其语言与你的标准语不同的人的接受和认同,你必须要适应他们的说话方式。"也就是说,在沟通中你若想得到对方的接受和认同,你使用的语言风格就要向他们的语言风格靠拢。

二、言语沟通的原则

对医护人员而言,有效的言语沟通应该遵循以下原则:

1. 从积极角度说话。

2. 多用征询的口气,少用命令和强制性的口气。

3. 用心说话。

4. 保持对话的开放性,减少自我防御。

5. 提供建设性的反馈。

6. 注重鼓励性言语,少用恐吓和指责性言语。

7. 多利用支持性的非言语线索。

在日常工作中,如果医护人员违背了言语沟通的基本原则,就会导致患者的不满。图 2-1 列出了患者最不喜欢医生说的一些话,这些话是否违背了言语沟通的原则? 这些不恰当的语言是否经常出现在医院沟通的情境之中?

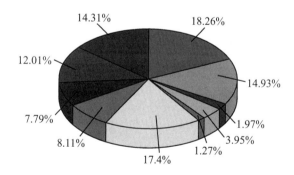

备注:
18.26%: 跟你说了你也不懂。
17.40%: 想不想治? 想治就回去准备钱吧。
14.93%: 我推荐的药你不吃,后果自负。
14.31%: 到外面等着去!
12.01%: 害什么羞,人体器官我们一天看几十个,没啥隐私可言。
8.11%: 怎么拖到这么晚才来看病?
7.79%: 你知道这病的后果有多严重吗?
3.95%: 谁让你抽这么多烟?
1.97%: 偏方别乱用,毛病都是吃出来的。
1.27%: 没事儿别瞎担心,毛病是自己吓出来的。

图 2-1 患者最不喜欢医生说哪些话

三、言语沟通中提问与反馈技巧

（一）提问技巧

提问是沟通过程中的必要环节，当倾听者对谈话者所讲内容不了解、不明白，或者想确认某些事实的意义、想知道更加具体的内容，或者需要谈话者给出必要的解释时，需要通过提问达到目的。为了达到上述目标，提问应该遵循以下原则：

1. 提问是为了弄清不理解或没有听明白的信息　使用的句式最好是"你（您）能再说一遍吗？"或"请您再具体说明一下""请您举个例子"。

2. 提问是为了确认某些事实或意义　可以使用下列句式："您这句话的意思是？""你（您）刚才是说你（您）以前去过好几家医院，是哪几家呢？"这些句式通过重述来访者刚刚说过的话，使双方表达的信息相互呼应，沟通即成为一个连贯而流畅的过程。

3. 提问者对来访者的情况了解很少　尽可能使用开放式提问，比如，"你（您）现在感觉怎么样？"这是一种开放性的提问，提问者不限定回答者的回答方向，回答者可以根据自己的情况自由回答。如果问"你（您）现在感觉哪里不舒服？"则是一个开放性较低的问题，患者必须告知特定的部位才是正确答案。如果问"你下腹部是不是感觉不舒服？"则是一个完全封闭的问题，回答者只能做"是"或"否"的选择，这样的问题就限定了回答空间。

4. 提问中要尊重对方，不要使用"责备"的语气　"你怎么不早点来看，非要等病到这种程度才来？"这类明显带有责备意味的语句实际上等于告诉患者你或你的家属要对病情负有直接的全部的责任，进而会提高患者的内疚感和恐惧感，并使患者害怕面对医生与护士。

（二）提供反馈的技巧

反馈是信息沟通环路的枢纽，只有通过反馈，沟通才称得上是一个双向互动的过程。人们所提供的反馈既包括对对方信息的应答反应，也包括由对方谈话引发的个人思考和感受，还包括对、错等评价性的信息。在有效的沟通过程中，反馈具有以下特征：

1. 反馈是积极而有建设性的　如认同与赞赏、修改意见、补充条款、重点提示等。

2. 反馈中如果包含否定性的信息，就一定要做到对事不对人　"比如你漏掉了一个检查项目……"这是针对事情的反馈，"你太马虎了……"或"你怎么这么不负责任，老是丢三落四的……"这是针对人的反馈。前者指出了错误内容,明确了修改方向,听者会带着抱歉、自责和感激的态度马上填补漏掉的项目,后者会导致沟通对象产生自我防御、抵触或者对抗,以证明自己不是一个马虎的人或者不是一个不负责任的人。

3. **反馈要针对谈话者说出内容中的相关信息** 不要谈论过多无关信息。

第二节 医护协作与沟通锦囊之同理心

一、同理心概念

同理心,英文单词为"Empathy",来源于德语"Einfhung",在中文中还常常被翻译为"移情""共情",或者是"同感心"。美国人本主义心理学家卡尔罗杰斯曾运用这一概念来讨论心理咨询师与来访者的关系,如今同理心概念已扩展到医患关系及普通的人群之中。虽然到目前为止,学术界对同理心的理解尚未达成一致,但罗杰斯的定义在实际应用中被更多的人所接受。罗杰斯认为,同理心就是指在人际交往过程中,能够体会他人的情绪和想法、理解他人的立场和感受并站在他人的角度思考和处理问题。对于医护人员而言,就是能够站在患者的角度来理解和体谅患者的处境,关怀患者的身心痛苦。同理心既可以看作是一种人格特质,也可以视为一种人际交往能力,其核心是"能够理解他人内心世界"或"感受他人的情绪"。

二、同理心结构

同理心的内在成分到底有哪些? 它是一种认知还是一种情感? 这个问题看似简单,却困扰了心理学界一百多年,诸多学者都试图对这一问题进行合理解答,但始终没有达成一致。因此,它不仅是同理心研究的重点,同时也是难点所在。随着研究的不断开展,人们对同理心结构的了解也越来越深入,对同理心成分的认识呈现出多种取向并存的局面。

(一)情感同理心

情感同理心(affecive empathy)也称同理性关心,它是一种分享他人情绪体验的能力,是对他人状态的瞬间情绪识别,能够唤起个体重视他人的利益,从而理解他人的需要。脑成像研究表明,目击他人不愉快表情时的脑区激活与自身经历该体验时所激活的脑区相重叠,这种最基本的情感反应是产生同理心的基础。幼儿在看到他人哭泣或痛苦表情时会出现哭泣行为,这种"情绪感染"是形成同理心的最初阶段,一些与人类血缘关系较近的哺乳动物也存在这种动机模仿和情绪感染表现,情绪感染是情感同理心产生的基本点,也是最原始的阶段,其发展较早,与其他情绪反应脑区发展相一致,如边缘系统、杏仁核等。

(二) 认知同理心

认知同理心(cognitive empathy)是指从认知上采纳另一个人的观点,进入另一个人的角色,去理解他人产生行为的目的。同理心是由认知过程促成的情感反应,所用的认知加工水平将影响同理心的体验和强度。随着年龄的增长,从以自我为中心,逐步扩大到对他人的情感、对他人生活状况的了解和体验。伴随认知加工水平的增长,同理心能力逐步提高。脑成像研究表明,中央前额叶、扣带回活动可能参与同理心的认知加工过程。

情感同理心与认知同理心两者相互依赖,并无明显的界限,单方面考虑同理心的情感成分或认知成分,不能明确情感如何影响认知过程,以及认知过程如何影响情绪。在体验他人情绪、情感反应的基础上,促进认知同理心及认知加工水平的提升,将有助于提高体验他人的情绪、情感反应的能力。

(三) 多维同理心

尽管有些情感或认知取向的学者指出,需要认真研究同理心的情感和认知成分,以达到更加深入、全面地了解同理心的目的。但也有研究者表示,仅仅是从情感或认知两个角度探讨同理心,并不能真正揭示同理心的本质,需要从多维的角度对其进行研究。Feshbach 认为,同理心是两种认知成分和一种情感成分相互作用的结果。两种认知成分包括个体辨别并命名他人情感状态的能力及采纳他人观点的能力,而情感成分则是指个体的情感反应能力。Giasdlein 在认知和情感的基础上,增加了第三个维度:行为。他认为认知同理心指观点采纳能力,是对他人想法和情感的理解能力;情感同理心是对他人情绪、情感状态无意识的感受;行为同理心则是通过言语或非言语手段所进行的同理心体验的沟通。

三、同理心与同情心的区别

无论是同理心还是同情心(sympathy)都是人际交往中的重要组成部分。长期以来,许多人都将同理心与同情心这两个不同概念作为同一个意思来使用,甚至有这样一种观点:同情心是与同理心相关联的同一种反应。但是二者仍存在一定的差别。同理心与同情心这两个概念反映出人类不同的心理活动,这两种不同的心理活动有不同的衡量标准,对于临床医生的治疗方案、药物使用及治疗结果都有不同的影响。

正如图 2-2 所示,同理心比同情心包含更多的认知因素,而同情心比同理心包含更多的情感因素,共情(compassion)是同理心与同情心的重叠部分,认知与情感因素所占比重基本相同。

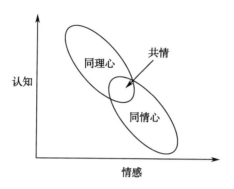

图 2-2　同理心与同情心的关系示意图

同理心与同情心都包含认知因素与情感因素,但是可以明确,在同理心与同情心这两个概念中,认知因素与情感因素所占的比重是不同的。同时,研究表明同理心的基本动机是利他,同情心的基本动机是利己。利他动机最终所要达到的目标是帮助他人减少痛苦而不期待任何奖励,而利己动机最终是要减轻自己的压力,避免不利的感受或者得到奖励。

为了帮助大家区分同情心和同理心,本书用一个例子来说明。

假如你一位朋友的父亲上周刚刚去世,现在他正在跟你诉说这件不幸的事情。当他说到他对父亲的思念和深深父爱的时候,他的声音开始哽咽,眼泪夺眶而出。

此时,如果你用同情心来反应,你可能会想:他正处在思念父亲的痛苦中,好可怜。作为朋友,如果你决定向朋友表达你的想法,你可能会说:"我感受到了你的痛苦"。如果你用同理心来做反应,你可能会想:他正处在思念父亲的痛苦中,其实他也沐浴在对父亲的眷爱中。如果你决定向朋友表达你的想法,你可能会说:"我感受到了你的痛苦,也感受到了你对父亲的爱"。

分担他人的痛苦感受是同情心和同理心的共同特征。然而,在上面的事例中,运用同情心的人将注意力主要放在了痛苦的一面,他会对朋友说:"很遗憾你失去了父亲!"运用同理心的人会同时注意到痛苦和爱,他会分担伤心朋友的痛苦,但不会感觉对朋友有歉疚,也不会可怜他。如果同时使用同情心和同理心,你可能对朋友说:"我感受到了你的痛苦,也感受到了你对父亲的爱,父子情深啊!"

四、同理心的医学意义

随着医疗模式的转变,患者的心理感受在临床医学中日益受到重视,同理心已成为当前国内外学者们研究的重点之一。著名的自我心理学家海因兹·科胡特认为思考和感受他人内心活动的能力对医生理解患者内心至关重要。已有研究表明,同理心是临床医学人员内在素质的重要组成部分,对医疗工作和医患关系具有重要影响。

(一)同理心有利于改善医患关系

有研究指出医务人员的职业决定了其要向患者提供帮助性关系,因而医务人员要有更高的同理心水平。也有研究使用同理心评估量表和患者满意度量表分别对医务人员和患者进行测评,发现医务人员的自我同理心能力与患者对医务人员的工作满意度成正相关。一项关于医务人员表达同理心与患者结局关系的研究发现,医务人员的同理心表达与患者痛苦之间存在负相关,患者感受到的同理心与患者痛苦之间也存在负相关。由此研究者认为,医患关系是所有医疗工作的基础,而同理心是医患关系的一个重要方面。Hope Stone等研究了医务人员同理心与癌症及临终患者心理改善的相关性,最终证明同理心是一种非常重要的沟通能力,它可以促进癌症及临终患者的心理问题得到改善,故在癌症治疗中有必要强调医护人员对同理心概念的认识。

目前,同理心已经成为心理学研究和应用领域的一个重要概念。在肿瘤学领域,医务人员在面对濒临死亡的患者时运用同理心十分重要。研究证明好的医患关系最明显的特征就是高频率地使用体现同理心的语言。

(二)同理心有助提高患者的依从性和治疗效果

在临床实践中,同理心与医生治疗的关系被认为是呈线性的,医生具有越高的同理心,则治疗效果越好。而同情心与医生治疗的关系像一个倒置的U形曲线(图2-3),虽然医生对患者一定程度的同情能够提高医疗效果,但是达到一个特定水平之后,同情心将干扰医生作出客观的治疗。因此可以得出这样一个结论:在临床实践中同情心必须被控制在一个特定的水平之内,超出这个范围,将不利于治疗效果,而同理心并不需要被限制。

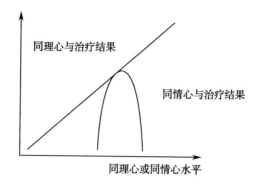

图 2-3　同理心或同情心水平与治疗结果的关系

（三）同理心有助于提高医务人员的职业效能感，防止工作倦怠

医务人员同理心的职业承诺与情绪耗竭存在一定的关系，医务人员的职业效能感对其情绪耗竭程度起着关键作用，较高的同理心水平与高职业效能感、低情绪耗竭紧密相关。

总之，心理学研究强调，医务人员若想得到好的治疗效果，同理心是其必须具备的能力。有效地表达同理心对患者和医务工作者都有积极作用，它能提高患者的满意度、信任、心理应对能力以及对治疗的依从性，同时也能促进良好医患关系的形成。此外，如果好的同理心能力与恰当的环境联系起来，则能够保护医务工作者避免情感耗竭，同时对他们的医疗、护理水平也是一种支持和肯定。

五、同理心临床表达策略

同理心是医疗实践的基础，表现为理解患者的痛苦并给予切实的关怀，医护人员的同理心通常会通过医患沟通表现出来。具体做法可以参照如下建议：

（一）接纳患者的负面情绪

医护人员应该接纳患者的负面情绪，并能够通过肢体语言或声调的变化对患者的情绪作出恰如其分的反应。医护人员对患者的情绪反应作出的是批判和否定的态度，将呈现出医护人员缺乏同理心的画面。

（二）捕捉表达同理心的机会

医护人员在接诊过程中要对患者的言语和行为保持较高的敏感度，适时抓住机会，表达自己的同理心。例如，当患者说："唉，我都好几天不上班了。"这句话意味着患者内心很着急，希望医护人员帮助他赶紧好起来。如果对此信息没有反应,患者可能会觉得医护人员很冷漠,其进一步交流的欲望就会被打消,因此医护人员需对患者的表达敏感,适当表达同理心。

患者:"终于轮到我了!"医生带有同理心的呼应可以是"嗯,今天人很多!谢谢你耐心等这么久"。

患者:"这孩子今天状态特别不好!"医生带有同理心的呼应可以是"很担心吧!说说看,怎么不好!"

医护人员能不能捕捉到表达同理心的机会,关键在于其能不能倾听患者的诉说,能不能观察患者的细微行为,并准确地理解患者言语和行为所代表的内在意义。当医护准确理解了患者表达的信息后,应该顺势作出呼应。呼应的特点应该是:

1. **用词简短,言简意赅**　目的是让患者确信你接收到了他的信息,理解了他的感受。

2. **平和自然**　就像两个平常人见面聊天一样,这样的呼应会更好。让患者感觉面前的医护人员平和、亲切、可信赖。

3. **对他表达的情绪给以确认**　如上面例子中"很担心吧!"是一个共情的过程。

4. **称赞患者的努力**　如前面提到"谢谢您耐心等这么久!"这样的称赞会激发患者更加积极的互动行为。

(三)传递同理心

医护人员在捕捉到表达同理心的机会后,可能会有两种不同的跟进反应。一种是缺乏同理心的反应,如转移话题,忽视患者的潜在情绪,或者是过早清除患者的疑虑(比如过度保证:不用担心,我说没问题就没问题);另一种是传递同理心的反应,例如运用开放性的引导语鼓励患者表达个人情绪,开放性的引导语如"我明白……""继续……""跟我多谈谈",如果患者恰好此时被情绪笼罩着,他就会向医护人员诉说他的感受,医护人员便也能够更多地了解患者。传递同理心的反应既可以是言语的,也可以是非言语的。言语反应可以有下列五种表现形式:①**回应**,如"我能够看到你……"②**合理化**,如"我能够理解为什么你觉得……"③**支持**,如"我想帮你"④**伙伴关系**,如"我们一起来……"⑤**尊重(赞赏)**,如"你做得非常好!"

然而,在很多情况下,同理心的表达不一定非要用语言,非言语信息在传递同理心时也起着至关重要的作用。停顿或等待、触摸和面部表情都是传递同理心的很好形式。①**等待**:当患者回忆某个与疾病有关的事件线索(发病的时间、曾经用过的药物、看过的医生等)时,医生暂停询问,给患者以等待,这可以表现医生对患者所述信息的关注；患者因行动不便导致动作缓慢时，可以用等待表达关切；当医生向患者介绍病情或解释问题时如果发现患者的理解没有跟上，可以停下来或核查患者的理解程度。②**触摸**：心理学家认为，每一个人都有被触摸的需要，人从出生开始就存在与温暖松软物体接触时感到愉快的本能，触摸是传递同理心的重要介质。肢体接触对于促进肢体活力、减轻精神压力，促进信任与合作，传递怜悯、爱和感恩之情具有重要作用。有研究曾采用实验方法考察了治疗性抚触在儿科护理中的沟通作用，结果发现对患儿进行治疗性抚触对提高患儿的心理适应、增强疾病康复能力具有显著作用。③**面部表情**：包括目光接触、视线、笑容、专注程度、嘴角和鼻翼的动作等。对于身处痛苦之中的患者，医护人员关切而温和的目光接触，专注检查的表情，随患者情绪和身体变化而变化的表情动作，都是传递同理心的重要因素。

第三节　医护协作与沟通锦囊之倾听

一、倾听的概念

国际倾听协会给出的倾听的定义是：倾听是接收口头暗示及非言语信息、确定其含义和对此作出反应的过程。良好的倾听是亲密联系的核心，当我们用心倾听时，对方会感到被证实而增强信心。当我们增强了他人的信心时，也强化了自我。所有的研究都证明，无效的倾听行为是相互关系成功的最大障碍。

二、倾听的类型

（一）辨别性倾听

辨别性倾听是理解性倾听、批判性倾听和治疗性倾听的基础。倾听的第一步是辨别并区分每一条信息的各个部分，包括评析和分析。确立信息中具体的、独立的条目必须具有辨别力，这样才能成为完全意义上的听者。辨别性倾听可以区分来自听觉和视觉的刺激。听觉的辨别力对语言和非语言信息如语音的声音结构、口头暗示、环境声音、方言或口音的辨别具有重要作用；视觉的辨别力对非语言信息如姿势、身体行为、手势、面部表情、眼神、仪表、空间距离和环境因素的辨别具有重要作用。因此，医护人员首先要认识辨别力在倾听过程中的重要性，努力区别听觉与视觉的刺激，并能够对患者的语言与非语言信息的暗示非常敏感。区分患者的口头暗示和语言信息是否矛盾，或口头暗示是否加强了语言信息。当非语言行为与语言信息出现矛盾时，前者可能更为真实，更能决定信息的真实程度，从而决定了信息传播的情感与意义。

（二）理解性倾听

理解性倾听是倾听并理解信息，即倾听是为了理解信息。注意倾听别人说话，可以获得更多信息，使判断更为准确。所谓"兼听则明，偏听则暗"，就是这个道理。理解性倾听超越了听觉和视觉的辨别范围，有更为全面的范围，它可能包括所有的目的性倾听行为。在理解性倾听过程中，集中注意力对于理解性倾听是非常关键的。作为倾听者，人们可以以每分钟 500 个字的速度进行思考，但正常说话的速度是每分钟 125～150 个字。因此，人们思考的速度比说话的速度快。倾听者存在着试图对信息进行"吸收"或"屏蔽"的现象，当他们"屏蔽"信息时，他们就可能把注意力转向其他的刺激物或刺激因素，无法把注意力集中在一个事无巨细的报告或交流技巧不佳的信息发出者身上。这些都会导致倾听者注意力的缺失，而影响理解性倾听的效果。

（三）批判性倾听

批判性倾听是在理解性倾听的基础上对信息作出判断，在合理判断的基础上决定是接受还是拒绝信息。倾听者应保持一种开放的"批判精神"，即寻求真理，避免作出武断的决定。在批判性倾听中，倾听者应该识别主题思想和支持性观点，并对讲话者的观点和态度进行质疑。

批判性倾听者必须做到以下几点：

1. **确定说话者的动机**　要考虑这句话的目的是什么？真是这样的吗？该患者是否有夸张的成分？这些都是值得人们考虑的问题吗？

2. **质疑与提问**　要考虑患者的信息源自什么地方？这些来源可信吗？可以核实吗？患者坚持的观点正确吗？质疑的目的不是为了否定，而是为了寻求证据以扩大、缩小或修正诉说者的观点或信念，是为了发现问题、解决问题。因为只有直面问题，往往才能更好地解决问题，使得问题的阐释更加清晰。

（1）注意事实与观点的区别：理性的区别是批判性倾听的一大特征。

（2）注重信息评价：评价本身就是一种反复推算、不断批判的过程。人们必须学会在获得全部事实和其他证据之前，有机会去验证支持性材料，充分消化以后再作出判断，推迟确定自己的立场，防止产生偏移。

（四）治疗性倾听

治疗性倾听者给予遇到麻烦的信息发送者（患者）一个说出自己问题的机会，目的是帮助他从异常情结中走出来。例如，医院和社区设置的母乳喂养热线电话和紧急避孕危机干预中心等，这些是治疗性倾听在医疗领域中的具体体现。当人们遇到麻烦或危机时，并非都是需要得到解决问题的方法，有时只是需要能倾听他们事件或经历的人。例如，有些癌症患者存在着明显的负性情绪，如抑郁和焦虑，甚至出现自杀等行为。实际上，他们并不需要倾听者帮助解决什么，他们只是需要说出自己内心的想法。

此外，倾听还包括获取性倾听（感受性倾听）、欣赏性倾听等。

三、倾听的过程

倾听的过程分为感知、选择、组织、理解或解释、反馈五个环节。倾听过程的各要素组成及联系如图2-4所示。

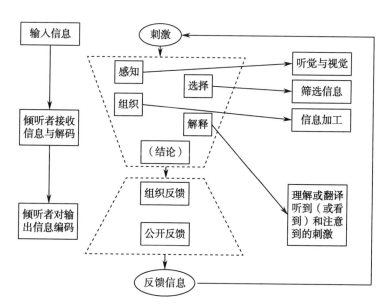

图2-4　倾听过程的各要素组成及联系

1. **感知**　客观事物通过感觉器官（包括耳朵、眼睛等）在人脑中直接反映，形成人体感知。倾听者借助听觉、视觉、触觉等感觉器官对外界事物进行感知是倾听的第一步。医护人员不仅要做好听觉的准备，还要做好视觉、触觉、知觉等的准备，充分开启身体的感觉器官功能，对患者进行全面感知。在

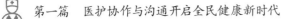

感知的过程中,不仅要注重整体,也要注意局部的信息提示,适当扩大倾听的范围,争取全面、细致、准确地收集疾病感知信息。

2. **选择**　由于倾听是一种有意识的主观活动,因此倾听的过程会加入倾听者的判断、理解和选择。倾听过程中的信息是怎样被注意和选择的,既与信息本身的重要程度、周围的情境和人们所拥有的知识背景相关,也与观察者的警觉水平有关。例如,当一位母亲处于沉睡状态时,只有婴儿的啼哭声等非常重要的信息才能引起她的注意;婴儿生病时,这位母亲的感觉水平会增加,婴儿的一个翻身等不太重要的信息也能被这位母亲及时发现。

3. **组织**　经过选择的信息仍然是凌乱无序的,需要倾听者对其进行组织和加工。对信息的组织就是对信息重新组合、认知的过程,倾听者利用人体知觉系统对信息进行正确理解与识别,通过信息加工系统对信息进行组织和加工,从而将相对凌乱的信息转化成有条理、易理解、易归纳的有效信息。

4. **理解或解释**　对于搜集、过滤、组织后的信息,人们会调动大脑存储的知识和经验,通过判断、推理,获得正确的理解或解释。大脑的生理结构决定了人们可以理解和分析信息;头脑中的固有信息是人们反馈信息的基本元素;认知模式会引发不同的认知情感,不同的认知情感又会对人体意识、行为产生影响。

5. **反馈**　倾听者对于听到的信息通过表情或动作做出一定的反应,是倾听中非常重要的一个步骤——反馈(feedback)。反馈又称回馈,是控制论的基本概念,指将系统的输出返回到输入端,并以某种方式改变输入,进而影响系统功能的过程,即将输出量通过恰当的检测装置返回到输入端,并与输入量进行比较的过程,反馈使得沟通成为一个双向的交互过程。沟通的一方都在通过语言或非语言的方式,不断地将信息反馈给另一方,信息接收者会告诉信息发送者他所接收和理解的每一个信息。

四、医护沟通倾听技能要点与要求

(一)医护沟通倾听技能要点

倾听是医护沟通中最重要的执业技能,表2-1以美国巴尔的摩市的医疗机构为例,列出了医患沟通过程中倾听的技能要点。

表 2-1 巴尔的摩市的 COMSORT 机构提出的 10 条倾听技能

技能点	解　释
1. 不要轻易把患者的话打断，让他把话说完	当患者能够自由表达自己时，他会感到更放松，更可能向医生提供重要信息。实际上这往往会节省时间而不是浪费时间
2. 注意跟踪并探索患者在谈话中露出的有意义的线索	患者在说话时会流露出一些对了解其内心世界或真正病情很有价值的线索。比如说到某个敏感话题时欲言又止、不好意思等，这时需要医生有技巧地进行追踪并帮助患者表露更多、更真实的信息
3. 在患者说话时给予支持性反馈信号	可以用"嗯……"或"请讲下去"或点头等向患者表示你正在注意听他说话
4. 以开放式的方法对患者发问	让患者自由回答问题有助于从患者那里获得更多的信息和观念，患者只能回答"是"或"否"的封闭性问题只能得到有限的信息
5. 运用反应性回答	简单重述患者传递的信息是一种很有效的与患者建立良好关系的方法，它可以向患者传递来自医生的接受与肯定
6. 检查自己理解得准确与否	不时地以自己理解的方式来表述患者的意思，向患者确认自己的理解是不是准确
7. 确定患者的治疗期望	了解患者对治疗效果的期望，确定这种期望是不是现实，如果不现实，就需要医生对其进行教育和解释，帮助他把期望值调整得更现实一些，医患之间对于治疗的效果与风险的看法不一致，是导致医患纠纷的一个重要原因，倾听患者期望很重要
8. 对于患者的感受给予肯定	比如一个患者说："我现在感到非常焦虑。"医生可以对他说："这不奇怪，我要是你，我也会这样的。"
9. 善用目光与患者沟通	眼睛是心灵的窗口，倾听患者说话时看着对方，这能让患者感到你在注意听他说话
10. 谈话即将结束时，询问患者有无其他情况	有时候患者由于某种原因可能一直犹豫不决是不是要说出某个问题。所以有必要在快结束时给患者提供表述的机会

　　尽管人们已经认识到倾听是沟通的核心，但在听、说、读、写四种沟通技能中，听是练习最少的技能。因为缺乏练习和某些习惯，人们在沟通中存在很多倾听障碍。Golen 对有效倾听的障碍进行了分析，见表 2-2。

表2-2 有效倾听的障碍

要　素	障　碍
懒散	如果内容复杂或困难就不听,如果要花太多时间也不听
思想封闭	拒绝保持一种宽松和协调的环境,拒绝涉及讲话者的观点并从中受益
固执己见	公开或不公开地表示与讲话者意见不一致或与讲话者争辩
不真诚	倾听时避免目光接触,只注意谈话内容,不注意讲话者的感情
厌倦	对讲话者的主题缺乏兴趣,对讲话者不耐烦,倾听时走神或用某事搪塞
疏忽	注意讲话者的怪癖或表达方式;被办公设备、电话、其他谈话等噪声弄得心烦意乱

（二）倾听的要求

在人际沟通中倾听是准确获取信息的行为方式,是促进对话的重要因素,也是向说话者表达尊敬的行为方式,因而是听者赢得对方欢迎的途径。然而,倾听并不是轻而易举就能够做好的。有效的倾听应该按照下列要求进行:

1. **保持倾听的主动性**　包括主动寻找对话的价值和意义,主动思考谈话中蕴含的问题,并从谈话中或自己的知识、经验中寻找答案。

2. **倾听过程中要注意捕捉对方的非言语信息**　沟通中的很多信息是通过面部表情、身体动作表达出来的。比如,一个人对你讲话的内容如果不感兴趣,他往往会通过皱眉、身体后仰、目光转移或摆弄手边的东西来表达。

3. **延迟评价与判断**　保持一种开放的态度,关注谈话者发出的信息整体,而不要根据最初的几个语言点过早作出消极的判断。

4. **抵制分心**　可通过记录、标注重点等方式克服噪声、疲倦、他人影响等分心因素的干扰。

5. **重述和确认谈话者表达的内容和意义**　适宜的语句是"你的意思是说……"或者在听完对方的一个表述后询问"我是不是可以这样理解你的意思……"

6. **向讲话者提供积极反馈**　积极反馈是促进对话、提高沟通效率的重要方式。积极反馈包括注视、会意的点头、会意的微笑、询问或追问进一步的问题等,也包括直接通过语言、掌声表达认同、鼓励和赞扬。

倾听是沟通的一剂良药。良好的倾听可以抚慰患者的心灵,治愈因疾病带来的恐惧、焦虑;良好的倾听可以增加患者对医护人员的信任,从而使患者与医护人员携手努力,共渡难关;良好的倾听还可以化解医护之间协作的困难,在医院的集体中彰显协作的力量……

第四节　医护协作与沟通锦囊之信任

一、信任"ENP"墙概述

信任既是人际关系的一种状态,也是一种沟通技能,医患或护患间如何建立并保持信任关系呢?根据信任的易损伤性,澳大利亚著名资深领导培训人瓦妮莎·霍尔(Vanessa Hall)提出的信任"ENP"墙模式给人们提供了可供借鉴的思路。

信任"ENP"墙最初主要运用于企业管理和市场销售领域,后来也用于医疗卫生领域。瓦妮莎认为信任非常脆弱,轻易就能被破坏,且遭到破坏后通常很难修复。根据信任的易伤性,她认为最能代表信任的就是鸡蛋,如果一枚鸡蛋掉落到地上,它就会破碎;如果敲击它,它就会出现裂缝。信任的整个过程其实就是将这枚脆弱的"信任鸡蛋"放在人们的"期待(expectations)""需求(needs)"和对方作出的"承诺(promises)"三者之间的天平上,若一切都能够维持平衡,则信任将得以建立和保持。当人们的一些期待没有得到实现,一些需求没有得到满足,或者一些承诺没有得到兑现时,人们之间的信任——这枚鸡蛋就会面临掉落并破碎的巨大危险。信任放在期待、需求、承诺这三个因素所产生结果的结合点上,由此建立的这面墙就是信任"ENP"墙。人与人之间的所有信任关系和互动都包含这三个因素。医护人员与患方建立的信任"ENP"墙如图2-5所示:

需求是召集患者进入医患关系、寻求医疗护理服务的始发点,并且每位患者对医患关系或医疗护理服务都有期待。这些期待有的容易被意识到,有的却不容易被意识到;这些期待有的是合理的,有的可能并不合理。这里有必要简要阐述一下期待和需求的区别。相对期待而言,需求通常是急需解决的,如刚入急诊科的肾结石患者,当时的需求就是医护人员为其解除疼痛,期待相对于需求则并不那么具有急迫性,更倾向于对提供医疗护理服务的医护人员要求更高的一种期望。如肾结石治疗后没有并发症,医护人员的态度友好、有耐心等,均属于患者的期待。两者的侧重点稍有不同,两者之间并没有明确的界限。需求同期待一样,需要被评估、被管理,如果患者的期待和需求没有被满足,那么患者就会感到失望,影响医患信任的建立,尤其是重要的期待和需求没有被满足,患者对医护人员的信任感可能会降低,还有可能完全丧失。

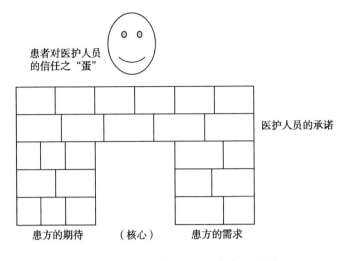

患者对医护人员的信任之"蛋"

医护人员的承诺

患方的期待　（核心）　患方的需求

图2-5　患者对医护人员信任的"ENP"墙

二、信任"ENP"墙的运用

"ENP"墙直观地体现了信任的特点,也直观解释了影响信任三因素的内在联系,这三个因素也是建立信任关系整个过程中的系统要素。然而,信任具有有限性,因为每位患者进入医院可能会抱有不同的期待和需求,而医护人员不可能无限制地满足患者的期待和需求,所以在了解患方文化背景的前提下,管理好"ENP墙",使三因素之间能够匹配并保持各自的稳定性,是建立医患信任的关键。

（一）评估患方的期待和需求

首先,医方需保持一定的文化敏锐性,医护人员在患方入院就诊时就应该了解患方的文化背景,初步评估患方的期待和需求是什么,并且随着医患双方沟通时间的增加不断地进行评估,因为患方的期待和需求会随着时间的推移发生改变。

其次,可依据现代医学模式和马斯洛的基本需求层次理论评估患方的期待和需求,以及哪个环节存在问题,进而提炼出需要解决的问题。从建筑学的角度来看,若对"ENP"墙稳定性不起关键作用的砖块掉落,这面墙就出现裂缝,但整面墙不会立马倒塌,人们会得到信任可能会被摧毁的警告。若威胁整面墙稳定性的关键砖块掉落,则这面墙会出现毫无预警的倒塌,这是一种毁灭性的破坏。这就提示,患方的期待和需求有很多,但其重要性并不一样,医护人员应在评估的过程中根据轻重缓急及患方的诉求,与患方共同对其期待和需求的重要性进行排序，着重关注患方最需要解决的问题。比如，一位因右上肢开放性骨折入院的患者，患方的期待是医护人员的专业技术好、态度好，自己能得到及时的治疗等；患方的需求是疼痛减轻、安全治疗、右上肢治疗后能恢复正常等。以马斯洛基本需求层次理论来分析，患者当前最需要解决的问题是生理问题，应立即检查伤口、止血并进行相应的治疗。若经治疗后患者的病情得以稳定，在住院休养期间，患者的需求更多的可能是安全的需要、爱与归属的需要、尊重的需要等，医护人员可主动与患者沟通，耐心倾听，同时鼓励家属对患者多加陪伴。

（二）管理患方的期待和需求

由于医患双方信息不对称，患方会因担心疾病而产生非理性情绪等，其期待和需求在客观上并不总是合理的。医护人员有责任根据其知识和技能，在合适的时间，以正确的方式与患方或其代理人解释清楚医院的规章制度和患者疾病的发生、发展及转归等，不断地帮助患方建立对疾病诊治的理性期待和需求。

比如，急诊室来了一位脚部受伤并继发细菌感染的患者，患者工友将其送到医院后要求以最快的速度进行手术，这是患方直接表达了其期待和需求，对于患方来说，这些期待和需求理所应当，然而由于疾病本身的复杂性，医生并不能马上采取明确的治疗方案，而是先进行一些必要的检查和准备工作，这些情况决定了患方的期待和需求从客观来说并不是理性的，因而医护人员需对患方的期待和需求进行管理。医生可采取患方熟悉的海上知识进行比喻：假如我现在就让您出海打鱼，您能立马出海吗？这是有很多程序要走的，要进行一些必需的准备工作。您要求现在就手术，也需要您给我们一些时间，我们一旦明确了患者的病情，就会立马采取相应的措施。这样一个简单的沟通过程，其实就是对患方的期待和需求进行管理的过程。

（三）医护人员及时兑现承诺

针对患方合理的期待和需求，如果是医护人员能做到的事，应及时兑现承诺，承诺分为隐含的承诺和明确的承诺，也就是隐性承诺和显性承诺。

隐性承诺是指那些含糊不清的、模棱两可的承诺，如"救死扶伤、尽职尽责""以真心、关心，换放心、安心、信心"等，这些医院文化的优质服务理念宣传语就属于隐性承诺。患者入院时看到这些，无形之中会增加对医护人员的期待。若患方发现实际情况与预期不符，就会感到失望，这说明隐性承诺和兑现之间出现脱节，正因为隐性承诺不是明确作出的承诺，所以人们经常会忽视隐性承诺未兑现对信任带来的威胁。其实，当隐性承诺的不兑现积累到一定的程度时，信任之"墙"会毫无预警地倒塌。因此，医院在宣传这些医疗护理服务理念时，应不仅重视宣传，还应注重营造和谐、关爱、周到、安全的就医环境。

显性承诺是指明确的承诺。明确的承诺是毫不含糊的承诺，一旦产生就应履行，医护人员的显性承诺会促进患者信任的产生，尤其是当承诺直接满足患方某种需求的时候。然而，没有兑现的承诺会在墙壁完全倒塌前使墙壁产生裂缝，即信任受到威胁，裂缝存在时间的长短及是否能够修复取决于医护人员兑现承诺行为的快慢。医护人员应意识到实现信任的关键是承诺的事一定要做到，不承诺任何做不到的事情。比如，医护人员不能轻易承诺糖尿病患者只要保持对饮食疗法、运动疗法、药物疗法、血糖监测及糖尿病教育"五驾马车"的依从性，就一定会彻底治愈糖尿病等。

综上所述，在沟通活动中，医护人员应在了解患方的文化背景下，准确地评估患者的期待和需求是否合理。若有不合理的成分，则就此确定治疗性沟通的主题，在治疗性沟通中帮助患者管理好对疾病治疗与护理的期待和需求。医护人员应根据实际情况，对患者"承诺"合理的"期待"与"需求"，并及时予以"兑现"。

三、信任的核心要素

医患信任虽然是经双方互动形成的，互为主体，但由于医护人员在医患关系中居于主导地位，因此医患信任主要是指患者对医方的信任。医护人员的自身素质会影响医患信任的建立和保持。为建立并保持信任关系，医护人员需具备四个核心要素：诚实、动机（涉及个人品德）、能力、成果。这四个核心要素对建立信任都是十分必要的。

（一）诚实

诚实是医护人员与患者建立信任关系所需要的重要品质。诚实包括坦白，但其内涵远远超过坦白的范围。诚实体现在完善的人格、履行诺言、言行一致、表里如一。诚实要求医护人员要忠于职业的核心信念和价值观，且行为与"真我"一致。诚实使得双方坦诚相待，避免了故意的欺诈和谎言。不诚实的行为将使信任遭受破坏或无法形成。如果想让患者觉得医护人员是值得信任的，医护人员就应承诺患者可以依赖他们去实现其期待和需求，并采取积极的行为去努力做到。否则，就不要承诺，或者将某个能够真正给予患方帮助的医护人员推荐给患方,并向患方耐心解释自身无法满足其期待和需求的原因。

（二）动机

医患在交往或治疗性沟通中,医护人员提供医疗护理服务的动机涉及其职业态度和出发点。医护人员应明确自己的动机:为患者着想,确保医疗实践始终以患者的健康利益为宗旨;从患方的利益出发,避免彼此的利益冲突,帮助患方就是帮助自己;同时,要让患方感受到医护人员"纯净"的动机。医护人员真诚地关爱患者,同时患者感受到关爱,无疑会提高医护人员在患者心目中的信任度,促使患者主动提高依从性,形成医方与患方信任与沟通的良性循环,促进医患关系的和谐。

（三）能力

对于医护人员,精湛的技术是解除患者痛苦的前提和基础。能力是医护人员提升信任的方法和途径,是维持医患关系的润滑剂。每一位医护人员都应具备基本的知识和技能,如医学专业知识、医疗护理操作技能、沟通技能等。患方就医的目的是寻求帮助,期待医方为其解决问题,否则即使医护人员具有诚实的品质、"纯净"的动机,但因缺乏专业知识、技术和能力,也很难保持患方对他的信任。如护士小王诚实肯干,对工作尽心尽责,对患者也是极其有耐心和爱心,患者都很喜欢小王。然而连续三天,小王为同一患者进行静脉穿刺,均未成功。在这种情况下,小王满足不了患者生理方面的基本需要,患者容易对小王的专业能力产生怀疑,即使小王诚实且为患者着想,信任关系依旧难以维持。

（四）成果

这里的成果主要是指医护人员已取得的医疗护理成果。医院应注重宣传本医院的文化特色、医护人员的专业特长及已取得的成果等。比如,某医生在治疗肝胆疾病方面很有建树,治疗的效果很不错,那这位医生就更容易获得肝胆疾病患者的信任。

人们把医患间的信任关系看作一棵树,这棵树即"信任之树"。"诚实"是地表以下的基础,是"信任之树"赖以生长的树根;"动机"是在根基上生长的树干;"能力"是树枝,可以创造果实;"成果"就是"信任之树"上的果实,"信任之果"可以被看见和评价。可以看出,不管在何种情况下,以上四个要素对信任关系的形成都很关键,缺一不可。

根据以上内容,可提出医疗护理过程中医护人员获得患者信任的整合模型。该模型一方面描述患者对医务人员的信任度,信任度取决于患者主体因素与医护人员的客体因素；另一方面描述医护人员的能力、诚实、动机和成果与患者信任度、知觉风险、医疗护理结果系统调控的整合作用，如图 2-6 所示。

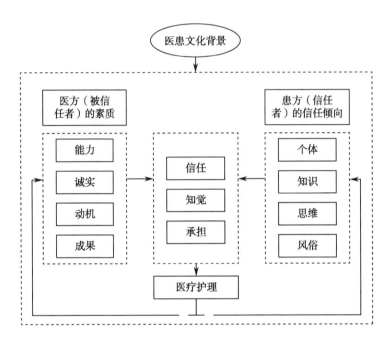

图 2-6　医疗护理过程中信任的整合模型

大多数人倾向于把信任看成一种素质或品德，以及一个人的人格品质、动机、对人的态度等。患者与医护人员接触后，一般会先直观地判断这位医生或护士是否值得信任，凭主观的感觉去感知对方是不是一个好人、真挚的人、有道德和诚信且愿意为其服务的人。因此，品德是获取患者信任的最基本的条件。然而，想要这种信任得以建立和维持，不能忽略另外一个重要的因素——才能。才能包括专业知识与技能、资历等及其产生的成果。技能所包括的内容比较广泛，比如专业技能、沟通技能、管理技能等。医护人员在医患沟通中要管理好信任"ENP"墙，要获得患者的信任，最根本的还是要依靠过硬的专业知识与技能。

在医患关系中，主要是患者信任医护人员，医护人员的素质对于信任的建立和维持至关重要，患者及其家属的信任倾向也是重要影响因素之一。面对平时多疑的患者及其家属，医护人员更应注重发挥沟通技能的作用，以达到事半功倍的效果。

在医护人员居于主导地位的医患关系中,医患双方各自的文化特点相互作用,决定了双方的信任度如何、所知觉的风险如何及是否理性、双方能否一起承担风险等。若医疗护理结果在双方尤其是患方的预期内,则对医患双方信任的建立起到加强作用。若医疗护理结果在双方尤其是患方的预期之外,则对双方的信任起到负面作用。信任整合模型完整地阐述了信任过程的影响因素。

医患信任为医患间应有的关系描绘了一个理想的场景:医护人员严格履行道德自律并有着仁爱、慈善的美德,利用自身所学和先进的医学技术,坚守神圣的医学誓言,担负起拯救生命、传递健康的医学使命;饱受疾病困苦的患者,尽管自身在医学专业知识、信息掌控以及身心状况等方面无法与医方保持同等的地位,但仍可以通过理智的判断,坚定地相信医护人员会以患者的最大利益为宗旨,尽其所能提供最优化诊疗;医患双方为了达到共同的目标(减轻痛苦、增进健康)而通力合作,共同积极参与医疗决策的制订、贯彻和执行。

第五节　医护协作与沟通锦囊之自我表露

一、自我表露的概念及层次

(一)自我表露的概念

由于人际关系的建立需要一定的基础,因此,人们不仅要了解别人,还需要给别人了解自己的机会,这就需要自我表露。自我表露是一个双向互惠的过程,是沟通双方相互了解的基础,通过自我表露将双方的个人信息、兴趣爱好、行为习惯等透露给对方,逐渐打开自己的内心,同时认识对方的心理特征。自我表露会产生吸引力、信任感和亲密性,当沟通一方在交谈中向对方展示有关自己的信息时,对方会被吸引并形成信任感,也就会将个人信息进行表露,作为对对方的回应,这样就产生了互惠效应。

(二)自我表露的层次

自我表露可分为四层水平:第一层是情趣爱好,如饮食习惯、兴趣爱好、日常娱乐活动等;第二层是态度,如对人物、事件的看法和评价;第三层是对自己的真实评价或与他人的人际关系状况,如自己的情绪、和家人的关系等,此阶段的表露以高度信任为前提;第四层是隐私,如个人的感情经历、连自身都不接受的经验或行为等。自我表露的深度是指自我表露的亲密程度,两个

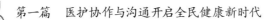

人的关系愈深入，谈论的话题愈会渗到核心层，自我表露愈深，愈会与对方产生亲密感，如图2-7所示。

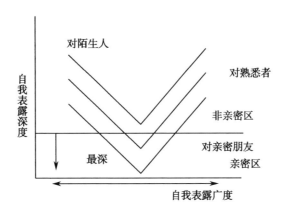

图 2-7　自我表露的广度和深度

二、自我表露的特点

自我表露作为某人对本身以往强化事件的表现形式，受到操作条件的制约。如果一个人的自我表露常常得到比较理想的回报，他就会不断重复这一行为；如果他的自我表露没有得到回报反而遭到讽刺或惩罚，他就不会再进行自我表露。

1. **自我表露的广告效应**　自我表露相当于一种"关系广告"，通过表露自己的独特之处来吸引他人的注意。

2. **自我表露的对象选择**　当人们评估自我表露的对象是可以信赖的或有能力提供新见解时，他们可能更愿意选择此对象来表露心中的想法、感受或秘密。

3. **自我表露的互惠性**　自我表露会产生吸引力、信任感和亲密性。当个体把自己的信息展示给他人的时候，他人就会被个体所吸引并形成信任感，作为对对方的回应，他人也就把自己的信息展示给个体，从而促进双方的信任和了解。

4. **自我表露的公平性**　自我表露和其他行为一样遵循公平原理。人们在谋取自己利益的同时，也会注意双方关系中利益的公平分配。

三、约哈里之窗与自我表露

（一）约哈里之窗概述

约哈里之窗（Johari Window）由美国心理学家约瑟夫·勒夫（Joseph Luft）和哈里·英格拉姆（Harry Ingram）于 20 世纪 50 年代提出的。他们认为，对每个人来说，都存在着自己知道别人也知道的关于自己的"开放区"，自己不知道而别人知道的关于自己的"盲目区"，自己知道而别人不知道的关于自己的"隐秘区"，自己不知道别人也不知道的关于自己的"未知区"。这四个区域就是"约哈里之窗"，如图 2-8 所示。

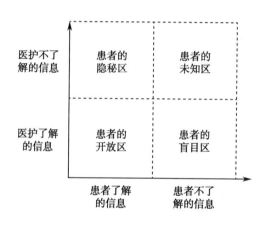

图 2-8　约哈里之窗

第一象限：开放区。 开放区包含本人和其他人都知道的有关本人的信息，如姓名、身高、体重、血压等。虽然并非所有的朋友都知道这些内容，但至少自己以及所认识的部分人知道。那些易被他人获悉的信息都属于这一区域。人与人之间交往的目的就是扩大开放区，而实现这一目的的主要做法是提高个人信息的曝光率。

第二象限：盲目区。 盲目区包含其他人了解而本人却没有意识到（或不了解）的有关本人的信息，如处事方式、隐私、心理障碍、别人对自己的感受等。例如，自己平时喜欢皱眉，虽然你不知道自己有这个小动作，但是你的家人和老师都看在眼里。这就是当局者迷、旁观者清。一般情况下，自己不愿意与他人分享这些信息，因为这些信息的暴露，可能会让你觉得难堪，甚至受到伤害。

第三象限：隐秘区。 隐秘区包含本人了解而其他人不了解的有关本人的信息,如自己的秘密、希望、心愿、好恶等。这些信息有的是知识性或经验性的,有的是创造性思维的结果。例如,公交车上,一位中年男士旁边站了一位白发苍苍的老婆婆,全公交车的人都指责这位男士不主动让座,但只有这位男士知道他自己因为刚刚做了手术而身体比较虚弱,需要坐着休息。

第四象限:未知区。 未知区包含本人不了解、其他人也不了解的有关本人的信息。例如,一位朋友平时是一个很胆小的人,有一天他走在街上看到有位老太太的钱包被抢劫,他迅速跑去帮忙,并从抢劫者手里勇敢地夺回了老太太的钱包,事后,不仅他的一些朋友想不到他会这么做,而且他自己也觉得他的行为有点反常。由此可见,个体在特殊的情况下可以触发其新的意识和个人成长,发现个体的潜能。

(二)自我表露与约哈里之窗

约哈里之窗是一个介绍自我和相互了解的模型,包含的交流信息有情感、经验、观点、态度、技能、目的、动机等,能够用来展现和提高个人的自我意识,也被称为"自我意识的发现——反馈模型"。约哈里之窗是动态的,人们可以通过人际沟通来改变个体约哈里之窗四个区域的分布,从而提高人际沟通的成效。实际上,人际沟通就是不断扩大开放区、开发未知区、缩小盲目区和隐秘区的过程。

1. 认真关注开放区 个体的开放区不仅包含年龄、性别等自然属性,还包含形象气质、性格脾气、兴趣爱好、学识才华等人格魅力。心理学研究表明,人际交往的效果在很大程度上取决于交往双方"自我展示"的程度。在人际沟通之初,沟通双方因为缺少时间和机会进行信息交流,个体的开放区较小,双方应尽量扩大开放区,使其成为信息交流的主要窗口,不断增加信息的透明度、公开度和诚信度,多向对方袒露心扉,才能获得对方的好感。公开的区域越大,他人对你的了解就越多。当你开诚布公的时候,对方也可能会为你打开心扉。

2. 适当暴露隐秘区 在通常情况下,人们习惯于展示自己的长处,隐藏自己的劣势和不足。在沟通的策略上,可以在隐藏区内选择一个能够被沟通双方接受的点进行交流,这个点称为策略资讯开放点。当双方的交流进展到一定阶段时,策略资讯开放点会慢慢向公开区延伸,从而使公开区被逐渐放大。例如,患者在患病后常常会经历一些心理创伤,继而导致焦虑、抑郁等负性情绪。当患者遭遇困境、无法独自排解负性情绪的时候,不妨向医护人员敞开心扉,诉说自己的困惑,只要说出来,个体内心的压力就能得到极大缓解。如果医护人员有心理学知识,就能帮助患者早日走出困境,医患双方之间的关系也将变得更加亲密。这个过程既是患者在情感上有所成长、心智上更加成熟的过程,也是医护人员帮助患者保持心理健康的过程。

3. 虚心认清盲目区 每个人都会有各种各样的认知偏差。有时候,你会因为过于自卑而低估了自己;有时候,你又会因为过于骄傲而高估了自己。"我是谁?"这是一个需要经常自问的问题,也是一个很难正确回答的问题。因为没人能完全了解自己。所以,人们需要真诚地征求他人的见解和观点,并学会耐心地倾听他人的诉说,从他人的视角来审视自己。如果你所信任的人对你作出了一致性的评价,哪怕这些评价让你感觉难以接受,你也要重视这些评价,认真反省自己。

4. 大胆揭示未知区 从心理层面来讲,每个人都有"本我、自我、超我"三重人格结构。本我,是最原始的、具有动物本能的我,本我天生热爱眼下的满足;自我,是现实生活中那个理性的我,它接受外部世界的现实要求;超我,是自我的典范,是自我心目中那个最为理想的我。许多人的"超我"是沉睡的,如果你想找寻更好的自己,就必须唤醒内心深处的"超我"。

本 章 小 结

本章通过介绍医护沟通协作的一些实用技巧,如言语沟通、共情、倾听和同理心、自我表露,使得读者在实际工作中能够熟练掌握这些技巧,促进医护患关系的和谐。医护人员之间的有效沟通是减少医院不良事件的重要措施之一,也是医院团队培训的重要组成部分。医生和护士应积极运用本章所学到的沟通技巧,主动提高沟通能力,增进医护沟通的有效性,从而提升工作效率,最终促进患者安全。

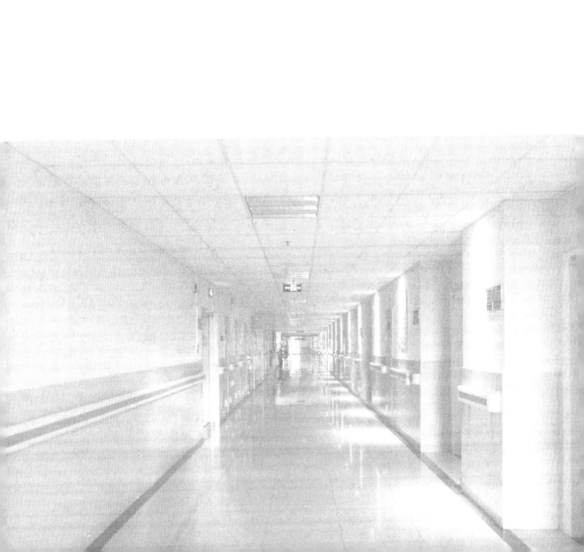

第二篇

一个患者多个世界：医护、医患、护患、多团队关系

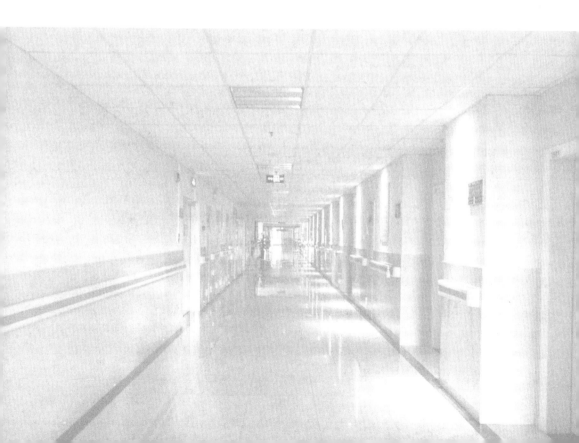

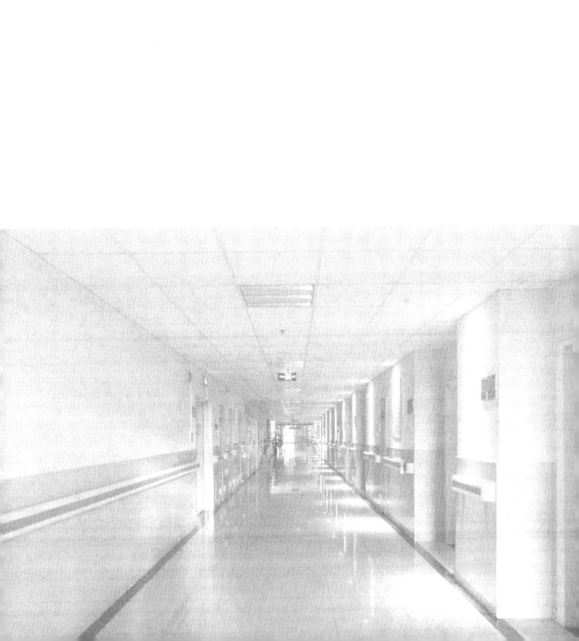

第三章　医护协作与沟通

学习目标
1. 掌握促进医护关系的策略。
2. 熟悉医护协作、沟通的模式。
3. 了解医护关系、医护沟通、医护冲突的相关基本知识。
4. 学会将医护沟通模式应用到临床实际工作中。

第一节　医护关系

在医疗护理服务过程中,医务工作者需要协作、配合、沟通和协调,成为生命战场上的同盟军,共同完成工作任务。

一、医护关系概念

医护关系(doctor nurse relationship)是医生与护士为了服务对象的健康与安危所建立起的工作性人际关系。尽管医护双方在长期的工作过程中形成了包括友谊等各种类型的个人关系,但医护关系的实质是一种群体、同事合作关系。

二、医护关系模式

随着预防保健事业及医学护理专业的不断发展变化,医护关系模式经历了由从属到协作的发展变化过程。

(一)主导-从属模式

由于历史及专业发展进程的变化,特别是受生物医学模式及浪漫主义哲学思潮的影响,长期以来,医护关系的主要模式是以医生为主导,护士为从属。生物医学模式注重生物医学方面的诊治，缺少对心理、社会行为等方面的关注，使得护理成为"以疾病为中心"的护理，护士关注执行医嘱和治疗而忽略了对患者的主动了解、关心和安慰，摒弃了主观能动性，使医护关系成为支配与被支配的关系，形成主导－从属型的医护关系模式。受此护理理念的影响，护理课程的设置完全按照医学模式，护士的价值体系及独立决策能力也受到了一定的影响。护士工作只是医生工作的附属，任何专业决定都必须听命于医生。护士并不直接对服务对象负责，只是机械地执行医嘱，仅对医生的指令负责。

（二）并列－互补模式

随着现代健康学科的不断发展，医学及护理模式的转变，人们逐渐对健康与疾病的认识发生了根本变化，经过护士多年的努力及护理专业在服务、教育、科研及专业组织等方面的不断发展与完善，护理已经成为一个独立的专业，护理人员也在预防保健过程中与医生相互合作，共同发挥着重要作用。医护关系模式已成为并列－互补模式，该模式表现为：

1. **医疗专业与护理专业相对独立，不可互相替代**　在医疗过程中，医生起主要作用，是疾病诊断治疗的主导者。在护理过程中，护士发挥主导作用，她们根据服务对象的病情及诊治方案，从服务对象的具体需要出发，关注生理、心理、社会、文化等多方面对服务对象进行整体护理，如对服务对象进行饮食护理、健康指导、心理护理、环境护理、文化护理等。因此，医疗与护理相对独立，各有主次，医生与护士在各自的专业领域中发挥着重要的主导作用。

2. **医疗专业与护理专业相互协作，共同发挥作用**　在服务对象康复过程中，医护相对独立，又密切配合，对服务对象进行严密的观察，制订准确的诊疗及护理计划；在实施护理计划中相互协作，最大限度地保证服务对象的诊疗及护理工作顺利进行，促进服务对象的康复。医疗与护理相互依从，相互促进，没有医生的诊断治疗，护理工作无从谈起；没有护士的护理行为，医生的诊治方案也无法落实。

三、医护关系的常见问题与危害

（一）医护关系的常见问题

1. **角色压力**　护士与医生在健康服务群体中均有自己独特的角色功能，并在各自的专业范围内负责相应的工作。如果分工合理，各自的角色承担比较恰当，则相互关系容易协调，矛盾冲突较少。但在实际的健康服务组织中，一些医院医护比例失调,造成部分人员负担过重、医护角色失衡。

2. **缺乏理解** 健康服务群体中,针对医生或护士的教学一般相对独立。医学专业与护理专业之间相互了解不足,进而会影响临床实践中医护合作关系。特别是在专业发展较快和变革迅速的情况下,更会造成各专业之间的理解问题。例如护理模式正处于不断变化的过程,如果医生对此了解不足,就会造成医护之间的矛盾而影响合作。

3. **利益斗争** 医生及护士是医院中的主力,特别在一线工作的医护人员更是如此。利益分配不均或利益分配之争,可能会导致医护冲突。

4. **自主权之争** 医务人员按照分工,在自己的职责范围内享有一定的专业自主权。但在某些情况下,医务人员可能会感觉自主权受到侵犯,因而产生矛盾或冲突。在目前护理领域迅速发展、护理专业自主权不断完善的情况下,习惯传统医护关系模式的医生可能会产生一些误解而影响医护双方的关系。

(二)无效医护关系的危害

1. 无效医护关系损害患者的护理质量和安全质量,从而对患者的治疗结局产生重大影响,而且医生与护士之间的不良配合也会影响患者及其家属住院期间的满意度。

2. 无效医护关系可能会引发护士对工作的不满情绪,可能导致一些护士离开护理行业,进而影响整个医疗团队的稳定。

3. 如果护士因工作繁忙没有及时执行医嘱或者传达患者某些信息,医生很容易感到沮丧,进而影响医护关系。

四、影响医护关系的因素

(一)性格特征

社会心理学的研究表明,在医疗活动中,互补型性格常常有益于建立融洽的关系。就目前医护工作关系而言,医生往往是主动的,习惯给护士以指示,指导护士工作,而不接受护士参与决策过程。在这种情况下,一个拥有从众、内向型性格并且情绪稳定的护士,就能很好地配合医生的工作,医护之间能建立起比较融洽的关系。但是,性格外向、不从众的护士也能在医疗活动中发挥作用,例如向医生提供患者的病情,指出诊疗方案中存在的不足之处等,从而协助医生制订更加完备的治疗方案。

(二)心理因素

在医疗活动中,医护双方都会经常处于应激状态,对医生来说,承担的责任和风险更大，不仅需要对患者作出正确的诊疗，而且还需要帮助患者解决某些心理和社会问题，一旦出现差错还要承担相应的法律责任。当医生认为自己的能力不足以满足上述需求时，就会对自己所承担的责任感到焦虑，使自己的情绪处于应激状态；对护士而言，长期处于从属位置，被动工作，日夜班周转，加上工作责任的压力，也会造成精神负担，如果得不到适当的调节，就会长期处于应激状态。当双方的心理应激过于激烈，超过了他们的心理承受能力，就可能产生愤怒、焦虑、恐惧等情绪，从而对医护关系产生不良影响。

（三）情绪因素

WHO 在多个国家或地区进行的研究发现，有 32% 的医护人员存在不同程度的抑郁状况，而且女性多于男性，护士多于医生。可见，当特殊的工作性质和环境氛围使医生、护士个人产生情绪波动时，如果医护双方没有良好的情绪调解与自控能力，不注意自身心理素质的培养，以低落的情绪去应对对方时，必然使对方情绪受到影响，甚至使对方受到心理伤害。

（四）历史因素

由于护士这一角色源于理想中的母亲，护理本身被认为是女性角色的延伸，其从业者也一直以女性为主题。受传统的父权制影响，在相当长的一段时期内，医护关系形成了男医生－女护士框架。家庭角色的呼应在一定程度上减轻了女性成为护士的冲突程度。通过家庭中夫妻之间角色的相似之处，护士照顾患者的身体和情感环境，而医生则决定真正重要的工作是什么以及如何去做。因此女护士在男性主导的医学分工中扮演了从属、非专业的角色。由此可见，意识形态在女性职业中的重要影响。

（五）性别因素

对各类人持有一套固定的看法，并以此作为判断评价其人格的依据，称为社会刻板印象。在所有已知的社会关系中，对男人和女人的行为做出了假设，这种刻板印象已深入人心，人们相信行为是从生物学上确定，并且性别是最基本特征。这种性别划分在角色分配中至关重要。

医生与护士之间的关系（护士服务于医生的需要）仍然严重依赖于护理人员的女性身份。男护士除了能从性别上获得自信和自尊外，还可能成为医生的平等角色，而不是下属。

女性的被动特征（例如关怀）和男性的主动特征（例如治愈）不是先天的，而是通过社会化可得的。下级医生与护士之间的关系，日益增加的性别平等，为护士在与医疗同事之间的关系中扮演更积极角色铺平了道路。

（六）角色因素

1. 角色定义

（1）护士眼中的理想医生角色特征：尽心尽责，有足够的时间为患者及其家属服务并与护士讨论问题。

（2）医生眼中的理想护士角色特征：有能力，勤奋，有愉快的态度。

（3）评估医护负面特征：护士认为缺乏沟通最负面，而医生认为不服从命令更负面。

2. 主动与消极　有研究显示一些医生害怕犯错或失败，从而要发展一种防御信念，认为他无所不能，无所不知，因此不会犯错。这种防御干扰了医护之间的专业关系，因为接受来自护士的建议会威胁到作为医生的权威。因此，个别医生选择对护士灌输从属的意识，让护士对独立行动感到不自信，无疑这将会对医护关系造成损害。

3. 角色冲突

（1）医护双方在医疗过程中所处的位置不同：医生多处于支配地位，拥有较多的自主权，当护士不接受支配时或医生主动支配的要求较高时，就会造成医护间的冲突。

（2）医护双方对彼此的期望不能作出满意的应答：医生按自己的时间表去安排工作，经常会打乱护理工作原本的工作程序。此时，如果医护双方不能互相理解，很多情况下会发生冲突。

五、促进医护关系的策略

（一）相互信任，真诚合作

医生和护士是良好合作的同事关系，其目的都是促进服务对象的健康。因此，医护之间应彼此理解对方的专业特点，主动配合对方的工作。

（二）主动宣传护理专业的特点

护士在日常的医护配合中，应主动宣传护理专业的特点及发展趋势，对医院新的护理规定及要求及时介绍，以增加医生对护理专业的理解及支持。

（三）尊重医生的专业自主权及专业特征

医生与护士的关系是平等的专业合作关系。护士应主动了解各科室的医疗特点，特别是与护理工作密切相关的专业特点，尊重医生的专业自主性，并主动配合对方的工作。

（四）坚持原则，适当解释

医护人员在工作中面对治疗及护理问题时，由于所处的专业角色不同，常会产生不同的看法及意见，甚至引起争议，解决这些矛盾及问题的基本原则是以不危害服务对象的安全及健康为前提。

（五）改变医护互动模式

允许护士参与患者诊疗决策，尤其是护理过程决策，根据护士和医生的状况行使不同程度的权力。

（六）提高护士教育层次，促进医护力量均衡

影响医护和谐工作关系的障碍与两门学科的教育传统不同直接相关。护理教育的发展相对医学教育薄弱，在一定程度上限制了护士的知识和自主权。因此，提高护士教育层次可以促进护理学科和护理专业的发展，一定程度上促进医护力量均衡，从而改善医护协作关系。

第二节　医护协作

医院也许是最复杂的一种现代知识型组织，在一所医院中所有的护士、营养师、影像医生、药剂师、病理医生以及其他各方面的专家，都必须共同合作。他们必须为一个共同目的而工作，而且必须符合总的行动计划，即主治医生的治疗处方，但是从组织结构的立场来说，他们各有各的上级主管。而在医疗工作上，他们各自尽其所长，以专家的身份各尽其职。同时，对一位患者的任何特殊情况及特殊需要，每一个人都必须相互告知，否则，他们的努力很可能会适得其反。医务人员之间的合作不是简单的人力相加，而是需要资源的优化组合，形成高效沟通与协作的团队。

一、医护协作概述

（一）医护协作概念

目前，国内外尚缺乏对医护协作的统一定义。按时间顺序，医护协作的概念有以下几种：

1. 1988年，Baggs 和 Schmitt 给出了医护协作引用最为广泛的定义　医护协作是"护士和医生合作工作，分担解决问题的责任，以及制订和执行患者护理计划的决策"。这一定义最初是为了专门解决重症监护病房内的协作问题。虽然这一定义适合这种情况，但它不承认其他保健学科的重大贡献。因

此,学者认为该定义的广度和深度有限。

2. **1990 年,Baggs 和 Ryan 重新定义了医护协作的概念** 医护协作是"共同协作、共同负责解决问题和做出决策、制订和实施患者护理计划"。

3. **1995 年,美国护士协会定义医护协作** 医护协作是医生护士之间的一种可靠的合作过程,在这个过程中医护双方都能认可和接受各自行为和责任的范围,能保护双方的利益和有共同实现的目标。

4. **2005 年,学者 Lindeke 对于医护协作的定义** 医护协作是一个强调知识共享和共担责任的过程,既包括面对面的沟通来处理一定情况下的紧急救治、对完成抢救后及时书写病程的共同商讨等,又包括快节奏的信息互动,如语音信箱和电子邮件等。随着时间的推移,无论组织结构如何变化,这种医护协作都遵循一种轨迹。

5. **2010 年,学者 Petri 对于医护协作的定义** 医护协作可以简明扼要地定义为"共同工作的行为"。因此,Petri 认为医护协作是一种跨学科的协作,由医生和护士共同管理患者,双方具有平等的决策能力、责任和权力。

尽管医护协作不断发展,但是仍旧存在医护看法不一致的现象,医生将自己视为主要决策者,且部分医生不了解护士的作用。护士希望医生关注护士的意见,与医生一起制订护理计划。这种差异反映了改善医护协作所面临的挑战。

(二)医护协作系统观

1. **微观系统** 由直接服务于患者的技术人员和从业者组成,是一个有组织的,为大多数人提供医疗保健的小型的、功能性的一线部门。其具有特定的临床目的,并且设计合理,强调服务是至关重要的。医护协作的微观因素发生在个人层面,包括信任、沟通、相互尊重和合作意愿。

2. **中观系统(组织)** 目的是引导对话并在微观系统内提供联系。组织的中观层面的因素包括工作设置结构、理念、行政支持、团队资源以及协调和沟通的方法。

3. **宏观系统(综合医疗系统)** 进行沟通和协作,以支持一线微观系统。系统的宏观因素包括社会、文化、专业和教育系统。

(三)医护协作特点

医疗人际关系学是最富有社会学特色的重要课题,随着医学模式向"生物 - 心理 - 社会"模式转变,医护关系模式也从过去的"主导 - 从属型"传统模

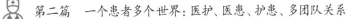

式向"并列 - 互补型"的新型医护关系模式转变。新型医护协作具有以下主要特点：

1. 相互并列，缺一不可　医疗、护理是两个并列的要素，各有主次，各有侧重，共同组成了疾病诊疗的全过程。没有医生的诊断、治疗，护理工作就没有头绪；没有护士的具体操作，医生的诊治方案也无法落实。所以说，医生的正确诊断与护士的优质护理相配合，是取得最佳医疗效果的保证。

2. 相互独立，不能替代　医生和护士在医院为患者服务时，只有分工不同，没有高低之分。在医疗工作中，医生起主要作用，护士参与其中的某些工作。而在护理工作中，护士根据患者的病情和治疗方案，从整体护理需要出发，制订符合患者个体的护理方案，这其中既包括了医生、护士的协助性工作，也体现了护士工作的独立性，如对患者的心理护理、生活护理、饮食护理、环境护理、健康指导等。

3. 相互监督，互补不足　由于医护之间关系密切，又相互独立，这就为监督和互补提供了可能，医护之间可以通过工作关系监督对方的行为，及时发现和预防差错的发生。

4. 协作的多维性　协作可以在面对面的相遇中发生，也可以通过语音邮件和电子邮件等电子方式快速交互发生。在任何地方或任何形式下，协作都是思想交流的过程。在这个过程中，不管是否达成共识，都要考虑所有协作者的观点。因此，为了减少误解，定义协作中"隐含"的内容也很有必要，但是这并不意味着医护协作是一种监督方式，医护协作也不仅仅是单向或双向的信息交流。因为，有效的专业协作关系更需要相互的尊重。例如，作为器械护士不仅要娴熟地掌握各种专科疾病的术式及流程，还要熟知与之配合医生的习惯、性格和个性特征等，才能更有利于手术的顺利完成。

5. 协作的现实性和有效性　有研究显示合作伙伴关系值得付出努力，因为它们可以为患者带来更好的结局，并为合作者带来个人成长。护士和医生关系的某些特点直接关系到患者的护理质量，健康的医护协作关系直接与患者的最佳结局相关。

良好的协作不仅有利于患者的利益，而且对于医护人员的满意度也至关重要。医护协作会使专业精神加强，同时可以提升医护人员的社会形象，改善患者的就医感受，在一定程度上提升经济效益和社会效益。良好的医护合作对于实现积极的患者预后发挥着重要作用，在提升医护专业价值的同时，也对医学与护理学科的发展产生深远的影响。

（四）医护协作原则

1. **患者第一原则**　患者第一原则就是要把患者的生命、健康和利益放在首位，在这个原则下建立医护双方相互平等的和谐关系。如果医护之间因为角色权利发生争议时，双方应该在"患者第一原则"指导下加强沟通，防止因为个人之间的权利争议影响患者的治疗与护理，即任何医疗、护理行为都应以患者的利益为重，都应满足患者的需要和维护患者的安全。

2. **尊重他人原则**　因为医护关系是双向的，所以医护之间的尊重也应该是双向的，任何一方都不应轻视或贬低另一方。双方都应该主动帮助对方在患者面前树立威信，使患者对医疗、护理工作充满信心，使医护之间始终保持平等合作的良好关系。

二、医护协作历史

有关医护合作研究始于20世纪60年代的美国，随着社会环境的变化和卫生保健系统的改革，如何不断提高医疗保健的水平成为专家学者们讨论的焦点，而良好的医护关系对于提高医疗保健水平有着至关重要的作用。

一位男子的父亲住院治疗了很长一段时间。他惊讶于护士的忙碌，同样惊讶于见医生次数如此之少。他说，"我从来不知道护理是什么"。"别担心，先生，医生也一样。"护士这样回答。这句话引发了一份关于护士与医生关系的重要调查报告，结果显示有68%的人对医生理解护士的工作持怀疑态度。该调查报告涉及的问题是基于《新英格兰医学杂志》早些时候发表的一篇文章，这篇文章描述了一种僵化的等级制度，在这种等级制度中医生们牢牢掌控着局面，护士也避免与医生发生冲突，从而增加了护士的不满情绪，降低了护士的效能感。

回顾有关护士与医生关系的文献可以发现：医护协作存在很多负面现象：

（一）社会观念和文化可以强烈地影响医护关系复杂动态的不同方面

许多人对护士和医生持有等级观念，认为护理是从属于医疗专业的，所以客观上护士的社会地位低于医生。受这种传统观念的影响，医生长期处于被授予绝对权威的角色。因此，医生有时候存在不适当的、破坏性的行为以及对护士轻蔑的态度。护士与医生两种职业之间产生了敌对关系，这种关系很多国家中都存在。

（二）护士对自己作为"从属者""服务者"的角色可接受性强于医生

一方面，医生可能不会像护士那样重视医护协作，但护士要为患者提供护理，必须与医生合作，但医生不认为与护士的合作是他们为患者提供诊疗的核心。随着医疗体系的变化，日渐强调团队合作的重要性，双方合作的必要性逐渐凸显。另一方面，护士更容易接受为患者服务的角色，而医生则更倾向于将他们的角色视为照顾患者的领导者。护士的角色有着传统的根源，即重视照顾他人，而传统的医生角色则是医疗团队的领导者。

在医学领域，医生和护士应是相互合作关系，有证据表明医生与护士之间的关系实际上正在改善，并逐渐朝着协作的方向发展。随着现代医疗体系的改变，慢性病患者的增多，医疗机构的改革等给医护合作创造了条件。在某些医疗情况下，例如手术室和重症监护室，团队合作至关重要。因此，伴随着医疗形势的改变，学科间的合作和互相支持是趋势。积极的医护合作可以降低并发症的发生率、患者病死率及重症监护病房（ICU）转出患者不良预后发生率等。此外，有研究表明，良好的医护关系对养老院患者行为异常和用药效果的改善也有积极影响，并对提高护士工作满意度、降低护士离职率等方面有积极作用。有报道显示，医护合作在对患者健康教育和护士专业培训中同样起着重要的促进作用。

因此，从历史上看医生和护士之间的互动虽然是分层的，但是随着时代的发展以及医疗系统的改革，医生和护士的角色逐渐被正视，两种职业的职能被互相理解，医护关系由最初的主导 - 从属模式逐渐向并列 - 互补模式转变，医护协作也会逐渐走向和谐的道路。

三、医护协作存在的问题

（一）护士缺乏实践的独立性

历史上，在医疗保健领域，护士和医生之间存在着等级关系。在西方发达国家，护士愿意独立实践和遵循自己的推理。美国护士能够在未通知医生的情况下，在一段时间内观察胎儿心率的变化，而且专业护士对自主的角色和作出临床决策的能力也充满信心。加拿大护士也认为他们是独立的从业人员，可以作出自己的个人决定。一项研究认为，在决策中缺乏独立性似乎是东方护理文化所特有的。

自主权是护士对患者护理质量和专业工作满意度至关重要的要素之一。

实际上,护理自主权的重大障碍与保健从业人员的态度有关。在某些领域,护士可以在决策方面获得一定的独立性。

(二)医护之间缺乏有效的沟通

有研究表明,医护交流行为的方向是以医生为中心的。典型的查房是患者与医生之间的二元互动,护士的贡献很小。另外,也有研究表明,医生与护士之间的交流很少见,而且他们对患者的共享信息也有所减弱。美国的一项研究中显示:30%的护士认为医生将护士排除在患者护理决定之外的行为,阻碍护士为患者提供最佳护理。同样,在 Malloy 等人的研究中(2009),来自加拿大、爱尔兰和韩国的护士提到,医生对护士的建议漠不关心。

(三)医疗保健系统由医生主导

有研究表明,医疗保健系统从传统的医生领导模式向护士 - 医生共享领导模式的转变。但事实上,很多的保健系统仍是由医生主导,护士在医疗保健系统中没有得到应有的重视。

授权护士在其法定执业范围内独立执业的一个关键因素是提供支持的组织环境。通常,专业人士的权力越大,独立性就越高;而依赖性越大,权力越低。护士在与医生有交叉合作时表现得如何,很大程度上取决于他们从组织领导那里得到多少支持。那些拥有更大权力的医生不太可能表达对合作关系的渴望,而护士得到组织支持的力度又不足,那么需要医护共同参与的工作则无法高效地完成。

另有研究指出,住院医生有时拒绝执行其工作中附属的一些职责或程序,而护士被迫承担其职责。通常,护士不喜欢被迫做他们认为不必要或不合适的事情。尽管过去护士习惯于服从命令,但他们已学会适应医生的方法以实现护理目标。

护士和医生之间的冲突也与他们领域的重叠性质以及他们的角色之间缺乏明确性有关。在国际文献中,医生对护士的作用和执业范围缺乏了解是一种普遍现象。医生不熟悉护士在医疗团队中的角色和工作描述。而实际上,大多数护士和医生在尝试适应医疗机构对他们的强烈要求时,确实对彼此抱有不同的期望。因此,对于护士和医生而言,有关护士在工作场所中的角色教育都将有助于减少或避免这些冲突的发生。

(四)医生和护士对于医护合作持不同看法

Thomas 在休斯敦的八个重症监护病房中进行了一项研究,使用 ICU 管理态度问卷(intensive care unit management attitudes questionnaire,ICUMAQ)对 90 名医生和 230 名护士进行了医护合作相关调查,当护士被要求评价与医生的协作程度时，只有 33% 的人认为有良好的沟通；相比之下，73% 的医生认为与护士的合作和交流程度较高。有研究使用团队合作量表项目评价医护对团队合作的看法，结果表明七个条目中有五个显示了医生和护士之间的反应差异，这些差异包括沟通困难、决策制订、医护合作、冲突等。

此外，学者 Hojat 对美国、以色列、意大利和墨西哥四个国家的医护合作态度的研究表明，无论在哪个国家，不管文化差异如何，护士比医生更渴望医护合作关系。Garber 的研究也同样证明了注册护士对合作的态度通常比医生对合作的态度更积极。

四、医护协作影响因素

（一）沟通

有效的沟通对于医生、护士之间建立良好的工作关系和确保护士正确、及时地为患者提供护理至关重要。医护之间沟通的不明确和不精确将导致护理患者延迟和更频繁的医疗错误，最终危及患者的安全。据报道，在内科和外科病房，医生和护士之间的沟通问题比 ICU 更为常见。与内科和外科病房不同，ICU 中医生的持续和定期出现使护士能够与其面对面交流，从而改善沟通过程。此外，ICU 患者及家属的敏感可能会改变医生和护士的沟通行为，让他们更加警惕。

医生和护士之间模棱两可的交流导致了不愉快的行为，尤其是内科医生。Rosenstein 对北加利福尼亚州 84 家医院 720 名护士和 173 名医生对合作的看法进行的一项研究显示，护士在打电话给医生之前往往无法收集所有相关的患者信息。这种不明确的沟通导致医生态度粗鲁，这严重影响了护士对患者护理的态度，妨碍了团队合作。此外，频繁依赖电子医嘱进行交流，信息并不总是能准确传达或及时阅读，也给医生和护士之间的沟通和协作带来了更多的问题。

（二）尊重和信任

尊重、信任是合作的基础，缺乏尊重可能成为有效合作的障碍。护士希望医生对其知识和技能水平给予更多的尊重，将"好医生"概念理解为尊重护士的工作，征求护士的意见并信任护士的判断。如果护士有信心，那么他们很可能会提供优质的护理，患者可能会感到满意。护士和医生之间更好的沟通将为患者及其家人带来更高的满意度和更好的结果。

有研究证明：护士认为他们的努力、专业评估或对患者护理的投入没有得到医生的重视。这一发现在外科病房和 ICU 中都很明显。医生不良的态度导致对护士缺乏尊重和信任,这严重阻碍了协作性的医护关系的发展。一些医生的傲慢进一步助长了恶劣的工作环境,使建立相互尊重的医护关系变得困难。

许多回顾性研究发现:医生倾向于表现出对护士的破坏性行为,如使用粗鲁和羞辱的语言、大喊大叫、使用轻蔑的语气、斥责患者和护士等。这些行为显著影响了护士的工作满意度、对患者的态度和对医护协作的看法,从而进一步影响了患者护理的质量和安全。

(三)理解专业角色

患者的治疗过程是一个医护协作的过程,而医生和护士分别属于两个不同的学科体系,各自负责不同环节、不同方面的专业任务。如果两个专业之间产生不理解,则容易影响双方的合作关系。

Robinson 等人的研究指出,缺乏对护士独特专业角色的理解,导致医生和护士之间的合作无效。医生通常认为护士只负责执行他们的治疗命令。Sirota 强调,护士经常与患者及其家庭成员接触,通过提供他们的观点和参与决策,实际上可以为患者做出更多贡献。然而,医生往往对护士的这些角色只有很少的了解,忽视了护士在患者护理中做这些贡献的重要作用,将不可避免地导致护士在决策方面缺乏自主权,并反过来限制了医护合作的有效性。这些问题虽然都是表面现象,但实质却是医护之间缺乏对对方专业性质的理解与沟通,是影响医护之间建立正常工作关系的潜在因素。

(四)任务优先

有研究显示:医护优先选择的任务不一致会影响协作。Weller 等人的研究中,护士并不理解某些治疗背后的原理。因此,在有限的工作时间内护士选择完成他们认为更重要或更紧急的其他任务。任务优先级的这些差异不仅导致医生和护士对彼此产生挫败感,而且在某些情况下导致患者有效护理的延迟。同时,当医生选择忽视他们对患者病情和进展的某些重要关注时,护士会感到恼火。

这种现象可能是由于医生和护士对患者有不同的优先倾向。医生倾向于根据客观的指标(如生命体征和实验室检查)来评估者的病情,而护士更多倾向于使用直觉、观察和经验。

(五)不平等的权力

医生和护士应具有同等的决策能力、责任和权力。护士也应该有足够的自信与医生在平等的平台上交流和讨论患者的病情。目前医护两种职业之间存在权力的不平衡，这种不平等的权力可归因于职业所特有的不同教育水平、地位等。

受到传统文化根源的强烈影响，医生和护士之间的相互关系通常存在着医疗主导和护理从属关系。医生们通常认为与护士的合作或共同决策是不必要的。医生往往在决策过程中占主导地位，而护士通常被视为只是简单地照做，因此"护士参与治疗决策"是医护协作较少的方式。加之，传统上护士更倾向于使用顺从和妥协的冲突管理方式，使得医生在临床决策中拥有更大的权威，进一步加剧了两个医学行业之间的权力失衡。

五、医护协作方式

（一）医护同组制模式

医护同组制是以整体医疗小组为单位，在责任组长、责任护士组合的基础上增设主治医生、主管医生，组成医疗小组。在患者入院时，由主管医生和责任护士分别向家属介绍自己，介绍上级医生及科护士长，并将责任护士、主管医生的照片、姓名置于病区的墙上，这样患者较易记住主管医生和责任护士，从而增加安全感，同时有利于医护患三者沟通，且有利于医护协调，避免协调不周给患者带来不利影响。医护同组制模式下，医护共同参与患者管理，有利于增强医护"一切以患者为中心"的观念，提高工作的积极性、主动性和责任感。

（二）医护协作诊疗模式

为缓解医生压力，提高医生的工作效率及医疗质量，增进医生与患者的沟通，提高患者就医体验，国内外部分医疗机构已尝试开展了基于团队的诊疗模式。该模式至少由2名医务人员（如医生与1名助手）一同协作为患者提供医疗服务。根据文献报道，目前临床医生诊疗助手来源有3种，分别为护士、医生或非医学背景的文秘。主要工作包括在门诊协助医生记录患者的主诉及现病史、录入电子医嘱、向患者及家属宣教疾病相关知识、预约复诊等。部分研究中还提及医生诊疗助手还需承担患者检查报告收集、异常结果的反馈处理、各类专科健康教育处方的编写及英文文献翻译等工作。有研究证明，护士扩大实践范围、接手部分医疗工作后，医院可以获得更理想的成本效益。国内一些医院借鉴国内外成功案例，有效整合了医院内部资源，从护理队伍中选拔了部分资深的专科护士加入门诊医疗团队（由1名医生和1名专科护士构成），协助医生看诊及开展其他日常工作。

医护协作诊疗模式的开展对医生而言，不仅提高了工作效率，而且可让医生更好地掌握患者病情，便于动态诊治处理，也在极大程度上保障了患者的安全，还节约了部分收集、整理科研资料的时间。对护士而言，一方面，专科理论和技术水平得到了提升；另一方面，这一全新的平台也能提供较好的资源，以供专科护士对问题进行深入的研究，提高了护士的实践及科研水平。对患者而言，护士通过不断改善健康教育的形式，优化对患者健康教育的内容，对出院后患者自我护理知识及注意事项等进行强化教育，促进了患者康复。经过专业训练的护士应对门诊患者的突发情况时反应敏捷、急救措施到位，可以进一步保障患者的诊疗安全。

（三）医护联合查房模式

受传统医学模式的影响，查房方式一般是护理查房与医疗查房分开进行，不少医生认为医疗活动的中心是医生，护士只需按照医嘱执行，从而缺乏与护理人员沟通的积极性。

医护联合查房模式的开展具体形式如下：首先，责任护士从查房中提前获悉了主管医生对患者的诊疗计划，对所管辖患者当天的工作重点做到了心中有数，打破了以往等待执行医嘱的惯例，使护理工作由被动变为主动，提高了工作效率。其次，查房时医护间的现场沟通与协调，有利于解决一些护理难题和及时发现潜在的护理问题，及时修正不足，有效地杜绝了医疗隐患的发生，促进了护理质量的持续改进与提高。再次，护士跟随医生查房，一方面可以主动将观察到的病情及时反馈给医生，另一方面，在相互沟通中，提高了护士分析问题和判断问题的能力，也使护士对本专业的新动态、新知识、新技术有更深入的了解，拓宽了知识面，提高了专业素质。最后，患者咨询有关病情和治疗时，护士能够准确解答，并与医生的意见保持一致，使医、护、患三者之间沟通更准确，提高了患者对护士的信任感与满意度。

国内外研究也证实了医护联合查房的重要作用和价值。通过有效的查房，可以面对面交流重要信息，从而减少了后续澄清疑虑的不便。此外，护士积极参与跨学科查房可以增强他们与医生沟通的自信。

（四）医护协同交班模式

传统的晨会交接班模式由夜班护士、医生按交班本的内容进行简单交班，缺乏责任护士及主管医生对特殊患者病情及护理问题、治疗原则的详细分析，从而出现对患者的健康教育医护言行不一致，护理工作长期处于被动状态。

医护沟通型晨会交班接模式，首先由责任护士对危重症患者、病情变化患者及特殊患者的病情、目前存在的护理问题、难点问题进行汇报；再由主管医生汇报患者病情、重点检查的阳性结果、治疗原则等；然后由医疗组长补充说明，组织大家对患者阳性体征进行分析与讨论，护士长提出需要协助解决的护理问题；最后由科主任点评，在综合治疗、护理意见的基础上为患者制订最佳的个体化治疗和护理方案，保证治疗、护理方案正确、及时，并做好记录，以便今后学习讨论使用。医护沟通时间一般控制在 15min 以内。

该模式的应用，共同为患者制订出专业性、科学性、个性化的医疗护理措施，并根据病情变化及时调整治疗护理方案，保证治疗护理方案正确、及时、全面、有效，使其在优质护理服务工作中真正体现了"以患者为中心"的服务理念，使患者满意度有较大幅度的提高。

（五）健康教育医护互补模式

健康教育是整体护理的重要组成部分。健康教育医护互补模式是医生和护士形成相对固定的治疗团队，优化工作流程，根据患者需求特点制订健康教育计划，使医护人员、患者及家属共同参与患者的治疗护理，提高患者的遵医行为，使患者获得整体性及持续性的健康教育指导。该模式要求医护针对患者的健康需求各有侧重地展开健康教育。医生以疾病治疗知识的教育为主，护士则以康复知识、心理卫生、饮食等知识教育为主，从而最大限度地满足患者需要。

（六）跨专业教育模式

跨专业教育能让医护更了解彼此的专业角色、专业分工及学科特点，从而更加尊重和信任彼此，建立起良好的沟通、协作关系。

Mc Caffrey 等人在医院实施了为期 6 个月的跨专业教育计划，涉及 50 名住院医生和 65 名在病房工作的护士。该计划涵盖了有效的沟通技巧、肢体语言和良好合作实践的基本决定因素等主题，并采用焦点小组访谈法评估项目的有效性。医生和护士都认为，该计划帮助他们建立了舒适的友谊关系，培养了积极的沟通技巧，学会接受对方对患者病情的看法，并将患者的医疗、护理放在了一起。也有学者在一家儿童医院开展了一项跨专业模拟项目，在该项目中医生和护士面临三种不同的危及生命的模拟情况。他们的表现和相互作用由三个独立的观察者用某个量表进行了观察和评分。研究结果显示，随着更多的模拟暴露，当两个职业以更大的尊重和信任对待彼此，并对彼此的角色和责任有了更深入的了解，医生、护士合作的满意度显著改善。

六、医护协作测评工具

医护协作是医生和护士之间复杂的人际交往过程,对合作态度的相互理解,可以作为医生和护士认识到共同工作中所面临的具体挑战和确定加强合作的解决方案的第一步。回顾国内外有关医护人员对合作态度的文献,发现这种态度主要在西方国家的医院中被探讨过,尤其是在美国,该地区以外医生和护士对医院合作的态度鲜为人知。

探讨医生和护士在不同环境下对医护协作的态度需要科学测评工具的支持,由于存在文化和社会差异,在一个国家或地区进行的研究结果可能不完全适用于其他国家,因此,需要更多的工具研究用来探讨。

(一)Jefferson 医护合作态度(Jefferson scale of attitudes toward physician-nurse collaboration,JSAPNC)量表

JSAPNC 量表由 Hojat 等开发,用于测量护士服务的态度,后被用于调查对医护联盟的态度。经过广泛的心理测试分析后被进一步修改,20 个条目中的 15 个被保留下来,分为"共有的教育和团队合作""护理和治疗的对照""护士的工作自主性""医生的主导地位"4 个维度,用于测量医生和护士对医护合作所持的态度。采用 Likert 4 分制计分法,1~4 分分别表示"非常不同意""不同意""同意""非常同意"。使用总分评价,总分范围为 15~60 分,得分越高,说明医护合作态度的积极性越好。此量表被翻译成多国语言广泛使用,在跨文化因素的比较和合作教育的成效评价等方面,均具有良好的适用性。2006 年,杨晓莉等将其译为中文版,包括医生卷和护士卷,内容效度指数均为0.89,Cronbach's α 系数分别为 0.84 和 0.85。

(二)照护决策合作与满意度(collaboration and satisfaction about care decisions,CSACD)量表

CSACD 量表是 Baggs 在 1994 年发展的,在 ICU 对患者具体的护理决策过程中,用于测量医护合作状况和合作满意度。该量表包括 9 个条目,各条目均采用 Likert 7 分制计分法,1~7 分分别表示"完全不同意""不同意""比较不同意""中立""比较同意""同意""完全同意"。使用总分进行评价,总分范围为9~63 分,得分越高,说明决策的合作程度和满意度越好。量表具有良好的内容效度和结构效度,提取 1 个公因子,可覆盖 75% 的变异。Cronbach's α 系数为 0.93~0.98。但此量表是一维的调查工具,如需测量医护合作的多方面因素,还需进一步的研究和开发。

（三）临床实务合作量表（collaboration practice scale，CPS）

CPS 是 Weiss 等 1985 年在汤姆森合作概念模式的基础上，对 95 名护士和 94 名医生的调查中发展而来的，用于评估医生和护士在临床实践中的合作关系。该量表包括医生版 10 个条目和护士版 9 个条目，均采用 Likert 6 分制计分法，1~6 分分别表示"从不如此""极少如此""较少如此""偶尔如此""经常如此""总是如此"。该量表采取总分评价，医生版和护士版的总分范围分别为 10~60 分和 9~54 分，得分越高，说明合作实践程度越好。医生版和护士版各提取 2 个公因子，分别覆盖了 60.1% 和 57.2% 的变异，特征值为 1.27~4.17，具有较好的结构效度；Cronbach's α 系数分别为 0.85 和 0.83。2002 年，尹祚芊等将其译为中文版，并将护士版的条目数增加到 10 个。刘丽丽等的研究证明，临床实务合作量表中文版的内容效度指数（CVI）达到 0.75 以上；医生版和护士版的 Cronbach's α 系数分别为 0.86 和 0.83。

（四）医护合作量表（collaboration with medical staff scale，CMSS）

CMSS 由 Adams 等在 1995 年发展而成，用于测评急重症科室的医护合作状况。该量表包括 9 个条目，2 个负性条目，采用反向计分。各条目均采用 Likert 4 分制计分法，1~4 分分别表示"非常不同意""不同意""同意""非常同意"。使用总分评价，总分范围为 9~36 分，得分越高，表明合作越积极。Chaboyer 等证实，CMSS 经最大正交旋转后，提取 2 个公因子，可覆盖 45% 的变异。Cronbach's α 系数为 0.86，重测信度相关系数为 0.83。杨晓莉等将其译为中文版，内容效度指数（CVI）为 0.87；Cronbach's α 系数为 0.63~0.76。

以上不同类型的量表衡量了医生和护士对协作的态度，这些量表的有效性和可靠性都有很好的记录，每一份量表都是为了在特定的环境中有目的地测量对医护合作的某些方面的态度。广泛而非狭隘的关注点对于增进对医患合作的理解非常重要，未来的研究可以着眼于开发一个全面的工具，在更深入和更广泛的范围内探索协作态度。

七、医护协作发展策略

（一）自我发展策略

每个个体都会存在不同的特征，特征的不同可能会影响医疗机构中专业人员之间的协作程度。学者 Goleman 将情绪智力定义为一个成熟过程，情绪智力包括掌控自己的情绪并识别他人的情绪。在随后的研究中，Goleman 补充说，达到情绪成熟可以灌输自信并增强小组内的合作行为。发展情感成熟度,理解他人的观点并避免同情疲劳是可以增强跨学科合作的自我发展行为。

1. 情感成熟度 情感成熟是有效合作的基础,成熟的团队成员会认真地确定最佳的实践方式并保持其技能的先进性。情感成熟的成员能够放弃完美主义思想,始终保持积极、谦虚的态度,并勇于承担责任,不断追求进步。

个体差异可能导致冲突,如果处理得当,可以产生创造性的解决方案。例如,那些具有 A 型性格的人通常会因其积极进取的竞争方法而获得回报。在工作环境中,如果精心引导这些行为,可以促进合作精神。理想情况下,医生和护士作为成熟个体,如果他们意识到自己的专业贡献和不足,则有利于医护协作的保持与和谐发展。

2. 理解他人的观点 早期,护士和医生受到各自领域教育者的态度、学科独特术语以及专业文化规范的影响,医护协作的有效性面临挑战。过去,解决社会问题是从事医学事业者的共同动机。

社会化方面的差异使医护合作变得困难,但并非不可能。有计划、有策略,教育经验可以塑造态度,并建立新的职业沟通技巧。跨学科的学习已被证明可以有效地发展协作技能。

因此,一种新的合作文化,将每一学科的独特优势结合起来,以尽量减少浪费在属性上的精力。医生和护士确实为患者护理带来了不同的观点。当重视独特的学科观点时,每个专业的独特性可以被视为一种资产,而不是对患者护理的损害。具有不同技能和知识基础的个人之间的跨学科合作可能会产生创造性和实用性的解决方案,为了使这些创造性的解决方案得以实现,专业人员必须避免作出假设,需要花费时间和精力来学习对方的观点。通过有意识地相互激励,医生和护士可以发现他们的共同目标,并在患者护理方面进行协作。

3. 避免同情疲劳 同情疲劳和倦怠也可能阻碍有效沟通。护理患者不断地消耗医疗保健专业人员的身体和情感能量。如果这些专业人员不采用自我更新策略,随着时间的流逝,效率可能会降低。同情疲劳是由于医务人员处理患者死亡时,感受疾病的痛苦过程中,所引起的间接创伤,同情疲劳的主要迹象是疲劳和缺乏精力。

如果无法识别和解决,同情疲劳可能会发展为倦怠,这种状态具有更严重的长期症状。倦怠被描述为"情绪疲惫",是患者人格的解体和个人成就感降低的综合征。与有同情疲劳或倦怠的人进行交流将具有挑战性,因此跨学科合作可能会很困难。为了在合作关系中保持同理心,医务人员必须认识到同情疲劳的影响，认识到改变生活方式和自我护理措施对于有效协作至关重要。

（二）团队发展策略

团队发展是当今最受欢迎的组织概念之一。协作对于团队发展和持续的积极绩效至关重要。例如，学者 Larson 和 LaFasto 将协作氛围作为团队卓越表现的八个基本特征之一。团队发展包括以下任务：

1. **团队建设** 合作需要有意识地进行团队建设。协作实践不是一个需要并肩努力的过程，而是将所有团队成员的宝贵贡献汇集在一起，以寻求最佳解决方案。协作涉及发展共享的意义（不仅仅是信息交换）和建立信任，这需要时间和耐心。通过协作小组成员的能力和承诺，可以建立有价值的伙伴关系。在团队成员之间发展一种反映共同学科多样性的语言有助于建立团队建设，这样的合作与患者及家属达成共识，将患者及其家人视为整个诊疗活动的参与者，能更好地服务广大患者，同时提升他们的幸福感。

2. **认真谈判** 如何让协作关系对结果产生直接影响呢？从一开始，团队成员必须定义单独完成的任务、合作完成的任务以及对联合交互的期望。最好在层次结构中起作用并进行协商，同时要尊重命令链。为了权宜之计，跳过权限级别从来都不是明智的。当共同的目标和相互尊重交织在工作场所的结构中时，等级问题就成为主管团队成员共享知识的第二要务。

在医院，权力和权威不平等会影响跨学科合作。平衡权力和权威的一种方式可能是放弃头衔，并使用给定名称来抵消不平等竞争环境中的有害因素。此外，护士必须学会从强项上为团队做出贡献。学者 Beck Kritek 将其描述为"在不平衡的桌子上进行谈判"。护士无须在团队中争取优势。实际上，这种努力可能适得其反。相反，护士可以在协作中发挥出力量而不断创新。当护士意识到自己拥有了强大力量时，对自己充满信心、激发潜能而做出贡献时，他们就会在一定场合发出自己的声音。

3. **明智地处理冲突** 凝聚力和共同解决问题是团队合作的理想结果。但是，护士和医生有时存在意见不一致。实际上，如果管理正确，冲突就是一个理想的因素。没有冲突，就可能产生集体思维的陷阱。在这种情况下，创造性解决矛盾的方案可能受到抑制。加之，尝试达成一致的做法可能会阻碍进程。我们必须牢记冲突可能是有益的。没有它，关系可能会变得贫乏和无效。当冲突可以接受时，就会出现多种解决办法，这些解决方案也不仅只是拥有权利的人提出的。

有时迅速确定并达成共识是不现实的。发生这种情况时,必须分析并沟通困难原因,培养开放性思维,关注事实。最好的策略通常是让最高领导者接受小组的意见并作出决定。在不破坏团队凝聚力的情况下鼓励建设性冲突,同时需要成熟的团队成员、谦虚的品质及领导才能。

4. 避免负面行为 鼓励团队合作的一种策略是避免指责。护士必须停止将护理中存在的问题归咎于他人。如果责怪医生、管理人员或其他护士可能起反作用。如果团队愿意分担对患者的责任,这将让护士充满信任,以后进行更好的协作。当护士肯定自己的贡献并确定身份时,就会有创造的动力。此外,护士以身边的护理领导者为榜样,利用护士导师的作用,使自己能够成为领导下一代护士的精英榜样。

5. 协作设计设施 设施设计可以直接影响团队合作。研究表明,在实践场所分配空间会影响生产力、工作态度、机密性以及医护人员的专业形象。当分配空间以增强专业人员之间的正式和非正式互动时,设施设计可改善协作。

设计要考虑的因素包括隐私、噪声控制、座位空间和便利性。以下建议有助于确保有效的团队合作所需的空间。首先,预计空间和设备需求,优先考虑患者/家庭空间、跨学科交互(包括会议和咨询)所需的空间。其次,明确表达空间需求,消除歧义,及时清除障碍。最后,扩大现有的空间,舒适的空间可促进团队讨论以及与患者和家属的讨论。

(三)沟通发展策略

1. 在紧急情况下进行有效沟通 在紧急情况下交换信息时,最重要的是确定优先级,忽略外围数据并提供当前信息。有学者提供了在紧急情况下进行交流的技巧。这些技巧包括:从有见识的消息来源中获取事实,不要夸大问题,及时冷静地回应;仅泄露他人需要了解和应以伦理学角度看待的内容;对问题进行跟进,并就流程和结果进行汇报,增强应对紧急情况和危机时的协作。

2. 认真使用电子通信 目前电子通信成为医护沟通的主要手段。美国明尼苏达大学护理学院对交流方式提出以下建议(2004):项目开放,有友好的、有礼貌的语气;在作出反应之前评估消息的内容,因为消息有时是在仓促状况下合成的,无法反映发送者的完整意图;澄清对讯息的理解,要评价传递讯息者,而不是接收者;注意信息的价值,并避免使用行话;在不太重复的情况下总结问题;尽可能简短;当通信是精确、不受细节限制时,协作者更有可能认为交互是有益的。

第三节　医护沟通

一、医护沟通概述

（一）起源

医护沟通概念始于 20 世纪 60 年代，作为医疗保健服务中的两个主要类别——护士和医生来说，相互沟通是至关重要的。自从 1967 年首次将医护关系描述为"Doctor-nurse game"至今，卫生专业人员之间能否有效交流依然存在着挑战。有学者曾描述过护士和医生彼此之间存在着互动的内在复杂性，以及他们各自不同的沟通方式。比如，患者因治疗延误造成的伤害可能与医护之间复杂而无效的沟通有关。此类沟通不畅除了对患者造成伤害之外，同时还会造成护理人员的价值感降低、不满情绪增强以及护理人员的流失等。

（二）概念发展

20 世纪 80 年代末医疗领域对医护沟通概念的提法也越来越多。例如，1986 年有学者就人际关系的出现、传播以及显著的变化进行了思考和研究，尤其是在医护沟通方面。

沟通作为护士和医生关系中最重要的组成部分之一引起了诸多学者关注。肯尼迪与加尔文曾对医护沟通做出以下定义：医护沟通是通过符号、标志、行为、交谈（口头）、书写（非语言或书面）等公开、及时的方式，根据一套共同的规则来传输信息的行为或过程。此概念在医护相互理解、尊重、满意度和冲突管理等方面已经有所体现。

研究表明，绝大多数患者希望负责他们的医护人员能每天讨论他们的病情及护理计划。尽管如此，还有大量的文献显示，医疗错误与医护沟通失败有关。护士和医生对普通住院患者病情的沟通时间占 40%～50%，通常使用电话或文字的形式，而患者更加希望面对面沟通占 65%～69%，电话沟通占 28%～29%，文字沟通占 2%～7%。

（三）医护沟通有效属性

临床实践沟通中，医护沟通的有效属性，可在交流内容是否有效、言语是否适当以及彼此间是否隐瞒等方面来体现。但医护沟通的有效属性仍需在评价中使用可靠和规范的方法。这一有效属性对医护人员的能力也具有一定要求，并强调医护人员应较好地掌握重要的属性识别，以进一步在实践中发挥作用（表 3-1）。

表 3-1 医护沟通的有效属性

项　目	内　容
准确性	内容有效,且不存在事实、解释或判断方面的错误
可理解性	适当的语言或阅读水平
及时性和可用性	交流信息是在另一方需要时提供
可靠性	信息来源可靠,内容保持最新
一致性	内容与其他来源的信息相一致
平衡性	内容显示了可能采取措施的收益和风险,或认识到对该问题的不同及有效的观点
重复性	内容的传递/访问将继续、重复或加强,直到接收方收到为止
人口特性	信息交流说明了特定人口群体的特殊问题,例如族裔、种族和语言学问题
开放性	医护信任、不隐瞒

二、医护沟通的前提、结果与意义

(一)前提

医护沟通的首要前提就是建立沟通意愿。它是指个人选择性地进行沟通和交谈。沟通意愿的建立受沟通焦虑和自我感知沟通能力等因素的影响。其中沟通焦虑是指与真实或预期的沟通事件相关的焦虑;自我感知的沟通能力是指一个人对他/她自身沟通能力的评价。一种压倒性的沟通人格结构渗透到个人生活的各个方面,会对个人的社会、教育和组织成就产生一定的影响。

医护沟通的第二个前提是自信。自信具体表现为在尊重他人权利的同时,能自信而舒适地表达自己的思想和感觉。

医护沟通的第三个前提是沟通动机。所谓动机是指:①一种内部状态或条件,可以激活行为并为之提供方向;②希望、能量和方向都能面向目标行为;③需求和欲望对行为强度和方向的影响。

医护沟通的第四个前提是工作士气。工作士气是一种积极向上的坚定信念。

医护沟通的第五个前提是角色意识。角色是为行为提供指导的社会规定模式。角色扮演是发展自我概念和理解他人自我概念的中心机制。如果护士

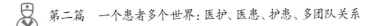

和医生都能非常清楚自己的个人角色和工作角色，那么往往会产生更有效的沟通效果。

（二）结果

医护沟通效果的好与坏直接影响着医务人员以及患者诸多方面的结果。

1. 医护沟通结果——患者结果（表3-2）　医护人员与患者交谈时，医护工作者必须具备相应的知识和技能来为其提供服务和指引。这对患者的结果无疑是有利的。通过护士与医生沟通的结果，为患者的临床治疗提供一定指导，可以降低患者的再住院率、提高服务质量等，为医护工作者提供了最佳实践策略依据。

表3-2　医护沟通结果——患者结果

阳性患者结果	阴性患者结果
1. 改善患者护理质量	1. 患者护理质量差
2. 增加患者安全	2. 患者安全性受损
3. 提高患者满意度	3. 患者满意度差或少
4. 减少错误	4. 医疗错误或不良事件
5. 住院时间短	5. 患者再次入院
6. 降低死亡率和／或增加生存潜力	6. 死亡率增加
7. 降低成本	7. 成本增加

2. 医护沟通结果——护士结果（表3-3）　在护士与医生的沟通过程中，结合由参与者中的专业人员收集的一定数据作为参考，探索性地发现了医护沟通对护士带来的影响。对此，采用下列表格作为护士积极与消极结果的评价工具，可将其作为在医疗需求过程中评价医护沟通效果的指标。

表3-3　医护沟通结果——护士结果

积极的结果	消极的结果
1. 护士"更好的学习报告"	1. 尖刻
2. 迅速行动的能力	2. 沮丧
3. 最大化信息的能力	3. 不信任
4. 计划护理的能力	4. 压力
5. 降低个人压力	5. 注意力下降
6. 减少工作时间	6. 工作引起的紧张

续表

积极的结果	消极的结果
7. 同事间更多的尊重	7. 无法最大限度地提高对患者护理的潜在贡献
8. 改善职业关系	8. 增加差错或事故的风险
9. 更多地参与护理的所有阶段	9. 工作场所关系不佳
10. 增强对提高护理质量和满足家庭成员需求能力的认识	10. 对专业角色的护理满意度降低
11. 提高工作满意度	11. 工作满意度降低
12. 提高职业角色满意度	12. 减少组织投入
13. 改善自我概念	13. 护士离职率高
14. 控制成本（因为可以节约时间）	14. 护士更替率增加
15. 提高护士保留率	15. 护理短缺（最终阴性结局）
16. 降低护士流失率	16. 护士离职率增加

3. **医护沟通结果——医生结果**（表 3-4） 医护人员在工作中相互交谈时，对他们日常实践最有用和最相关的培训主题之一就是沟通。无论是积极结果还是消极结果，都对医生起着至关重要的作用。在医护沟通的结果影响下，对医护的服务质量也将体现在临床服务及学习过程中。表 3-4 的内容进一步体现了医护沟通对医生的结果有着怎样的影响。

表 3-4 医护沟通结果——医生结果

积极的结果	消极的结果
1. 强化学习	1. 压力
2. 提高对日常任务的理解	2. 挫折
3. 加强专业关系	3. 注意力降低
4. 信息传递及时、顺畅	4. 信息传递减少
5. 工作氛围良好	5. 工作场所关系不佳

（三）医护沟通意义

1. **影响患者结局** 护士与医生之间正确而充分的沟通非常重要，因为医护工作者要对他们专业行为的结果负责。护士在患者及其治疗医生之间充当沟通者的角色，会影响诊断和治疗的整个过程。护士与医生沟通不畅，会导致其工作出现两极分化。医护合作已被证明在改善患者护理方面是有效的。

此外有研究表明，医护合作是影响患者预后的因素之一。护士与医生的沟通质量会直接影响护士对患者的护理效果。如果护士和医生在专业交流上存在分歧，那么可能就会对患者的治疗效果产生消极影响。

依据美国国会提供的数据来看，就诊的病患每天至少会碰到一次用药失误。不过，坦普尔大学药学教授迈克尔·科恩（Michael Cohen）和内尔·戴维斯（Neil Dais）却在《用药失误：原因和预防》中把大部分的失误问题归结为主治医生。在诸多的案例中发现，患者、护士、药剂师和其他医务人员基本上不会对处方提出怀疑。科恩和戴维斯曾报告过一起"肛门耳痛"的奇怪病例：一名患者右耳感染发炎，医生给他开了滴剂，让他点入右耳。但他在处方上并未把"右耳"（right ear）这词写完整，而是只写了个缩写"Rear"（"rear"在英文中有"后部"的意思）。看到处方，值班护士立刻把该药水滴入了患者的肛门。

这个故事给我们的启示是：在多种情况下，只要有权威说了话，其他本来应该考虑的事情就变得不相关了，我们并不会从整体上来审视局面，而只是关注其中的某一个方面，同时作出相应的反应。如果医护能够做到相互间及时沟通，会避免许多差错的发生。

2. 营造工作氛围　研究表明，护士对开放、准确和理解性强的沟通更满意；反之，沟通能力差的护士则面临着潜在的失业风险。护士与医生之间不健康的关系，会导致一些优秀护士的流失，换句话说，护士由此产生的挫折感可能会破坏工作环境氛围，并导致护士精疲力竭而离职。另外，较大的压力源已经成为护士与医生产生人际冲突的原因之一。护士与医生的沟通效果直接影响着护士的工作满意度。当护士与医生之间建立了牢固的合作关系时，他们会获得很高的工作满意度。在护士和医生、院领导之间建立有效的合作伙伴关系时，可以营造一个团队协作、高效率的良好工作氛围。

3. 节约经济成本　更好的沟通与协作可以提高员工的执行力，激发员工的创造力。因此这种合作是必要的，可以以此来控制成本并持续改进护理质量，还可以通过良好的患者预后和增加员工留用率来节省成本。

4. 预防医疗差错　如果要将患者的需求纳入安全和高质量的护理中，则医护协作至关重要。加强跨学科沟通和团队合作，可以促进营造更安全的医疗护理环境。患者的安全取决于信任、开放的沟通和有效的跨学科团队合作。此外，患者的安全还与护士和医生之间的沟通有着密切的联系。有研究显示，护士与医生的沟通可以预防护士用药差错。在危重患者医疗环境中，这可能是导致医院死亡率过高的最重要因素。护士越注重协作，对患者产生负面结果的预期风险就越小。已有研究表明，护士与医生的沟通所产生的积极结果降低了死亡率，缩短了住院时间，减少了患者并发症的发生，并提高了护理质量。最重要的是，加强协作和沟通可以带来更优质的护理，并提高医生、护士、患者和患者家属的满意度。因此，临床医护人员必须共同努力，以防止因沟通不充分或不完整而造成的伤害，并制订策略以确保沟通有效且及时。

三、医护沟通障碍与促成因素

（一）护士与医生有效沟通的障碍

1. **缺乏交流机会**　护士和医生的繁忙工作减少了护士与医生面对面沟通的机会。此外，在这种繁忙的环境中，医生轮班的不可预测性，以及医生似乎低估了护理人员的存在和投入，也增加了医护沟通的困难。

2. **沟通方式受限**　实施电子病历后虽然可以有效记录和访问患者信息，但是这些系统也无意间减少了面对面的医护交流。更重要的是，医生错误地认为他们在更新电子病历之后，不需要与护士进行任何进一步的交流，从而导致护士与医生之间的交流出现了更多的失误。

3. **令人反感的职业偏好行为**　有些医生对自主执业的偏爱，导致他们不愿与护士沟通，医护的互动仅限于告知护士有关患者的问题，无视护士们的意见或决定，使护士不满意与医生交流，导致护士与医生沟通质量差。

4. **信息不足**　由于对患者及其病情的了解不足，护士和医生无法充分执行护理／治疗计划，当医生不熟悉患者时，护士未收到要采取行动的信息，护士会不满意。相应的，当护士与医生沟通时没有准备好所需信息，医生会感到不满意。

5. **选择性沟通**　为了获得患者更高质量的信息，医生更喜欢与经验丰富的护士进行沟通；同样地，与患者相比，护士更喜欢与主治级别以上的医生沟通，以提供更明确的护理指导。

6. **语言文化**　随着医疗保健日益全球化，护士和医生的文化、语言背景多样化，加剧了护士与医生沟通的挑战。如在美国的医院中，通常会使用英语沟通，英语不熟练的护士造成了护士与医生之间的沟通困难。

7. **医护地位**　健康对我们极为重要，因此在医学领域里掌握着丰富知识、具备强大影响力的医生具有受人尊重的权威地位。此外，医生这一职业本身有着等级分明的权力和威望，每位医务工作者都明白自己在工作岗位上处于什么位置和相应的地位。大家公认为"医生"处在医疗结构的最高层，一般来说，没有人会主动驳回医生对病例的评估、判断、诊疗等，除非是另一个级别更高的医生才会这样做。

（二）医护沟通促成因素

1. **达成共识** 通过增加护士和医生的相互理解以及澄清信息的机会，可以使这两个专业小组之间的交流更有意义。

2. **信任与尊重** 信任和尊重的关系加强了护士与医生之间的良好沟通。护士和医生之间这种信任和尊重的存在，取决于医生对护士的肯定态度。当医生尊重护士、信任并重视他们的投入时，护士便更愿意与医生沟通。

3. **协作态度** 医生对护士的观点和建议要采取开放态度，并与护士积极沟通，可以促进护士与医生之间的沟通，还有利于提高工作满意度。

四、医护沟通模式

医护之间沟通不良是导致患者发生意外的主要原因之一。在临床中建立一个长效沟通机制，不断促进医护之间的有效沟通和合作，能够显著提高患者满意度，确保医疗质量和患者安全。以下介绍几种医护沟通的模式。

（一）SBAR 标准化医护沟通模式

SBAR 是一种标准化的沟通模式，是一种以证据为基础的、标准的沟通方式，最先被用于美国海军核潜艇和航空业，在紧急情况下保证信息的准确传递。该模式是指：Situation（现状）、Background（背景）、Assessment（评估）、Recommendation（建议），分别显示发生了什么、导致了什么情况、认为问题是什么、我们应该如何去解决这个问题的沟通程序，该模型不仅仅具备传递信息的功能，更克服了等级、沟通习惯等方面的差异，使信息得到高效、及时的传递。

1. **SBAR 模式在医护沟通中的应用** 国内外医疗机构将这种沟通方式应用于医护沟通，促使医护人员对患者信息进行全面、系统的传递，从而减少不必要的混乱，取得了较好的效果。

（1）护士向医生汇报病情：病情汇报是医护沟通中的重要内容，护士能否有效、准确、完整地向医生汇报患者病情，对患者的安全具有至关重要的意义。当前，我国护士向医生汇报病情时，大多只是陈述部分问题，缺乏评判性思维，因而向医生提供的信息不够全面客观，不利于医生判断病情、作出反馈，给患者带来安全隐患，导致医生对护士工作满意度降低，医护工作氛围不和谐，护士工作压力及挫败感增强。而 SBAR 沟通模式的应用能够帮助护理人员尽快准确地确定患者的问题,收集并归纳相关资料,全面、细致、快速地将问题汇报给医生,保证了护理工作的连续性,使患者得到及时、有效的医疗服务;医生节省了处理信息的时间;同时护士锻炼了自己的评判性思维能力;最终有效保证了患者的医疗和护理安全,促进了医护患关系的和谐发展。

(2)医护协同转运患者:在医院经常会出现患者转运,常见的转运有从手术室转到病房,从重症监护室转到普通病房,从急诊转到专科病房及患者在院内做相关辅助检查时的转运等。一方面,危重患者的转运存在很大的安全风险,要求至少一名医生和护士协同转运,那么转运的前提就是医护对患者情况(包括生命体征、管路、用药等)、转运设备、转运人员等进行评估和准备。医护沟通不良则不利于医护协同,更不能保障患者的安全转运。另一方面,患者转运还包括患者资料和信息的交接,一般由临床医生或护士完成,极易出现信息错误、信息遗漏、交代不清等问题。医护沟通不良影响了医护对患者信息的互补性和一致性,加剧了信息的遗漏,降低了信息的准确性。

SBAR 沟通模式帮助医护在患者转运前迅速掌握患者所有资料,并促进了信息的交流,保障患者转运安全的基础上也保证了医护与对方科室信息交接的准确性。

2. SBAR 模式在实践应用中的局限性和展望

(1)尚无统一、标准化的 SBAR 模式评价指标:目前,有关 SBAR 模式的评价指标多集中在以下几个方面:不良事件和隐患发生率、填写调查问卷、交接班耗时及问题发生率、护士的病情掌握程度、SBAR 落实查检率。尚未直接评价沟通行为,因此无法全面评价 SBAR 模式的有效性,亟须构建科学化、标准化的评价指标体系。

(2)SBAR 培训模式相对单一:目前该模式的培训模式主要包括理论讲解、案例分析、情景模拟法等。SBAR 模式是一种团队之间的沟通工具,而在护理实践中医护一体化培训模式较少,仅仅对护士进行培训尚且不够,可以看出不能充分发挥 SBAR 模式的优势。

(3)SBAR 模式实践领域尚未普及:在临床实践中,SBAR 模式被证实为一种医护、护护之间有效的沟通工具。另有研究证实,在护理教育领域中,以 SBAR 模式为框架,结合情境模拟法、案例教学法、小组讨论法等教学方法,可改变以往以教师为中心、讲授为主的教学方式,为护士实习生提供沟通框架,使其积极主动发言,可有效提高他们的沟通能力。然而,随着延续性医疗护理的开展，SBAR 模式也应扩展其应用领域，延伸至社区和家庭，加强医院和社会、社区医护人员之间的沟通，从而提升社区的医疗保健能力，改善患者的家庭照护状况，降低患者的居家风险，为患者提供安全的高质量社区护理和家庭护理。

（二）基于电子医嘱平台的医护沟通新模式

医嘱是指医生在医疗活动中为诊治患者而下达的医学指令，护理、医技、药剂、财务等各种部门、各类人员围绕医嘱展开不同性质的医疗服务，因此医嘱是医疗业务流程中的核心内容。医生和护士从事的是救死扶伤、保护人体健康的特殊工作。医护的服务对象相同，工作目标一致，为了使患者获得最佳医疗效果，医护有必要相互交换意见、反馈有关信息并密切配合与协调。与传统的纸质病历相比，电子医嘱平台能有效地加强医护间的沟通。

1. 电子医嘱平台医护沟通新模式的应用　电子医嘱实现了医生工作站与护士工作站的及时、准确对接，对护士严格执行医嘱极其重要，同时也有利于护士对医嘱可能存在的问题予以提醒。电子医嘱平台中医护沟通模式的应用包括以下几个方面：

（1）医嘱变更提醒：医嘱在医生工作站录入、存盘后，只要有变更，则自动在护士工作站或移动手持设备（personal digital assistant, PDA）上弹出提醒框，电脑中记录下相应的内容，便于以后查对，明确职责。

（2）医嘱变更单查询打印：医生医嘱的任何变动，如新增、撤销、停止等，点击"医嘱变更"功能键，就可按日期查询本病区医嘱变更内容，根据具体情况选择患者打印"医嘱变更单"。这样医嘱的任何变动能实时地反映到护士工作站，帮助护士及时核对和执行医嘱，切实改善了医护之间的沟通效果。

（3）用药医嘱撤销：对于复核或打印医嘱，录入本人的用户名与密码，对该条用药医嘱解锁后，医生方可撤销该条用药医嘱。这样有效解决了医生随意更改医嘱或撤销用药的问题，在下医嘱之前必须仔细了解患者的病情变化及心理、生理状态，获得更多、更科学、更全面的信息，才能更有利于明确疾病诊断、调整用药方案。

（4）床旁确认医嘱：执行护士利用 PDA，在患者床旁及时看到患者的各种医嘱信息，按临床路径将医嘱项目进行拆分，使之形成一一对应的关系。当完成某项操作后，用电脑笔轻轻一点，计算机将自动记录执行时间和操作者，并将执行医嘱的情况通过无线网络病房管理系统即刻回传到医院信息管理系统（HIS），及时为医生提供患者的治疗情况。

（5）过敏药物皮试结果共享：执行"皮试结果录入"功能，显示本病区有药物需皮试的患者列表。皮试结果：为"待测"的患者，以黑色字闪烁显示；为阴性的患者，以绿色字显示；为阳性的患者，以红色字显示。例如，护士对皮试结果为"待测"的患者，选择录入为"阳性"结果后存盘，医生工作站对应的病案首页中药品过敏情况的内容自动填写为"药物过敏青霉素"。若在下次录入该药品用药医嘱时，跳出患者过敏史提醒框，让医生选择是否还用此药。医生、护士工作站主界面中，该患者床卡上以红色显示"药物过敏，青霉素"。

（6）异常值及阳性报告警示：在医生、护士工作站主界面上分别有检验异常值的提醒，选择本病区检验异常值列表中的某个患者，可查看该患者异常值结果，同时可将哪个操作员、什么时间查看、什么异常值内容等记录在电脑中，以备核查。本病区检验异常值的检验项目，也可在医生或护士工作站上汇总打印出来。利用晨间交接班和查房的机会，医护可着重互相提醒有检验异常值的患者，并共同针对可能出现的异常情况，及时调整诊疗方案。对于影像阳性报告单，也采取类似方法予以提醒和查询，并且临床医生可直接浏览影像资料。

2. 电子医嘱平台医护沟通新模式的优势

（1）通过电子医嘱平台，各医疗组医生在查房时即可通过移动查房电脑直接录入医嘱，护士随时处理医嘱，大大提高了工作效率，缓解了护士上午的工作压力，使医护之间的沟通更有效率。

（2）电子医嘱由医生下达，护士利用 PDA 全程跟踪医嘱，准确记录医嘱的执行时间及执行人，真正做到对护理质量的即时监控。医护间相互沟通、相互配合，医护对医嘱各尽其责、认真查对，避免了医嘱及医嘱执行中的疏漏或错误，对患者的安全治疗起到了更好的作用。

（3）利用移动查房电脑进行查房，有利于全面地、有重点地掌握患者病情，随时调整诊疗方案。责任护士协同医生一起查房，能更清楚地了解所负责患者的病情，并与医生探讨最佳的护理方案，加强了医护间的沟通、交流与研讨。

3. 电子医嘱平台医护沟通新模式的局限 电子医嘱为医护沟通提供了一种便利的途径，但是减少了医护面对面沟通的时间和频次，护士对于有些问题不能与医生当面讲透彻、说清楚，增加了医嘱处理和执行的错误率。应该将多种沟通模式联合使用，保障高效且有效的医护沟通，从而保证治疗、护理工作的连续性和准确性。

第四节　医护冲突

一、医护冲突背景

早在 1996 年，学者 Kennard 等人对护士是否应该参与医疗决策这一问题，分别评估了患者、患者家属和医生的意见，发现 60% 的人认为护士在诊疗中不应参与决策的制订。医疗和护理差错有时会造成患者的不良结局。相关政府部门强烈建议在医院内部设立安全系统以促进跨专业合作。但是当时医院的内部体系并不鼓励或支持医护人员之间通过跨专业建立合作关系，而且护士缺乏相关专业知识，似乎是医生和护士之间进行专业交流与合作的最重要障碍。

医生和护士之间的冲突通常由不同专业角色、不同角色期望的结果所导致，护士将重点放在团队合作上，并希望将其专业知识直接用于护理患者，而医生则将自己视为患者的主要医治者，在管理患者中占有主导权，并且认为护理的主要功能是执行命令。因此，容易营造一个医护冲突的环境，在这种环境下就有可能出现一些负面行为。

一项研究显示，当护士因工作疲劳而带出的不满情绪，往往是医生担忧的，同时也是医生，尤其是外科医生最不愿接受的一种工作氛围。此时，医生常常表现出一种愤怒的情绪。而这种愤怒似乎又会对护士产生负面影响，导致护士自尊心降低，压力增加，以及出现工作懈怠，进一步影响了专业协作和医疗服务的质量。这项研究还表明，护士认为医生常常拒绝回答他们的问题，甚至当护士反复致电咨询时，医生会拒接反复打来的电话。当护士在工作时不小心掉落物品时，也会遭到医生的指责。可以看出，护士在这样的工作环境中备受压力，可能是导致与医生发生冲突的原因。与此同时，多数医生认为护士普遍学历较低、技能较差而导致与护士沟通不满意。在日常工作中常常表现为护士延迟执行医嘱、在夜间或周末未对患者的主诉进行仔细判断与评估就致电医生。这些是造成医生对护士有不良意见的最重要原因。

二、医护冲突定义

在上述背景下，冲突被定义为在工作关系中，一方认为另一方的行为和目标与自己的行为和目标不一致，而对他们自身造成消极影响。在医疗环境中，医生与护士之间在一定程度上受到职业冲突的影响，性别差异、教育差异、社会地位差距、经济地位差距、缺乏理解和同情以及当护士试图承担更多的职业责任时,医护较容易产生冲突。

三、医护冲突来源

(一)压力

压力一直被认为是工作中发生冲突时不容忽视的因素。研究表明医院工作的护士承受着来自多方面的压力:如繁重的工作、照顾临终患者、应对死亡患者、与主管医生的冲突等。弗里德曼(Friedman)等人的一项研究中显示护士选择解决冲突的方式与她在工作中所承受的压力程度存在着相关性。工作中的压力会影响护士的健康,同时会降低护士工作满意度和护理质量,从而对医护人员产生消极影响,导致工作缺勤、医护人员流失和医疗事故的发生等。

(二)职业权力

有关职业间权力的问题也在不断发展。基于传统上医生占主导地位的原因,对于医护之间的沟通效果产生了负面影响。学者伯福德等将这种现象的一部分描述为动态层次。承认护士专业知识的“务实等级制度”被“规范结构等级制度”所取代,后者强化了医疗主导地位的概念。医生普遍认为护士的管理技能较少,他们也几乎不批准护士参与治疗或制订治疗决策。相反,护士却表示她们应该与医生之间建立良好的伙伴关系,并指出这种关系有助于加强护士与医生的协作。因此,职业权利不对等成为引发医护冲突的原因之一。

(三)性别

性别也是造成医护矛盾的原因之一,在许多实证研究的综述中阐明了护士与医生之间产生矛盾的因素主要有以下几方面:护理是女性职业,而医生主要是男性,所以医生的声望会更高。之前“护士是医生的学生”这种说法正在逐渐消失,但它的影响仍然存在。护士们认为医生和护士之间的交流是至关重要的,但大多数医生仍然以分布任务或下达指令的形式与护士进行交流。这不仅说明了医生和护士之间的区别,也成为他们之间冲突的一个主要因素。

(四)专业态度

护理专业和医疗专业对患者护理的不同态度也会影响医护关系。护士强调与患者的个人关系,这有时会导致与医生的直接冲突,因为医生的态度更专业、情感更中立。这两种职业在与患者的关系发展中出现了不同程度的亲密关系。护士在患者床边的时间越长,两者之间的关系就越紧密,而医生去床边看望患者则相对较少。护理和医学在患者诊疗及护理中关注点的差异,也会影响医生与护士之间的关系。

本 章 小 结

　　本章详细介绍了医护关系、医护协作、医护沟通、医护冲突的概念、历史、模式、存在的问题和解决的策略。通过本章的学习，我们进一步认识到医护协作与沟通在医疗卫生工作中的重要作用，通过对医护角色与职责的反思，加强对医护协作沟通的重视，将会为医疗、护理工作带来极大的促进与改善。

第四章 医患关系管理

第一节 医患沟通的概念与模型

著名医史学家西格里斯曾经说过："一个医学行动始终涉及两类当事人：医生和病员，或者更广泛地说，医学团体和社会，医学无非是这两群人之间多方面的关系"。因此，医患关系是医疗服务活动中客观形成的医患双方以及与双方利益有密切关联的社会群体和个体之间的互动关系，这就赋予医患关系广泛的内容。

2004年，美国医院协会提出"医患合作关系：期待、权利和责任"。具体内容如下：

1. 高质量的健康服务。

2. 清洁、安全的医疗机构环境。

3. 共同做出医疗决策

（1）共同讨论疾病的情况和治疗的选择。

（2）共同讨论治疗计划。

（3）患者向医生提供信息。

（4）患者要理解当前的医疗目标和价值。

（5）患者要了解自己的医疗决定代理人。

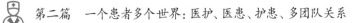

（6）保护患者的隐私。

（7）患者出院指导与协助。

（8）帮助患者处理医疗费用支付事宜。

4. 关爱能力。

5. 患者教育

（1）患者教育产生更好的患者结果。

（2）医疗机构为社区提供内容广泛的健康教育课程。

（3）关于健康和医疗的各种信息来源不一定都可靠，也不一定都能为患者所理解。

良好的医患关系离不开良好的医患沟通，本节将对医患沟通作详细阐述。

一、医患沟通的概念

医疗卫生领域中将"医患沟通"定义为医患之间通过语言和非语言的交流方式分享信息（information）、含义（meanings）和感受（feelings）的过程。

在日常的保健工作以及医疗工作中，无论是医生，还是患者，都需以诊疗、伤病、健康等因素为重点，医方要站在主导位置，采取多种交流途径，科学指导患者，提高患者对疾病的认知度，争取患者的积极配合，进而建立良好的医患关系，促使医学事业和社会的发展。

医患沟通还有更加宽泛的含义，即医方（包括医生、护士、医疗检查技师等）与患方（包括患者和家属、亲友等）之间围绕患者健康与疾病的知、信、行等相关问题，进行双向互动信息交流的行为过程。这里需要补充解释，定义中的"相关问题"，即涉及患者生存方式中存在的问题。

二、医患沟通的模型

良好的医患沟通策略在医患关系构建中的地位不言而喻。医患的沟通过程讲究策略，一次和谐的沟通能够帮助医护人员更多地了解患者的信息，为医学诊断提供更多信息。因此，沟通也需要技巧和策略。以下将集中介绍医患沟通的模型：

（一）临床"4E"要素

医生与患者之间的沟通模型，又被称作临床医疗"4E"要素，展示了在医疗交谈过程中医生应当采用的沟通策略，包括约定（engaging）、感同身受（empathizing）、教育（educating）和争取患者合作（enlisting）。这些基本的医患沟通策略，被用作评价医患沟通质量的标准。高质量的医患沟通是增进患者安全、降低临床风险、减少医疗纠纷的一个基础性环节。

1. **约定(engaging)**　是医生和患者之间的一种关联(connection),这种关联持续存在于医患交往的全过程。下列这些简单技巧,有助于医生在任何临床工作环境中构建融洽的医患关系:

(1)通过称呼姓名和握手表示欢迎和致敬,这对于新患者来说尤为重要。

(2)医生面对患者,既要知其病,也要知其人,这样做有助于建立融洽的医患关系。

(3)引导患者主动表达这次就诊目标以及其他的需要。

2. **感同身受(empathizing)**　医生应当具备理解患者问题和体验患者感受的能力。医患沟通过程中,要求医生虽未亲身经历患者的病痛和问题,也要如同亲身经历过一样,表现出同感、共鸣和同情,并主动关心患者。为此,医生应当:

(1)认同患者所表达的恐惧和痛苦。这样做,可以创造一种良性的、正面的医疗交谈气氛。

(2)接受患者的感受和价值观念。

(3)使患者感受到医生愿意现场陪伴患者。医生应当坐下来,与患者保持眼神的交流,除去医患面对面之间的任何障碍物。这样一种简单的行为,可以使患者真切地感受到可以与医生轻松地交谈。医生还应当展现出开放的、放松的身体语言。

3. **教育(educating)**　医疗交谈的一个主要组成部分,就是针对医疗交谈本身、医疗诊断、病理、治疗选项和随诊要求等内容实施患者教育。患者教育的实质在于满足患者的认知、行为和情感需要。患者教育始于医患首次相遇,并且贯穿于整个就诊过程。如果患者教育过程中由于某些因素而出现偏差,可能会引起医患的误解甚至冲突,下面是减少误解的注意事项:

(1)评估患者的受教育水平和当前关于自己所患疾病和治疗知识的了解程度。

(2)假定患者将要提出问题,在时间上让患者感到安心,让他们尽量提出问题。

(3)通过请求患者做出要点复述,确认患者是否真正地理解了所提供的医疗信息。

4. **争取患者合作(enlisting)**　作为医疗交谈的最后一个步骤,争取患者合作就是指医生邀请、鼓励患者在医疗决定和治疗计划实施过程中的合作。这种合作包括两个基本过程:争取患者参与医疗决定和鼓励患者遵从治疗计划。对于所患疾病，多数患者已经作出了自我诊断（self-diagnosis）。如果医生的诊断不同于患者的自我诊断，患者就有可能按照自我诊断行事。所以，医生有必要理解和讨论患者的自我诊断。

下面是增进患者遵从治疗计划的指导原则：

（1）向患者解释治疗计划、预期治疗效果和不遵从治疗计划的潜在不良后果。

（2）识别那些可能导致患者不遵从治疗计划的担忧、恐惧、抗拒或现实生活中的困难。

（3）必要时，帮助把患者转送到能够提供相应帮助、支持与服务的其他机构。

上述医生和患者之间的沟通模型，为我们提供了发展和谐医患关系的基本步骤和基本策略。为了进一步通过保持良好的医患关系而降低医疗诉讼风险，医护人员还应当执行如下医患之间的相处标准：

（1）您或您的家人想要得到什么样的诊断和治疗，就给您的患者提供什么样的诊断和治疗。

（2）学会说对不起："发生了这样的情况，我很对不起。"

（3）尊重患者的时间。

（4）对您的患者要有耐心，需要重复说或重复做什么的时候，绝不能显露出厌烦的情绪。

（5）不知为不知，承认不知并寻求答案。不过要知道，如果您说"我不知道"，您必须继续探究，直至获得明确的诊断，决不遗留没有回答或解决的问题。

（6）如果患者问起医疗费用，需要坦诚相告。

（7）保持患者治疗期望的现实性。

（8）有效的沟通需要鉴别和形成若干良好的言语和非言语习惯，包括仪态、身体语言、声调、措辞和节奏。同情、支持、鼓励、以患者为中心的提问、解释、幽默、友善、总结和澄清等言语行为，都和患者的健康结果呈正相关。不仅如此，一些非言语行为同健康结果也呈正相关，包括点头、身体前倾和没有四肢交叉等姿态。甚至医生的外表可以影响医患沟通。此外，运用简洁的语言、通过提问引出问题和适时沉默等也可以促进医患沟通。

（9）请患者及其家庭成员用他们自己的语言重复您已经跟他们讨论过的问题，这样您可以确认他们是否已经理解了有关的医疗情况。

（10）尊重患者的决定，并且为他们保密。

（11）预测患者及其家庭成员的问题，并准备好适当的答案。患者可能不知道该问什么，因此，应当准备好一些可以向患者提供的、同类患者经常提出的问题和答案。

（12）尽可能快地向患者及其家庭成员报告各种检查结果，因为他们正在焦急地等待这些信息。对于患者和亲属来说，没有什么事情比知道自己的诊断和治疗结果，以及听到您的解释更为重要的了。医护人员要敏感地体察患者的需要。

（13）您的言谈举止绝不可表现出气愤或轻视。这些失控的情绪会产生不良的影响甚至伤害，也就是说，这类不良情绪不仅于事无补，而且败事有余。同样，您也不应当因为患者的愤怒言行而被激怒。作为一名医务人员，应当适当控制自己的情绪，同时，您可以合理地表达出自己的失望和不满意，这样在医患互动过程中就会更有建设性。

（14）执行一条原则：如果您是患者，您想得到什么样的医疗服务，那么，您就怎样对待您的患者。

（15）如果患者的病情和治疗出现异常改变，特别是有可能发生并发症或出现了非预期结果，就应当及时告诉患者。震惊、失望和痛苦可能导致不必要的法律诉讼。所以，事先提醒患者那些可能的问题和 / 或不得不增加治疗或延长住院时间的不利情况（如发热、感染），可以有效地避免和减少医疗纠纷。

（二）巴克模型

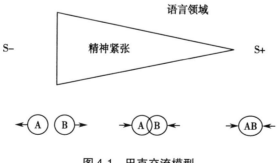

图 4-1　巴克交流模型

图 4-1 中 A 和 B 分别代表互动中的两个人，两个圆中的重叠部分代表着两个人在交流中拥有的共同性，一些相互理解是共性存在的。例如，A 和 B 有着双方都可以理解的共同文化或语言。如果只是识别单个人的共同点是不足

的，必须相互确认，也就是相互理解。当 A 和 B 在彼此交流中透露更多他们的背景、目标、信念等，更多相互理解的共同点可能就会得到发展（也就是"语言领域"）。随着这种发展，双方开始一起分享时间与经验。这种相互认同是建立在信任与精确性的基础上的。

当参与者出现停滞或周期性沉默时，这是他们相互认同状态的警报器。在模型中 S- 代表着让人不适的沉默，并伴随着高度紧张，对应着缺乏能相互理解的共同点的事实（如冲突、尴尬、防御等）。而 S+ 则代表着舒适的沉默，伴随着低等级的紧张，同时表现出高度的相互认同（如分享理解、放下防御等）。这个模型使我们在任何时候确定交往的程度，或交往中存在的相互理解共同性的程度。

上句所说的"任何时间"是非常重要的。相互认同的等级是一个恒定流量。虽然暂时的"完全的相互认同"可以对关系产生持续的正性影响，但是却无法保证关系会永远保持在那个水平。一个新的误解或冲突出现在任何关系（或组织）中，都可能再次回到负性沉默并再次感知到"没有相互认同"。这个模型提出的解决方案是通过返回一个又可以相互认可的共同点，重新建立一定程度的信任（如双方都同意希望继续保持关系），然后以此为起点重新发展相互理解的共同性（如双方对一个问题都同意的描述）。

巴克的模型是如何帮助我们的？

1. 它强调了关于降低紧张程度、处理误解和建立支持环境最重要的一点，即建立共同的参考点（如通过共同商议来确定目标）。

2. 它给了我们建立信任、发展关系和鼓励参与的有效方法——做任何有助于建立相互理解的共同点的事情。

3. 它提供了一种降低这种不适的方法，也就是通过分享经验或尝试建立（或重新建立）共同基础。

正如医护人员在与患者沟通的过程中，应该建立一种真正高效准确的沟通关系，医护人员能够理解患者所需，了解患者所想，患者能够接受医护人员所实施的干预或者提出的建议。在整个医患沟通过程中，始终保持相互理解的状态。一方面，提高患者的就医体验；另一方面，促进医护人员高效完成工作，减少医患冲突。

（三）PEARLS 模型

PEARLS 模型：P（partnering）代表与患者合作；E（emotion）代表情绪；A（appreciating/ apologizing）代表对患者的优点或性格表示赞赏或对患者的遭遇表示歉意；R（respect）代表（对勇气、坚持等）表达尊重；L（legitimizing）代表患者的感受可以理解,且具合理性;S(support)代表提供持续的支持,以表达共情并关注医患互动中的人文因素。

PEARLS 模型示例

合作(P): "我们一起来解决这些问题。"

情绪(E): "我想,这会让你感到懊恼。""你看起来很沮丧。""你看起来很焦虑。""我听到你说很烦恼。"

歉意(A): "抱歉,让你久等了。"

尊重(R): "你已经非常努力地尝试战胜这些困难了。"

合理性(L): "大部分人如果遇到你这种情况也会这么想。"

支持(S): "我会帮你渡过难关。"

由此可见,这样的表达将进一步加强医生与患者的联系,同时也加深患者对医生的信任。

另一个意想不到的结果是:医生对患者的情绪暗示作出回应(例如通过使用 PEARLS 模型来回应),可以节省诊疗时间。上文提到,疾病的症状经常会引发患者强烈的情绪波动。如果临床医生对这些情绪反应未予理会,患者将继续表达自己的担忧。对外科医生来说,即使只用一句话回应患者的情绪暗示,与没有作出回应的外科医生相比,其每次门诊诊疗时间要节省 15 分钟;而内科医生的门诊诊疗时间则会缩短 25 分钟。如果你能考虑到这一点,做出回应便开始有了意义。通过试验发现,利用 PEARLS 模型进行医患沟通,对提高诊断的准确率、建立信任以及节省时间都有显著效果。

(四)SEGUE 模式

SEGUE 模式是 1994 年由美国西北医科大学 Gregory Makoul 等人提出的,包括准备、信息收集、信息给予、理解患者、结束问诊 5 个阶段 25 个指标。

1. 准备

(1)有礼貌地称呼患者。

(2)说明此次问诊的理由。

(3)介绍问诊及查体的过程。

(4)建立个人信任关系。

(5)保护患者的隐私,尊重患者的选择权、隐私权。

2. 信息收集

(1)让患者讲述对其健康问题和/或疾病发展过程的看法。

(2)系统询问影响疾病的物理/生理因素。

(3)系统询问影响疾病的社会、心理情感因素,如生活水平、社会关系、生活压力等。

（4）与患者讨论既往治疗经过，如自我保健措施、近期就诊情况、以前接受的其他医疗服务等。

（5）与患者讨论目前疾病对其生活的影响如生活质量。

（6）与患者讨论健康的生活方式、康复方面的措施，或者疾病相关知识。

（7）避免诱导性提问或命令式提问。

（8）给患者说话的时间和机会，如不轻易打断患者的讲话、无尴尬的停顿等。

（9）用心倾听，如面对患者、肯定性的语言、非语言的意见反馈等。

（10）核实澄清所获得的信息，如复述、询问具体的数量。

3. 信息给予

（1）解释诊断性操作的理论依据，如体格检查、实验室检查等。

（2）告诉患者其目前身体情况，如体格检查的结果、实验室检查的结果、解剖学异常诊断的结果等。

（3）鼓励患者提问，确保患者接收到了完整准确的信息，安慰、鼓励患者。

（4）根据患者的理解能力进行适当的语速、音量调整，如避免使用医学专业术语。

4. 理解患者

（1）认同患者所付出的努力、所取得的成就、所需要克服的困难，如感谢患者的配合。

（2）体察患者的暗示，配合默契。

（3）表达关心、关注、移情，使患者感到温暖、树立信心。

（4）始终保持尊重的语气。

5. 结束问诊

（1）询问患者是否还有其他的问题需要探讨。

（2）进一步说明下一步的诊治方案。

（五）SPIKES 模式

SPIKES 模式融合了交流与咨询的基本原则，为医务人员对患者信息的收集、病情的告知、情感的支持、患者参与治疗计划的协商与制订，提供了一个系统的、全面的框架，可以帮助患者和医务人员缓解坏消息带来的紧张压力。SPIKES 是该模式 6 个阶段的字母缩写，包括：

1. 创造一个注重隐私且使患者感到舒适的会面环境（setting）。

2. 告知病情前，要了解患者对自己病情的了解程度和看法（patients' perceptions）。

3. 确定患者想知道多少信息和什么信息（invitation or information）。

4. 告知患者病情和治疗的信息（knowledge）。

5. 认同患者的情感和反应并给予恰当的回应（emotion and empathy）。

6. 总结病情并提出治疗对策（summary and strategy）。

（六）ABCDE 模式

ABCDE 模式包含五个阶段，其中每个字母代表一个阶段，包括：

1. 预先准备（advance preparation）。

2. 建立一个良好的治疗环境或关系（build a therapeutic environment/relationship）。

3. 做好交流（communication well）。

4. 处理患者和家属的反应（deal with patient and family reaction）。

5. 鼓励患者释放自己的情感，认可患者的情感（encourage and validate patient emotions）。

以上介绍了六种不同的医患沟通模型，为临床医生在临床工作过程中的医患沟通提出了新的思考和解决策略。医患沟通是医患关系的基础，良好的沟通能够给双方带来积极的感受，减少冲突事件的发生。因此，沟通模型作为一种技巧，使沟通过程中成为一种正性体验，有利于和谐医患关系的建立。

第二节 医患关系分类与沟通具体过程

医患关系是指在医学实践活动中产生的人际关系。随着医学模式由生物医学模式向生物 - 心理 - 社会医学模式的转变，作为医疗原型的医生 - 患者关系进入必须重新审视的阶段，即需要把医疗中的人际关系作为社会关系进行重新把握。美国学者萨斯（Szase.T.S）和荷伦德（Hollender.M.H）提出的"医生 - 患者关系的三种模式"便是其尝试之一，也是目前国际上公认的医患关系模式。

一、医患关系分类

萨斯和荷伦德根据医生对患者支配程度的强弱将医患关系分为三类，如表4-1所示。

表 4-1　萨斯 - 荷伦德医患关系模式

类型	医生角色	患者角色	适用范围	治疗含义	类似关系
主动 - 被动	一方处置	被动	意识丧失及因重急症不能表达意识	全部由医生完成	父母 - 幼儿
指导 - 协作	指示	服从指示	急性疾病且有意识	绝大部分由医生完成，少部分由患者主动配合完成	父母 - 青少年子女
共同参与	援助	参与者	慢性疾病	双方主动参与、合作完成	成人 - 成人

（一）主动 - 被动（activity-passivity）模式

在主动 - 被动模式中，医生处于主动或支配地位，患者完全是被动的。在患者意识丧失或因急重症不能表达意志等紧急场合适用于这一模式。一般来说主动 - 被动模式最适用于急救医疗。例如重伤、大出血、昏迷等紧急情况下，由于患者此时什么也不能做，也没有理解和配合的能力，所以医生应考虑患者的最佳利益进行处置。主动 - 被动模式在三类模式中家长制的程度最强，类似于父母与幼儿的关系，也称为父母 - 幼儿模式。

（二）指导 - 协作（guidance-cooperation）模式

在指导 - 协作模式中，患者处于病情不是非常严重的情况之下。例如许多急性疾病和急性传染病的场合，患者虽然患病，但是对正在发生的事情非常清楚，也具有服从医生指示的能力以及一定程度的判断能力，处于为了治疗疾病能积极地配合医生的阶段。例如，被怀疑是急性肺炎的患者通常按照医生的指示做胸部 X 线检查和血液检查，当被医生确诊为肺炎后，患者根据医生的要求住院治疗或回家疗养，为了尽快康复，遵照医生的处方按时服药。指导 - 协作模式是目前最常见的医患关系模式，类似于父母与青少年子女的关系，也称为父母 - 青少年子女模式。

（三）共同参与（mutual participation）模式

共同参与模式是在主动 - 被动模式、指导 - 协作模式的基础上发展而来。该模式以对等关系为基础，医生倾听并尊重患者的想法，患者积极配合医生参与治疗，医患双方共同制订医疗方案并积极实施。这种关系模式主要适用于糖尿病、高血压等慢性疾病患者以及有一定医学知识的患者。例如各种慢性疾病的患者，因为慢性疾病患者大都带病生存，因此重要的是患者的自我管理。该模式的特征是医生对患者的治疗进行援助，由患者自身实施治疗方案,医生通过咨询、解答、帮助、支持患者的治疗活动。只有在医患双方共同参与的情况下这种关系模式才能成立。共同参与模式类似于成人与成人之间的相互关系,有助于医患双方的理解和沟通,可以发挥各自的积极性,相互配合共同与疾病作斗争,从而提高治疗效果,和谐医患关系。随着疾病谱的改变,由急性疾病向慢性疾病及老年退行性疾病转变,医生与患者的这种合作模式将被普遍采用。共同参与模式可以看作是成年人 - 成年人模式。

二、医患沟通的具体过程

(一)问候
医生主动使用礼貌用语,可为患者的等候表示歉意,自我介绍,询问患者称谓、就诊目的、上次就诊情况等。

(二)患者就位
依据患者病情安排患者放松就座或平躺,使患者注意力集中。

(三)融洽关系
医生对患者表现出尊敬、诚恳、同情、热心,要保持姿态良好、仪容端正、表情和蔼,努力给患者留下好印象。

(四)询问病情
鼓励、启发患者如实、仔细地叙述病史,耐心倾听,不要随意打断患者的陈述,避免暗示和过于复杂的问题。了解患者相关问题,如生活、工作、经济状况、家庭、爱好、不幸经历等,同时进行医患情感互动,医生应鼓励、支持、安慰患者,体谅患者的不便和疾苦。

(五)体检沟通
医生要告知对患者体检的部位,并在体检中进行必要地询问。检查前需要洗手暖手,检查动作要轻柔,尽量避免患者的疼痛和不适感。全过程要注意保护患者的隐私。

(六)实验室检查项目沟通
针对患者需要做的实验室检查项目,医生需要简要告知患者必要性和意义、费用等,侵袭性的检查一定要告知患者不良反应或风险。

(七)阐明诊断治疗
根据病史和相关信息、体检结果、实验检查结果等,向患者说明病情诊断(或初步结论),拟行治疗方案,并讲明治疗的适应性、副作用、费用、时间、预后等。

（八）平等讨论

鼓励患者充分表述，引导患者清楚表述重要问题，小心处理敏感话题，不时强调重要线索和关键问题。

（九）患者教育

提供健康咨询，告知患者疾病的预防措施等。

（十）建立联系

如病情需要，可嘱患者复诊并坚持随访。

（十一）总结

简明总结本次诊疗过程，征求患者意见，对患者的信任与合作表示感谢。

（十二）反馈

对所诊治的患者进行登记、随访，了解治疗效果。

第三节　医患沟通存在的问题

医患关系就如成年人之间的相互关系，如果希望医患双方通过有效的沟通获得融洽的医患关系，进而提高疗效，那么需解决好医患沟通过程中存在的问题。具体如下：

一、询问患者就诊原因过程出现的问题

问诊常常是医患交流的第一步，但是有 54% 的患者在就诊过程出现了医患沟通问题，其中 45% 的患者表示他们的担忧不能被医生了解。所有调查受访者中，有 50% 的患者不能与医生对产生疾病的主要原因达成共识。只有极少数的保健专业医生能够识别出 60% 以上患者的主要问题和担忧。患者就诊过程中出现的问题，常常被医生认定为与患者未说出的事情相关。

患者在叙述自己对病情的担忧过程中，常常被医生打断。医生常常在患者刚刚说出第一层担忧时，便打断了患者继续表达出更深层次担忧的意愿，因此常常将患者的简短表述当作患者经受的主要病情，而不是按照病情的临床意义和必要性对其进行关注和诊断。

二、收集信息过程中出现的问题

医生常常采取以自己为中心的封闭式的策略收集患者信息，导致患者不愿意说出他们的担忧和顾虑。部分医生对于患者病情采取高度控制的措施往往会导致片面的分析，形成不准确的甚至错误的诊断。例如，肿瘤科医生倾

向于倾听并应对某些少数特定疾病发生的线索,尽管患者癌症初期的病痛反应可以被肿瘤科专家识别应对,其他病痛则常会被忽视和摒弃。医生往往很少让患者自行表述他们的观点,而且回避患者的观点,阻碍患者的表述。如果医患两者对于病情成因的观点产生分歧,则会导致患者就医的满意度降低,影响就诊的结果,对于病情的理解程度和对医生的信任下降。调查发现仅有38%的医生能够关注患者本身病情的细节,其中包括21%的基层医疗工作人员,这种对患者病情细节的忽视常常会使得医生需要更长的时间进行医疗面谈来获取信息。

三、对患者病情解释及制订治疗计划过程中出现的问题

通常情况下,医生仅向患者提供少量的信息,远远低于患者的期望值。一份来自加拿大的调查显示,当地患者对于家庭保健医生的满意度大大高于医院中的诊疗医生。其主要原因为对医院医生沟通技能不满意,特别是对患者病情及制订相应治疗计划缺乏解释。患者对于医院医生工作评分最低的项目包括收集患者生活方式相关信息、对于投诉的合理解释、患者对于治疗方案的积极参与程度等。医生高估了自己向患者阐明病情和治疗方案所投入的时间,统计表明该项数值达到90%。医生与患者对于不同种类医疗信息的重要性存在分歧。患者认为医生的预判、诊断以及其病情的成因最为重要,然而医生往往高估患者对于治疗方案和药物使用的重视程度。医生使用患者难以理解的医用专业术语,患者往往难以理解医生传递的信息,导致回忆与复述其病情存在严重障碍。例如,面对癌症的治疗,仅仅少部分患者能够在他们可控的范围内作出决定。

四、患者配合程度的问题

有调查显示,50%的患者对于医生制订的治疗方案存在不配合的情况,例如不按时服药或者不服药。患者不遵守医嘱造成巨大的浪费,在加拿大全国每年由于患者未遵守医嘱服药造成的处方药浪费价值高达50亿加币,占全年处方药物总使用量(103亿加币)的50%。据估计,加拿大和美国未来由于患者的不配合造成的资源和经费浪费(包括过多就诊、实验室试验、额外的药物花费、不必要的住院和接受护理、失去生产力及早逝等)将会达到70亿至90亿加币和至少1 000亿美元。

五、医疗工作中的法律问题

医生与患者之间的沟通障碍是造成医疗事故的关键因素。律师们发现，由患者提出对医生诉讼产生的首要原因，70% 以上是医生的沟通和态度问题。Beckman 等在 1994 年的研究发现在超过 70% 的医疗诉讼案件中，医患沟通的问题可以归为以下四类：对待患者态度冷漠、贬低患者的观点、信息传递不畅及不理解患者的心理。产科医生被患者提出医疗投诉或诉讼的频率最高，原因是患者经常处于匆忙且易被忽略的就诊状态，难以从医生处获得足够的解释和信息。早在 1996 年美国的某些州中，医疗事故保险公司采取了相应的对策，每年对参加医患沟通技能培训的医生给予 3%～10% 的保险折扣。

总之，医患沟通存在的诸多问题有很多的原因，最主要原因是医患沟通缺失共鸣和理解。

第四节　医患沟通技巧

在医患沟通中，患者对临床医生的第一印象十分重要。因此，第一次接触，医生应该向患者及其家属进行自我介绍，并在每次医患接触中努力做到热情、专业。但医生们常常因忙碌或压力而忽略了最基本的礼仪。因此，医生最初接触患者时所付出的努力至关重要。当医生首次与患者临床接触时，患者可能是充满困惑或者已在接受药物治疗。这时如果医生给予患者及其陪同者的关注较少，将会影响患者及陪同者对医生的初步印象，这种印象往往还会持续影响其对医生的好感从而引发医患接触的开始阶段所涉及的三个关键组成部分。

一、建立融洽的医患关系

建立融洽的关系可能是医生和患者接触中最简单的一步，却经常被人忽略。

有一名学生因阑尾炎到医院就诊。第二天凌晨 5 点 30 分，手术团队成员没有敲门就进入患者的病房，他们打开灯后，没有进行任何自我介绍或寒暄，便直接开始对他进行检查，这让患者倍感恼怒。如果临床团队中的每名成员占用一些时间依次向患者及其在场亲属进行自我介绍，那么将会对建立融洽的医患关系大有助益。医生们哪怕只是简单地聊聊天气或房间内的花束，都能让患者感到舒服。

不要小看诸如握手、碰拳等问候手势，它们能让患者迅速与医生建立起融洽的关系，并对医生产生信任感。其他一些简单的行为也能起到良好的效果，包括坐下来与患者交谈，对患者在临床环境中赤身裸体、寒冷、饥饿、等待以及暴露在强光下的不适表示理解。

二、引导患者讲出全部顾虑

通过一些细碎而简单的事情尽可能建立起与患者的融洽关系后，医生便可以开始与患者探讨治疗过程中的问题。不过，传统的方法可能还是不能满足患者的需求。

举例来说，一名患有强直性脊柱炎（一种可以削弱脊柱骨骼的关节炎）的63岁男子，因突发剧烈的颈部疼痛来到急诊科。急诊科医生对患者的病情进行评估后，认为他可能是颈部骨折，并下达医嘱对其疼痛部位进行X线检查。结果显示患者颈部并未出现骨折，因此医生将患者的病情诊断为"肌肉韧带性颈部疼痛"（基本属于肌肉拉伤）。患者经药物治疗后疼痛仍未见好转，于是住进了内科病房接受疼痛治疗。住院医生在病房与患者见了面，并确认了其病史。他还另有所获，患者诉称："每当我身体前倾时，头都像快要从脖子上掉下来一样，我必须用手抓住它才行。"这是罕见且令人担忧的病情主诉。主治医生要求患者立即进行进一步的成像检查，并从中发现患者颈部的确出现了骨折，且骨折部位恰恰在先前X线检查所拍部位之下（也就是说，上次检查恰巧没有拍到）。患者紧急接受了手术，后又经过物理治疗，现已恢复正常。

经验丰富的医生如何错过了患者提供的能改变全局的关键信息？最有可能的情况是，他们和患者的谈话方式与在临床中评估患者病情时的交谈方式大体相同，例如：

医生："你哪里不舒服？"

患者："我脖子非常疼。"

医生："哦，真糟糕，从什么时候开始疼的？"

医生采用封闭式提问了解患者的疼痛情况。虽然他们在记录病史时会询问非常具体的问题（通常用"是／否"来回答），但很少有人会问"你身体前倾时，是否感觉头部像要从脖子上掉下来？"这样的问题。而且有些患者（包括本案例中的患者）不一定能意识到各症状之间存在着关联。患者主诉颈部疼痛时，也不会想到要描述疼痛的感觉。因此，采用标准方式收集信息可能会造成信息遗漏。我们需要采用更好的方法引导患者描述出全部顾虑。幸运的是，这种方法确实存在。试想，在最初建立起融洽的医患关系后，对话可采用

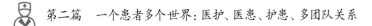

以下方式进行：

医生："我现在已经对你的情况有所了解，但还是想听你讲一讲。在我们深入探讨细节之前，先请将你所关心的所有问题都讲出来。"

患者："好吧，我的脖子真的非常疼。"

医生："真糟糕，我们一会儿就谈脖子疼的问题。还有什么让你担心？"

患者："嗯……我妻子回家休息了，但她真的很担心我的病情，我希望她也能了解最新情况。"

医生："当然，我们保证会让你妻子了解到最新的病情。还有吗？"

患者："呃…这也许听起来很奇怪，但我有种可怕的感觉，只要我的身体一前倾，头就像要从脖子上掉下去一样，好像必须伸出手抓住它才行。"

医生："哇，可以想象这一定很恐怖。一会儿我们也要认真讨论下这个问题。还有其他问题吗？"

患者："没有了。"

在上述场景中，我们可以清楚地看到医生让患者倾吐出全部顾虑的价值所在。但是，若将这一概念应用于日常的医患接触，很多医生会犹豫不决。毕竟，忙碌不堪的临床医生怎么可能让患者将所有顾虑和盘托出？这看起来完全不切实际。幸运的是，我们已经对此进行过测试。在实践中我们发现要想推行这一做法，确实还需让医生们逐渐习惯，但从长远来看，它其实能"节省"医生的诊疗时间。如何节省时间？在听到患者主诉任何问题之前，医生先行让患者讲出全部顾虑，这样做可以减少"门把手问题"，从而有助于医生提高面诊效率。此外，大多数患者的顾虑并没有临床医生担心的那么多，在让患者讲出全部顾虑的过程中，医生若安排得当，便可节省时间。我们已经证明了这种方法能使临床医生提高工作效率。

它的重要性不仅体现在节省时间上。显然，正如上述案例所示，让患者讲出全部顾虑还可能对患者的治疗结局产生巨大影响。即使在敏锐度不太高的环境中，让患者讲出所有顾虑也极具价值。研究表明，患者通常不会首先讲述最迫切的问题，且往往将最重要的问题留在最后。也就是说，医生若能事先了解患者的全部顾虑，其实可以提高诊断的准确性。

可以理解的是，临床医生担心让患者讲出所有顾虑会占用诊疗时间。尤其是在急诊科，医生只能处理最紧急的问题，专科顾问医生向患者提供具体咨询服务时更是如此。让患者讲出顾虑并不意味着医生必须"解决"它。通常来说，只要听到这个顾虑并告诉患者"我随后会解决这个问题"就已足够。在许多情况下，临床医生发现当时可能无法解决患者提出的问题，但是，了解患者的顾虑十分重要。例如，外科医生可能会这样说："多亏你提到了咳嗽。我不是该领域的专家，如果可以，我们先解决你提到的其他问题，然后我给专科医生发信息，让他尽快处理你的咳嗽问题。"临床医生随后仍然可以询问自己熟悉的问题，以获取患者完整的病史，所以他们不必担心要马上了解涉及患者顾虑的细节问题。为避免让患者在该阶段就自身顾虑提及过多细节，临床医生可以如是说："在我们展开细节之前，我想先听听你要解决的所有问题。"引导患者讲出所有顾虑无须花费太多时间，但它可以让患者感到自己的诉求得到了倾听，并能为医生提供颇有价值的信息，用以引导剩余的诊疗工作。

患者若由多人代表，情况往往会更趋复杂，比如在儿科。在此情况下，尽管只关注父母的想法可能让医生感觉更容易，但仍然有必要让父母和患者均讲出自身的顾虑（只要患者能够开口说话），让每个人的想法都有机会得到倾听。不过，这可能会令医生感觉不自然，并再次担心面诊时间是否全部用于收集患者的顾虑。首先，这种情况很少发生。其次，预先花费少量时间来收集患者及其家属的顾虑，会让医生在接诊下一名患者前，避免遇到家属的"门把手问题"。如果患者的陪同人员不止一名，则相当于召开家庭会议，从中指定一名发言人代表患者，可以简化患者和家属讲出全部顾虑的步骤。

三、共同协商诊疗议程

收集完患者的所有顾虑后，医患双方便可以开始共同协商议程。医生找出患者关注的内容时，也可以添加其他主题。然后，医患双方可以提出议程并共同核定诊疗方案。

不幸的是，常规的医患接触经常略过此环节。很多医生倾向于解决诊疗过程中提的第一个话题，不论它是否为临床上最重要的问题或对患者来说是否最重要。例如在上述颈部疼痛的病例中，为避免出现漏诊的情况，医生们可以采取如下办法：

医生："好，我们先来讨论颈部疼痛问题，再谈谈你的头部往前坠的可怕感觉，如何？探讨完诊疗方案后，我们再考虑怎样用最好的方式将你的最新病况传达给你妻子。你觉得这样可以吗？"

患者："可以，听起来不错。"

制订议程有助于在医生完成诊疗任务的同时，让患者知道会发生什么，从而缓解他们的焦虑情绪。而且，这一步骤不会花费太多的时间。而医生将患者未提及的事项加入议程也完全恰当。

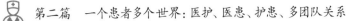

医生："我还想再谈一下我们注意到的化验异常问题，这可能会影响治疗方案。"

根据经验，我们发现通过专项的实践，这一初始步骤的时长可以短至90～120秒。如果患者事先准备好一系列问题，用时可能更短；医生只需浏览下患者写在纸上或手机设备上的一连串问题即可。住院部和门诊医疗团队成员，也可在医生面诊前，提醒患者准备这一问题清单。适应这些做法是建立融洽医患关系的开端。患者能为自身健康负责，临床医生则可以更有效地开展诊疗工作。

第五节　医患沟通的意义与价值

每位医生在其一生的职业生涯中需要大约20万次的接诊咨询，所以做好医患沟通有着重要的意义。毋庸置疑，沟通可以提高医生的诊疗效果。如果恰当运用一些沟通技巧，不仅可以增加患者对医生的满意度，而且还可以帮助医生在工作中减少挫折感、增加满意度。至少，有效的沟通可以减少患者的投诉。

一、掌握沟通技巧可以提高治疗效果

医生与患者的沟通方面存在着一些重要的问题。有效的沟通是高质量医疗的关键。实现良好有效的沟通可以提高患者的满意度、回访率，增强患者的理解、依从性并可以提高治疗的效果。

二、运用沟通技巧可以提升临床诊治能力

知识基础、沟通技巧、体格检查和解决问题的能力是构成临床能力的四大要素，对做好临床工作至关重要。沟通技巧并非可有可无，没有恰当的沟通技巧，我们的知识、才智和努力很容易被浪费。沟通是将理论转化为实践，如何去说与说什么同等重要。

三、学习沟通技巧可以让医患共同掌舵

沟通是能够学习并且保留的一系列技能，而不仅仅是个性特征。仅靠经验并不能成为一个好老师。沟通技巧与其他核心技术，如体格检查一样，也需要通过规范的教与学才能掌握。医疗保健和医疗实践性质的变化增加了对沟通的需求，即使有经验的医生也需要不断提高他们的沟通技巧和知识。

四、培训沟通技巧可以规避医患矛盾和纠纷

以技巧为基础的方法对于医护行为的改变至关重要。需要采用将观察、反馈和体验融合为一体的学习方法。以问题为导向的沟通技巧学习是非常必要的。认知和学习的态度、能力不断地提高,例如:关爱、诚信和专注是以技巧为基础的方法补充,反之亦然。

沟通技巧的培训对于提高临床实际工作有非常重要的价值。良好的沟通不仅仅"令人愉快",还使得接诊问诊更加有效。有效的沟通不仅可以显著提高准确性、效率及支持力度,也可以促进患者的健康转归、使医生和患者双方满意。而且这种存在治疗关系的沟通也为循证医学与个体患者工作之间搭建了桥梁。

总之,医患沟通的意义和价值在于双赢效果。对于患者来说,就诊过程中与医生沟通会对其自身健康产生影响。患者已不是医生所采取的方式的被动接受者,而是可以在就诊过程中能够发挥其主动作用的价值。对于医生来说,如何能在与患者沟通中发挥更积极的作用,需要有效地运用沟通技巧,引导患者积极有效地参与就诊过程。将这些沟通技巧应用在实践中或研究中,患者和医生都会取得很好的互动效果。

第六节 告知坏消息

一、坏消息引发的心理反应

向患者宣布坏消息,对患者来说无疑是一次恶性刺激。许多患者在描述坏消息到来时,使用的词汇经常是:"噩耗""晴天霹雳""五雷轰顶"……除了这些极端词汇外,很多患者用详细而生动的文字描述过自己的切身体验。下面是一位癌症患者的日记。

7月12日,我感觉我身上的癌细胞在四处流窜,晚上我一个人时眼泪忍不住地往下流。我想到儿子,他才8岁,我至少也要再活10年等他成年,我实在无法想象没有妈妈他会怎样。

7月13日,运气并没有特别眷顾过我,情况也没开始想象的那样好……我看到了死神巨大的身影,命运只给了我一线生机,我不知道是否能抓住它……

听到坏消息的患者的心理与行为反应,从应激心理学角度来分析可称为

创伤后应激，从社会心理学角度分析可以称为患者角色混乱。

（一）创伤后应激

美国《精神疾病诊断与统计手册》（第 4 版）（DSM- Ⅳ）将许多医学事件如生孩子、流产、癌症或住院等列为"创伤应激"来源，患者及其家属对这些创伤事件的心理和生理反应称为创伤后应激。"创伤后应激"不单出现在重大疾病之后，它泛指经历任何一种重大的创伤事件后个体出现的心理反应。如果这些心理反应持续存在，并表现为反复体验当时的情景、回避行为、情感麻木和高度警觉等症状，就可以诊断为"创伤后应激障碍"（PTSD）。DSM- Ⅳ 的临床诊断标准把"创伤后应激障碍"列为焦虑障碍的一种，其主导情绪为恐惧和害怕。

研究表明癌症患者 PTSD 患病率为 3% ～ 19%，终生患病率则为 10% ～ 22%。Breslau 等的研究发现突然获知爱人、亲友意外死亡的群体中约 60% 的个体存在 PTSD 的症状。精神动力学家 Horowitz 提出创伤事件发生后个体的应激反应表现为 3 个阶段：

初始阶段：主要是对事件感到痛苦和强烈的愤怒或悲伤。

否认阶段：不接受现实，否认已发生的疾病，期望事实不是真的，寻找各种理由、借口或可能性，来抵御现实。严重时受害者会表现出对事件的记忆受损或使人想起对事件的情景、物品等注意力下降，使用幻想抵消对现实事件的感知。

高度警觉阶段：过度警觉，加强的惊跳反应，睡眠障碍，反复发生的闯入性与创伤相关的想法。如果这些没有得到很好的疏通，会发展为"创伤后应激障碍（PTSD）"。

对于患者家属来讲，最严重的创伤事件莫过于亲人亡故。在亲人由于心脏抑制、呼吸窒息或动脉瘤突然死亡，或者因为拖延性疾病（艾滋病、癌症、充血性心衰等）死亡后，家属的悲伤通常会以多种反应形式表现出来：

震惊反应：表现为否认、困惑、注意力不集中，不能做决定、出汗、颤抖或衰弱。

悲伤的情感反应：痛苦、焦虑、痛哭、生气、抑郁、孤独或自暴自弃。

悲伤的认知反应：不自信、自我瓦解、自责、对亡者念念不忘、精神恍惚，有时出现幻觉。

悲伤的躯体反应：激动、攻击行为、喉部有紧缩感、胸闷或腹泻。

社交活动改变：不与死者熟悉的或自己熟悉的人来往，不与和死者有关的事物接触。心理的创伤对个体生物学方面、精神内部和社会功能等都会产生持久的影响,如能够诱发心血管疾病;神经活动进入抑制性保护状态,导致认知活动功能下降;情绪调节能力下降,表现为不能根据外界环境的改变及时调节自己的情绪;容易做噩梦,出现睡眠障碍;容易出现物质依赖,如过度饮酒、吸烟或吸食毒品;容易出现抑郁和自杀倾向。

(二)患者角色混乱

有学者曾经用"病态"一词来描述人们患病之后的社会状态和心理反应,他认为疾病削弱了患者的社会角色,强化了患者的患者角色。如果患者能够积极地扮演患者角色,他们会充分利用患者的权利(如休假、住院治疗、接受家人、医务人员的帮助等),也会承担起患者角色的责任和义务(如积极寻求治疗、期待尽快恢复健康、配合医生的工作等)。但对很多重症患者来讲,患病的沉重打击和病痛的折磨,常常使他们出现多种形式的患者角色混乱,具体包括:

1. **角色行为缺位**　否认自己有病,未能进入患者角色。虽然医生诊断为有病,但本人否认自己有病,根本没有或不愿接受自己的患者角色。

2. **角色行为冲突**　患者角色与其他角色发生心理冲突。同一个人常常承担着多种社会角色,当患病使患者需要从其他角色转化为患者角色时,患者一时难以实现角色转换。例如,因病住院了可心里还念念不忘工作的事情,因而不能安心治疗。

3. **角色行为减退**　因过分关注其他角色而冲击患者角色,从事了不应承担的活动。已进入角色的患者,由于更强烈的情感需要,不顾病情而从事力所不及的活动,表现出对病、伤的考虑不充分或不够重视,而影响到疾病的治疗。

4. **角色行为强化**　安于患者角色的现状,期望持续享有患者角色所获得的利益。由于依赖性加强和自信心减弱,患者对自己的能力表示怀疑,对承担原来的社会角色恐慌不安,安心于已适应的患者角色现状,或者自觉病情严重程度超过实际情况,小病大养。

5. **角色行为异常**　患者因病痛折磨受到悲观、失望等不良心境的影响导致行为异常,如对医务人员施以攻击性言行,病态固执、抑郁、厌世甚至自杀等。

在医生告知患者坏消息时,要充分考虑到患者可能出现的角色混乱和应激反应,采取轻缓的告知方式。同时,医生也要善于观察患者的个性特征和对坏消息的承受能力,有针对性地根据不同患者的情况采取不同的告知策略。

二、告知坏消息的障碍与不当策略

"告知坏消息"是临床实践过程中医护人员面对的难题之一，医生所要挑战的不仅仅是疾病和患者的反应，他还需要挑战自己的心理社会困境。

（一）告知坏消息的障碍

1. **害怕使患者失去希望**　患者面临着对生命构成威胁的疾病，每一位医生都希望患者能够生存下去，他们知道患者需要活下去的希望和勇气，因而格外担心自己的不当言行给患者以沉重打击。这种心理压力的存在常常导致医生，特别是年轻医生在面对重症患者时，会表现出高度紧张的情绪状态。这种情绪状态有时会成为医患沟通的障碍。

2. **自责、担心，无法控制的内心挣扎**　治疗处置不当、无效或手术出现并发症，会将医生置于一个非常不利的境地。一方面医生在内心责备自己的治疗或能力，一方面医生担心患者的安全，还不得不去向患者及其家属宣布坏消息。医生面临的多种心理冲突使告知坏消息成为一种困难事件。

3. **不知道如何处理患者的情绪**　在以往的医学教育中，没有任何教学环节来指导未来的医生学习处理患者及家属情绪的技能。当他们向患者或家属宣布坏消息时，一旦对方出现情绪暴发（如放声痛哭、愤怒），很多年轻医生会不知所措，或者做出些非专业的反应，如跟着对方哭，或者对方发火自己也动怒等。

（二）坏消息时使用的不当策略

拖延——将来还有告知的机会，等等再说。

搪塞——用患者不懂的专业语言掩盖真相。

出于自我保护目的掩盖事实（尤其是对术后患者）或故意夸大病情。

避而不见，认为自己没什么可做的了。

忽略非言语沟通的作用。

忽略给患者希望。

三、坏消息的告知策略

（一）建立关系

"告知坏消息"的过程除了医疗目标之外，更是医生向患者及家人传递关怀和温暖、共同寻找希望、建立信任关系、结成治疗同盟的过程。因此围绕"以患者为中心"的各种建立关系的技能在此都适用。在这一阶段所不同的是需要医生对患者表达同情，需要更加关注患者及其家属的情感反应。

（二）患者及其家属管理

在每一位患者身边都围绕着多个亲属，那么将坏消息告诉谁呢？医生面临的第一个问题是：是告诉患者还是告诉患者的家属？第二个问题是：如果告诉患者的家属，应该告诉患者家属中的哪一位？这涉及患者和患者家属的管理问题。通常情况下，医生会将重症患者的坏消息优先告诉患者家属，并帮助患者家属向患者隐瞒病情，但这不一定是最好的选择。有时候，医生也会应患者的要求，只将坏消息告诉患者本人，而不告诉患者的家属。如果患者是一个自主性很强的人，他往往更倾向于要求医生将坏消息告诉他本人。因此，对于医生而言，应该注意平衡患者本人和患者家属的个性特点及愿望，本着对患者有利的原则，向患者或患者家属宣布坏消息。

如果将坏消息告诉患者家属，告诉他们中的哪一位呢？有些医生抱怨说患者家属有很多，有时候你向这位解释完了，过不久又来一位要求重新解释，医生不得不花费很多精力应付患者的诸多家属。其实，避免这类问题的策略是对患者家属进行"管理"，这种"管理"包括以下内容：

让患者家属推举出"领导者"，即"主事的人"。一般来讲，家中"主事的人"在家属中有威望，能够做出家庭决策，且能够协调家庭成员之间的关系。

医生首先将"坏消息"告诉"主事的人"，并通过沟通与其建立起良好的信任关系。该家属能够在未来的医疗和医患关系处理中发挥积极作用。如鼓励患者与医生合作应对疾病的挑战，监督、支持患者的治疗过程，协调患者、家属与医生的关系。

遵从"患者利益第一"的原则，当患者与家属，或患者家属之间在治疗方案、经济支出等问题上出现分歧，并有可能耽误患者治疗时，医生有必要出面协调患者与家属或者患者家属之间的关系，协调过程中必须秉持"患者利益第一"的原则。

（三）渐进的阶梯式告知

在临床实践中，医生可以依据自身的经验对重症疾病的发展趋势作出基本判断，并采用渐进的阶梯式告知方式。

在初诊阶段给予危险信号提示，以便患者提前有一些接受疾病的心理准备。在随后的检查过程中，随时和患者或者家属沟通、讨论检查结果中出现的不良信息。当确切的诊断结果出来后，清楚地向患者或家属解释病情、介绍可能的治疗方案，并根据患者的病情、患者的身体和心理承受能力，以及患者的家庭经济状况向患者推荐备选治疗方案。

（四）做好过程告知

对于处在重症监护中或手术过程中的患者，要尽可能做好治疗或处置过程的告知，随时让患者家属知道患者所处的状态，了解医生所做的努力，对于一些特殊的处置，要通过书面形式（如知情同意书）与患者家属进行沟通。

（五）了解患者和家属的想法，接受他们的担忧

得到患重病的坏消息后，患者和他们的家属自然会有太多的担心和恐惧，医生要耐心了解患者心中的想法，体察并接受他们的担心和恐惧。这对医疗决策和治疗效果是非常有帮助的。比如患者很担心治疗费用太高，因为其家庭的支付能力较差，那么治疗方案、药物使用方案就需要做相应的调整；再比如乳腺癌患者害怕手术后失去乳房影响美观，那么医生就需要和患者沟通相应的手术方案和补救措施。在医患沟通中，接受患者的担忧对建立良好的医患关系是非常必要的，即使患者或家属的担忧和恐惧超出了常人的范围，医生也要表现出充分的理解。在此基础上，医生可以做一些心理疏导工作，帮助患者恢复平静。

（六）恰当地表达同情与安慰

向患者或家属表达同情与安慰是告知坏消息阶段必不可少的，但是过早或走过场式地表达同情与安慰却有损于患者对医生的信任。简单的安慰本身并不是一种有效的支持性反应。如果不了解患者及家属的想法，不知道患者的担忧所在，或者在融洽的关系建立之前，医生向患者或家属表达同情与安慰，给人的感觉就会很虚假。因此，让患者及家属感到真诚的同情与安慰，应该出现在了解了患者的信息、理解了患者的想法、体察到患者的感受之后。

（七）给予切合实际的希望

每一位患者都希望自己的疾病能够治愈或有所改善，如果患者真的有望改善或康复，"给予希望"的话就可以轻轻松松说出来。但是面对那些改善和康复希望很小的重症患者，比如患严重脑卒中或化疗失败的患者，给患者以希望就变得非常困难。那么医生该如何面对呢？这里提出三点建议：

1. **从正面谈话** 例如，某某手术失败的概率为 70%，成功的概率有 30%，那么在与患者交流时，可以突出 30% 的成功机会。这样可以带动患者把希望放在这 30% 的概率上。

2. **使用辩证思维来劝解患者** 例如"多亏发现得早，这已是不幸之中的万幸了""否极泰来，不要多想了，我们抓紧治疗，也许还有转机！"。

3. **了解患者自己的"希望定位"和应对策略** 如果患者是一个乐观的人，

他自己就能够从厄运中找到希望所在。

（八）提供支持，建立治疗同盟

听到坏消息后患者及家属都会产生非常无助的感觉，医生的支持性言行能够尽快帮助患者及家属恢复被"坏消息"破坏的动力系统，重新回到理智行动中来。医生可以诚恳地向患者及家属表达："现在需要我们一起来面对这个困难，我们不会丢下你一个人去应付这件事……必要的时候，我会帮你们请其他专家来会诊。"

总之，医生与重症患者的沟通首先要面对告知坏消息的挑战，坏消息是一种消极的应激源，它会将患者带入严重的创伤应激和角色混乱状态，进而产生更严重的健康损伤。为此，医生需要克服来自多方面的告知障碍，将坏消息传达给患者或患者家属，并在此基础上建立起治疗同盟。

第七节 医患文化沟通

在临床工作中常常发现，医护人员按照常规与患者进行相应的沟通，有时却不知为何无法达到有效的沟通效果。其实，影响医患沟通效果的因素有很多，但是，纵观全局，熟悉双方的文化背景对有效的医患沟通起着关键的作用。如果在医患沟通过程中忽略沟通对象的文化背景，忽略先"识人"再"识病"的沟通程序，那么就犹如开锁时没有找到匹配的钥匙。因此，医护人员研究和探索医患文化沟通的概念十分重要。

一、医患文化的概念

文化的概念繁多，公众最为接受的一种是，文化是在某一特定群体或社会生活中形成的，并为其成员所共有的生存方式的总和（文化的内涵），包括价值观、语言、知识、思维方式、信仰、艺术、法律、风俗习惯、风尚、生活态度和行为准则，以及相应的物质表现形式等（文化的外延）。简而言之，研究文化就是研究生存方式，包括精神文化（隐性）与物质文化（显性）。

所谓"医患文化"是指显性或隐性影响医疗活动、医患双方所各自代表的文化。换言之，所有的医疗行为总是在医患双方千差万别的文化背景下发生的，在不知不觉的、显性或隐性的状态中，彼此的文化差异造成双方对健康与疾病的知、信、行的碰撞与磨合。正能量产生于双方（往往医方起主导作用，患方起主体作用）在某种程度上实现文化识别、调整与修正后的结果。

二、医患文化沟通的概念

医患文化沟通（physician-patient culture communication）是指来自特定文化背景的医方与来自另一种不同文化背景的患方，围绕患者健康与疾病的知、信、行等问题，进行信息交流的行为过程，如图4-2所示。

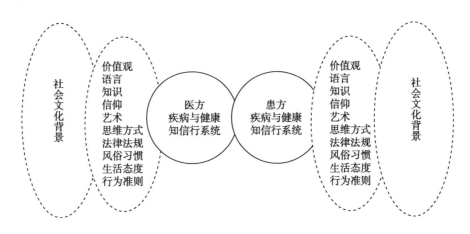

图 4-2　医患文化沟通模型

也就是说，医患之间的沟通，表面上看是双方涉及患者健康、疾病的诊断和治疗等问题，但实质上是双方的观念与观点、选择与决策、认知与行为等信息部分或全部认同的过程。医患沟通无时无刻不受着个人原有文化体系的影响。

因此，在医患文化沟通过程中，临床医护人员要具备一定的文化敏感性，要能够敏锐地通过患者的年龄、性别、职业类别、家庭成员等信息，以及外貌、体态、话语、行为特征等外显信息来判断和掌握患者的基本文化背景，及时调整自己，采取符合患者文化背景的方式进行医患沟通，以取得良好的沟通效果。在某种程度上，可以将医患文化沟通理解为跨文化沟通。

三、医患文化沟通理论——洛特曼文化符号学理论

每个个体都是一个文化符号系统，文化符号系统总是与外系统进行互动交换，才能推动自身文化符号系统的发展，任何绝对封闭的文化系统是不存在的。个体文化符号系统与外部文化符号系统的差异可引起双方的矛盾，为了缩小这些差异，应对彼此进行自我评估、自我调整，从而形成新的文化观和历史观，即文化发展的过程必然伴随着文化的自我评估和自我调整。

洛特曼（Paul Lotman）文化符号学理论揭示：人是社会的人，社会性是人的本质属性，任何人都不能脱离社会而获得发展。社会性则要求医护人员必须与周围的人进行人际交往及沟通，而个体在沟通时都会带着自己的文化印记。沟通双方"矛盾"产生的根源，本质上是由双方文化印记的差异而导致的；双方为"缩小差异"而进行沟通，需要彼此进行文化要素的自我评估和自我调整。

洛特曼文化符号学理论提示医护人员在医疗护理中，应主动、有意识地进行文化的评估、调整和重建，以识别和适应千变万化的具有不同文化特征的患者。事实上，医护人员主动实践跨文化沟通，不仅有益于患者的健康，也有益于医护人员自身的成长。

四、医患文化沟通的内容

在医疗护理过程中，医护人员应注重观察患者的文化要素，即在关注文化符号系统（知人）的前提下，与患方讨论健康与疾病相关的问题（知病）。其中的文化要素包括价值观、语言、知识、思维方式、信念、法律、风俗习惯、风尚以及行为准则等。

就医患双方而言，不同的社会文化背景会导致医方和患方具有不同的健康与疾病认知系统。而医患文化沟通的目的就是缩小医方与患方在疾病与认知系统方面的差异，进而提高医疗护理服务质量。以下从多个方面对医患文化沟通的内容进行讨论。

（一）价值观

一个人的价值观对个体的行为标准具有重要的影响。心理学家总结出了价值观在个体心理行为上的影响，主要包括以下四个方面：

第一，概括功能。价值观不受某种具体的情景限制，能够给予人们恒定的、抽象的、哲学的指导。

第二，判断功能。价值观可以帮助人们对自己及他人的行为和外在的事件作出评价和选择。比如，医院里会有来自不同地域的患者，每个患者对疾病在身体和心理上的反应都是不一样的，医护人员需要用自己的专业知识从患者外显的行为表现上作出有关身心健康问题的判断。

第三，分辨功能。一件事情往往可能会受到多种价值观的制约，而它们的作用有时是互相对立和冲突的，此时价值观的分辨功能就能发挥作用，即通过比较不同价值观的重要性，作出适合于社会个人的判断与决策。

第四，文化功能。价值观其实质是某一文化所共有的行为标准，因此，人们可以以价值观的异同来判断自己和他人是否归属于同一种文化背景。物以类聚，人以群分，有着相同价值观的人更容易聚集在一起，从而形成特定群体的文化特征。

价值观还可以进一步体现在思想和道德上，主要包括义务、良心、信誉、幸福等。作为社会过程，道德还包括道德行为、道德品质、道德评价、道德教育和修养等环节。因此，价值观对一个人的影响既有内在的，也有外在的。

（二）语言

首先，研究者认为文化要素中的语言其实就是指沟通。实际上，沟通又包括语言沟通和非语言沟通。其次，语言与思维互相联系，但思维不等同于语言；思维先于语言形成，语言促进思维发展；对于同一种思维，沟通表达方式可以多样。

语言的承载方式主要有两种，即人的肢体行为（包括口述声音、手势及表情等）和符号语言（符号的应用主要表现为文字）。由于语言带有个人的文化印记，所以每个人所使用的语言是不尽相同的。因此，在医患文化沟通过程中，医护人员首先应该评估患者的语言表达方式，使用与患者相匹配的沟通方式。

（三）知识和技术

知识和技术水平与对疾病信息、诊断信息、治疗信息、药物信息和其他信息等的了解程度有关。在医患文化沟通过程中，只有了解患者的知识和技术水平，了解医患间的差异，才能采取恰当的沟通方式和渠道，获得满意的沟通效果。

（四）思维风格

思维风格是指智力活动的风格或倾向性，如整体与局部、保守与创新、逻辑与形象、理性与感性等。思维风格可影响沟通过程中信息的传递。首先，医护人员应注重培养自己的思维方式。经过思考而获得的真理，就像自己天生的四肢，也只有这样的东西才真正属于自己。其次，医护人员应注重了解患方的思维方式。医护人员只有与患者保持同一步调，即采取与患者匹配的思维方式，才能较好地发现患者存在的问题、问题产生的原因，甚至找到多种解决问题的方法。

（五）信仰

文化要素中的信仰主要与宗教信仰有关，也与人们相信什么有关，后者又与健康与疾病的知、信、行相互联系。宗教信仰会在一定程度上影响着疾病的发生和转归。因此，在医患文化沟通时，需要准确评估患者的信仰，针对具有宗教信仰的患者,评估该信仰是否在其疾病发生过程中产生某些促进或阻碍作用,进而努力帮助患者发挥其促进作用、削弱其阻碍作用,促进患者早日康复。

（六）艺术

这里所指的"艺术"主要涉及艺术修养。医护人员是健康的守护者,在帮助患者应对疾病的同时,也肩负着传播健康信念的使命,如引导患者修身养性,实现道德自律,坚守道德底线,提高思想境界,减少或避免人际冲突,帮助构建和谐社会。

（七）法律

文化要素中所指的"法律"包括法律法规和规章制度的知、信、行,也涉及一个人的自律性。在医患文化沟通时,医护人员要学会通过收集信息准确地识别患者是否是一个遵守法律规范的人,准确识别患者的个性倾向,以避免医患矛盾和冲突的产生。

（八）风俗习惯

医务人员要注意到不同风俗习惯对患者的影响。在询问时,注意收集有关患者的风俗习惯信息,判断其饮食习惯、生活习惯等是否在其疾病的发生、发展及转归中起作用,在患者治疗的过程中给予针对性的治疗及护理建议和措施。如北方人喜食腌制食品,导致人群高血压的患病率普遍较高等。对高血压患者进行血压控制的过程中,其中重要的一项就是对饮食的调整:禁食或少食腌制食品。

以上讨论的医患文化沟通更多涉及精神的、思想的、知识的隐性文化层面,而这些隐性文化往往会通过物质的、行为的、实践的显性文化层面表现出来。医护人员在进行医患文化沟通时,要做有心的文化识别者、"素描家",识别文化差异,描绘出不同文化特征的患者形象,以便做到文化相融,促进医疗护理质量的提升。

五、医患文化沟通的意义

医院是以提供医疗服务为主要目的的专业性服务组织,其特性主要体现在专业性、复杂性、相互依赖性、不确定性和高风险性。由于具有这些特征,因此,医院在提供医疗服务过程中具有较高的风险,对于医院来讲,时刻面临着医疗服务质量和患者安全的严峻挑战。研究医患文化沟通具有十分重要的意义。

（一）提高医疗服务质量

随着社会的进步和发展,在新的健康观念和现代医学模式背景下,医疗服务质量被赋予新的内涵，它不仅涵盖诊疗质量的内容，还强调患者的满意度、医疗工作效率等，具体体现在以下方面：

1. 提高疾病诊断、治疗和护理的质量

（1）提高疾病诊断的准确性：患者就医时，医护人员首先需要对其病史资料进行采集，在这一过程中，尤其要注意评估患者不同的文化背景（如生活方式、饮食习惯、宗教信仰等）对疾病表现等的影响。

（2）提高疾病治疗的准确性：一方面，任何治疗手段的实施都必须取得患者及其家属的同意和配合，如普通医嘱的执行、特殊用药和特殊检查、手术等。另一方面，如果忽视患者及其家属的知情权，缺乏告知意识，不进行有效的医患沟通，甚至没有沟通，强行实施某一治疗手段，必然埋下医疗安全隐患。

（3）提高疾病护理的准确性：在临床医疗护理工作中，护士的岗位性质决定着要直接面对患者，在配合医生治疗患者机体疾病的同时，要以患者为中心（主体），考虑患者在生理、心理、社会文化及环境等方面的需求，进而提供关于疾病的诊治、护理内容以及有关医学护理知识，调动患者接受治疗和护理的主观能动性，从而达到良好的治疗和护理效果，促进患者早日康复。

2. 提高患者就医的满意度　患者是医疗服务的亲历者，也是医疗服务质量最权威的评价者，患者满意度是衡量医疗质量的重要指标之一。医院不断提升为患者服务的意识，要全面了解患者的不同层次需求，从而有针对性地开展人性化、科学化、全程化、高水平的医疗服务，满足患者的不同需求，提高患者的满意度。

（二）建立和谐医患关系

随着现代医学科技的发展，医患关系的"物化"和医患之间的"失语"状态，使医学本身的人性化特征渐趋消失，医学的发展出现了不应有的"失衡状态"。

加强医患文化沟通正是扭转医患关系的"物化"和"失衡"状态的有效途径，医患文化沟通强调的是双方"文化的沟通"，即要求医方在充分了解患方的基础上给予其充分的尊重，在合作协商的基础上为患者作出最佳决策，这样必然有助于建立和谐的医患关系。

（三）缓解医患冲突

由于医患双方代表两个具有不同社会文化背景的群体，当前出现的医患关系问题，其实质就是文化冲突。因此，有必要强调医患文化沟通，缓解因文化差异引发的医患冲突。

1. **规避医患冲突**　患者到医院就医,医方与不同的患者进行沟通时,应该针对其不同的文化背景,采取恰当的方式进行沟通,使得患方尽可能准确、全面地接收或理解医方所要传递的信息。这样一来,患者便不容易产生被敷衍、不受重视的感觉,也不会因为个人愿望和要求没有达到而对医护人员产生不满,在一定程度上可以避免产生医患冲突。

2. **减缓医患冲突**　首先,医护人员不应简单地把患方当作无理取闹、寻衅滋事者,只看到对方的过激言行,而采取坚持己见的做法,给患者生硬、不够准确的解释,这样只会使冲突态势激化,甚至使冲突升级、不可收拾;其次,医护人员要正视冲突,理智对待并分析冲突产生的文化根源,做到尊重并理解患者,从文化要素中找出医患文化差异和矛盾的症结所在,与患方耐心地进行沟通,缓和对立的情绪状态,使冲突由大变小、由繁到简、由强到弱,甚至平息下来。

3. **化解医患冲突**　在化解医患冲突时,更需要医护人员运用共情这一沟通技术。医方要首先与患方共情,了解患方出现某种过激情绪的原因,尽量做到理解患方,同时引导患方与医方共情,双方做到相互理解。尽管存在个体差异,但医患双方的终极价值是趋同一致的,都是为了实现健康需求,而冲突是两者都不愿意看到的事情。因此,只要沟通到位,双方就可以重建合作气氛,达成一致的观点。

本 章 小 结

医患沟通是一门艺术。沟通在医患关系中发挥着重要作用,直接影响疾病的诊断与治疗,影响患者身心健康的恢复,也关系到医务工作者的形象塑造。通过沟通,可以赢得患者的配合、家属的支持。在构建和谐社会、落实以人为本的今天,信任、和谐的医患关系是维护医患双方权益不可缺少的根本保证。本章内容从医与患的角度讲述医患沟通的问题所在以及解决策略,为读者在解决临床实践问题的过程中提供了思路,同时也使患者对医患沟通的艺术有了进一步的理解。"吾听吾忘,吾见吾记,吾做吾悟",只有走近患者去亲身体验,才能在实践中不断总结出好的经验。医务人员加强与患者沟通交流,时时体现对患者细心、耐心、关心和爱心,处处体现对患者的人性化服务,是医疗服务工作不可缺少的环节,也是医疗服务发展的必然趋势。和谐的医患关系需要人文的关怀与善意的沟通。

第五章 护患关系管理

学习目标

1. 掌握护患关系的基本模式,明确护患关系的影响因素。
2. 了解护患关系的特征,明确护患关系的技术与非技术关系。
3. 讨论护患沟通技巧;新形势下护患关系的展望。
4. 介绍护患沟通评价工具。

第一节 护患关系概述

一、护患关系的含义

护患关系(nurse-patient relationship)是护理人员与患者为医疗护理的共同目标发生互动的现象。在医院这个特定的环境中,护患关系是护理人员所面临的诸多人际关系中最重要的关系。建立护患关系的目的是帮助患者确认并满足其需要。在护理实践中,护患关系与护理效果密切相关。因此,每一位护理人员都应处理好这一关系。

护患沟通是护患关系的主要内容。护患沟通是指医疗卫生活动中护患之间运用语言及非语言方式进行的相关信息及感受的交流过程。护理学导论中将护患沟通定义为护理人员与服务对象之间的信息交流及相互作用的过程,双方互动的内容是与服务对象直接或间接相关的护理及康复的有关内容,同时也涵盖了双方的思想、情感、要求及愿望等方面的沟通。有学者指出护患沟通是护患之间人际关系的主要内容,是护士在从事护理工作过程中,由于其工作性质、职能范围等方面的特点,需要与各种服务对象,包括患有各种身心疾病的患者、患者家属、医疗保健机构的其他医务人员及社区人员建立各种人际关系,为共同维护健康和促进健康的目的而进行的沟通。

二、护患关系的性质

护患关系是一种专业性互动关系,这种互动不仅仅局限于护患之间,而且是多方面的、多层面的互动。互动双方的一些特征如个人背景和经历、知识、情感,对健康与疾病的看法等均可影响双方对角色的期望和相互关系的感觉,进而影响护患关系的和谐。同时护患关系也是一种治疗性关系,护士作为护理服务的提供者、患者健康方面问题的咨询者、代言者、解决者和健康教育者,有责任使护理工作达到积极的、建设性的效果,从而起到治疗作用。

(一)护患关系是一种专业性人际关系

人际关系(interpersonal relationship)是指人与人之间在心理上的吸引与排斥关系,通过交往而建立,反映了人与人之间在心理上的亲疏远近。人际关系的变化和发展,取决于人们在相互交往过程中物质需要和精神需要的满足程度,因而带有一定的感情色彩。

护患关系是一种人际关系,是护理人员在帮助患者满足需要的过程中形成的帮助与被帮助的关系。由于各种原因,患者有时无法自行满足其基本需要,而渴望获得帮助。护士作为一个专业帮助者,有最佳的机会与前来寻求帮助的人们接触,因而护患关系得以建立,且以患者的需要为中心。护士通过护理评估帮助患者确认他们未满足的需要,制订相应的护理计划和实施护理措施来满足这些需要,并对护理效果进行评价。因此,护患关系是一种专业性人际关系(亦称治疗性人际关系)。

(二)护患关系是多元化的互动关系

护患关系建立于护士与患者的互动中。在护患交往中,护患双方都会将自己的思想、情绪感受、价值观、行为模式、健康和疾病方面的经验等带入关系中,影响对方的感受与期望,并进一步影响彼此间的交往。由于护患关系的建立是以患者的需要为中心,因而与一般人际关系不同,除个人经验、一般生活经验及与健康有关的特殊经验等因素外,护理人员的知识、技能也会影响到护患关系的建立。

三、护患关系的特征

护患关系具有一般人与人之间关系的共性，如这种关系是双向的，以一定的目的为基础，是在特定的背景下形成的。但是，护患关系又具有其自身的特征。

（一）护患关系是治疗性的关系

护士与服务对象的交往不是由于护患之间的吸引，而是一种职业行为。护患关系的建立是以解决服务对象患病期间在生理、心理、社会等方面所遇到的问题，最终满足服务对象的需要为目的，这是护患关系与其他人际关系的不同之处。由于服务对象疾病治疗和护理的需要，以及护士满足服务对象需要的知识与技能的储备，使双方发生了以治疗为主要目的的人际关系（图5-1），这种需要构成了双方关系的基础。

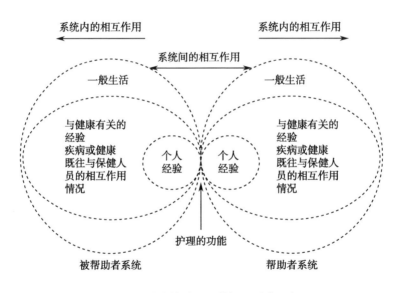

图 5-1　治疗性关系及其相互影响因素

（二）护患关系是帮助性的关系

护患双方的关系，不是某一护士与服务对象之间的关系，而是帮助系统与接受帮助系统间的关系。帮助系统包括护士、医生、其他医务人员和医院行政人员，接受帮助系统包括服务对象及其家属、亲朋好友、同事等。某一护士为服务对象提供帮助，实际上是执行帮助系统的职责，护士群体中任何一个护士对服务对象的态度、责任心等，都会影响服务对象对护理质量的整体感受和评价；而服务对象接受帮助，也体现了其本人和亲友的需求。

（三）护患关系是专业性的互动关系

护患双方相互影响、相互作用，由此构成了二者之间的关系。护患之间要达成对健康知识的共识，就必须有双方之间专业性的互动。在这种互动关系建立的过程中，护患双方的个人经验，如生活经历、情感态度、知识积累、对事物的看法、疾病和健康方面的特殊经历，都可以影响彼此之间的期望与感受，进而影响护患关系的质量。

（四）护患关系是以服务对象为中心的关系

护患关系是在服务对象患病的前提下建立的，护患双方的相互影响作用是不对等的。服务对象由于疾病的折磨而接受治疗和护理，处于被动接受帮助地位，护士则处于提供帮助的主导地位。这就决定了在护患关系的建立和维系中，始终应以服务对象的健康为宗旨，一切护理活动和护患交往都必须以解决服务对象的护理问题为目的。

第二节　护患关系的基本内容

由于受到多种因素的影响，在医疗护理活动的过程中会形成不同内容的护患关系，基本内容主要包括技术性关系和非技术性关系。

一、技术性关系

技术性关系（technical relationship）是护患双方在一系列护理活动过程中所建立起来的，以护士拥有相关的护理知识及技术为前提的一种帮助关系。技术性关系是护患关系的基础，是维系护患关系的纽带。在技术性关系中，护士处于帮助患者解决病痛、恢复健康的主动地位，是服务主体，对护患关系的发展趋势产生决定性作用。

二、非技术性关系

非技术性关系（non-technical relationship）是指护患双方由于受社会、心理、经济等多种因素的影响，在实施医护技术的过程中形成的道德、利益、价值、法律等多种内容的关系。

（一）道德关系

道德关系是非技术关系中最重要的内容。由于护患双方所处的地位、环境、利益以及文化教育、道德修养不同，在护理活动中很容易对一些问题或行为在理解和要求上产生各种矛盾。护患双方为了协调矛盾都应按照一定的道德原则和规范来约束自身的行为，双方都应尊重对方的生命价值、人格和权利，从而形成一种新型的道德关系。作为一名护士，应以护理道德来严格要求自己，并贯彻于护理工作的始终。

（二）利益关系

利益关系是指护患双方在相互作用的基础上发生的物质和精神方面的利益关系。患者的利益表现在付出一定费用后得到治疗和护理，满足解除病痛、恢复健康等健康利益的需要；护士利益表现在通过为患者提供护理服务获得薪酬等物质利益，以及由于实施护理使患者康复而得到精神上的满足及成就感。护患双方的利益关系是在公正条件下的一种平等互助的人际关系。救死扶伤、治病救人是医护工作者的天职，这种职业道德的特殊性，决定了护患之间的利益关系不能等同于一般商品的等价交换，而必须在维护患者健康利益的前提下进行。

（三）法律关系

法律关系是指护患双方在护理活动中各自的行动和权益都受到法律的约束和保护，在法律范围内行使各自的权利与义务，调整护患之间的关系。随着社会法制的建立与完善，法律规范已成为护患关系的主要调节手段。护患双方都应学会用法律武器维护自己的正当权益。在护理工作中，护患双方都必须承担各自的法定责任和义务，以法律作为自己行为的准则，侵犯任何一方的正当权利都会受到法律的制约。

（四）价值关系

价值关系是指以护理活动为中介的体现护患双方各自社会价值的关系。护士在职业服务中，运用专业知识和技能为患者提供优质服务，履行对他人的道德责任和社会义务，使患者重获健康，实现了崇高的社会价值。而患者恢复健康后重返工作岗位为社会作贡献，也同样实现了个人的社会价值。

第三节　护患关系建立的过程及模式

一、护患关系建立的过程

护理人员须在不同的情况下建立、维持及结束与患者的关系。护患关系的建立可分为3期。

1. **第1期（初始期）**　当患者寻求专业帮助与护士接触时护患关系开始

建立。此期主要任务是建立信任感和确认患者的需要。护士在查阅患者资料、询问有关人员、了解患者信息的情况下，以真诚的态度向患者介绍自己，解释自己负责的护理工作，建立一个有助于增进患者自尊的环境，以取得患者的信任。护士还须收集患者的健康资料，准确找出患者潜在的健康问题（未满足的需要），并鼓励患者积极参与互动。

2. **第2期（工作期）**　此期主要任务是在彼此信任的基础上，帮助患者解决已确认的健康问题，满足其需要。护士通过制订护理计划、实施护理措施来达到既定的护理目标。在这过程中，护士应尽可能与患者商讨，鼓励他们积极参与，以增进其自主性，减少对护理的依赖。

3. **第3期（结束期）**　此期主要任务是成功地结束关系。在此期到来之前，护士应预计可能出现的问题，拟订解决方案，征求患者的意见，以便今后改进工作。护士还应了解患者对结束彼此关系的感受，回顾双方所做的努力和达到的预期目标，以减轻失落感。

二、护患关系的基本模式

1. **美国学者萨斯和荷伦德提出了医患关系的三种模式，此模式同样适用于护患关系。**

（1）主动-被动型模式（activity- passivity model）：这是一种传统的护患关系模式。在对患者的护理中，护士处于主动的、主导的地位。所有对患者的护理活动，只要护士认为有必要，并不须经患者同意。而患者处于完全被动的、接受的从属地位，只会完全服从护士的决定，而不会提出任何异议。这一模式通常发生在患者难以表达自己意见的情况下，如患者为婴儿，或处于昏迷、休克状态，或处于全麻手术过程中，此时，患者无法表达意见，需护理人员发挥积极能动作用。

（2）指导-合作型模式（guidance- cooperation model）：在护理活动中，护患双方都具有主动性，护士决定护理方案、措施，也指导患者有关缓解症状、促进康复的方法。而患者则尊重护士的决定，并主动配合，向护士提供与自己疾病有关的信息，对护理方案、措施提出建议与意见。这一模式适用于患者病情较重但神志清醒的情况下。此时，患者希望得到护士的指导，能发挥自己的主观能动性，积极合作，因而有利于提高护理成效。

（3）共同参与型模式（mutual- participation model）：这一模式以平等合作为基础，护患双方具有大致同等的权利，共同参与护理措施的决策和实施。在这一模式中，患者不是被动接受护理，而是积极主动地配合并亲自参与护理，护士也能尊重患者的权利，与患者共同商定有关护理措施，共同分担风险，共享护理成果，体现了护患之间的双向作用。此模式适用于慢性病患者和受过良好教育的患者，他们对自身健康状况有比较充分的了解，把自己看作战胜疾病的主体，有强烈的参与意识。

三种护患关系各有特点，其中指导-合作型与共同参与型更能发挥患者的主动性，有利于提高护理效率。因此，只要患者能表达自己的意见，护理人员就应该尊重患者的权利，鼓励他们共同参与护理活动。

2. "五习惯"护患沟通模式 以美国 Terry Stein 和 Richard M.Frankel 博士研发的"四习惯"沟通模式为基础，我国刘新春教授提出"五习惯"护患沟通模式。"五习惯"护患沟通模式包括五个习惯、十五个技能。

（1）尊重示善，融洽关系

1）迅速建立融洽关系：用礼貌语问候患者；向患者及家属作自我介绍；对患者的耐心等候表示感谢；使用平等、友好对话方式。向患者传递已了解到的病史信息；向患者表达愿意提供帮助的意愿。

2）介绍就医环境、流程：向患者介绍就医环境、布局和大致就医流程。

（2）了解病情，引导观点

1）询问患者就诊原因：使用开放式提问了解患者就诊原因；在交流和护理时注意保护患者隐私。

2）了解患者的想法：询问患者对自身疾患或症状的想法和观点。

3）了解患者生活所受到的影响：询问患者因为身体不适对其日常生活、工作、家庭等带来的影响；询问患者的感受。

（3）表达共情，建立信任

1）对患者的情感表达持开放态度：注意患者的身体语言和语音语调的变化。

2）至少表达一次对患者的同情：使用诸如"嗯，那确实挺难受的"回应，表达对患者的同情和理解。

3）通过非语言行为传递共情：使用停顿沉默、触摸或面部表情表达对患者的理解和同情。

（4）风险告知，知情同意

1）向患者解释检查、治疗、护理相关信息：向患者解释诊疗护理程序、措施、地点、医疗花费等；使用通俗易懂的语言，避免使用专业术语。

2）向患者解释检查、药物、治疗存在的风险和副作用：必要时，向患者补充解释检查、药物、治疗、护理手段可能带来的副作用；评估患者是否已经真正理解护士所说的内容。

3）请患者签署知情同意书：除了做好口头交代，必要时做好文字记录，请患者签署知情同意书；重大疾病（如脑外伤昏迷、癌症），可与患者家属先沟通，必要时签署授权委托书。

（5）分享信息，协商决策

1）与患者或家属交流疾病的相关信息：告知患者或家属疾病护理相关信息；评估患者或家属是否已真正理解获知的信息。

2）为患者做健康教育：向患者推荐健康生活方式；向患者提供相关资料和信息渠道。

3）邀请、鼓励患者参与决策：向患者提供备选方案，分析利弊，提供合理化建议；尊重患者的选择。

4）结束交流：询问患者是否还有需要了解的问题；向患者强调积极、持续治疗的重要性。

三、护患关系的影响因素

护患关系受到多方因素的影响，理解和认识这些因素对于构建和谐的护患关系有重要的意义。护患关系的影响因素如下：

（一）护方因素

1. 道德因素 只有具有高尚职业道德的护士，才能在工作中以患者为中心，从患者的生理、心理和社会各方面出发，帮助患者早日康复。在临床护理工作中，少数护士缺乏"以人为本"为患者服务的意识，对患者服务态度冷漠、生硬，工作粗心大意，敷衍了事，缺乏工作责任感，甚至玩忽职守，发生护理差错或事故，极少数人甚至以权谋私。这些行为不仅影响了护士的职业形象，失去患者的信任，更使患者的健康受到极大损害，严重影响护患关系。

2. 心理因素 护士的服务对象是有健康问题或潜在健康问题的患者，并不是某一患病的器官或组织。这就要求护士必须首先具备健康、稳定的心理素质，细致、敏锐的观察能力，专业的心理疏导技能。由于护士长期承受来自工作、社会和家庭的压力，易出现情绪不稳、焦虑，导致护士带着不良情绪进行工作，对患者表现得不关心、不热心、不耐心，造成护患关系不和谐。

3. 技术因素 护士的业务能力不仅关系到护理质量，也常常影响到护患关系。护士如果缺乏扎实的专业知识、精湛熟练的操作技能和熟练的沟通技巧，会引起患者的不安全感，使患者或家属对护士业务能力表示怀疑，从而产生抗拒心理，导致护患关系紧张和恶化。

4. 其他因素 护士的身体素质因素、气质、性格、工作作风、表达能力等方面，同样是影响护患关系的重要因素，应该引起护士的高度重视和注意。

（二）患方因素

1. 心理因素 患者生病以后，其社会角色发生了多重变化，尤其是住院治疗的患者，常常会表现出心理失衡、烦恼、愤怒、多疑，这势必会影响患者和他人的关系。有的患者对护理效果期望值过高，表现为对护士工作求全责备，甚至提出不符合医学护理规律的要求，当期望得不到满足时，就容易产生矛盾。有些危重或疑难病例，虽然积极救治，精心护理，最后仍然无效，患者及家属不能理解甚至无端指责护士，这也是引发护患矛盾的重要因素。

2. 认知因素 医护服务是一种特殊性质的消费服务，有一部分患者对自己患有的慢性疾病、重大疾病认识不足，认为只要是付了钱，就应该"钱到病除"，将医护服务等同于其他形式的商业服务，加上医患之间的信息不对称，容易引发矛盾。有的患者无视医院规章制度，浪费药品、损坏公物等，这些都有可能导致护患关系不和谐。

（三）院方因素

医院管理水平落后，医疗护理设备和生活设施陈旧，不能满足患者的需求；护理管理制度不健全、不完善、不科学，护理服务水平低下，管理混乱，医院环境差，病房卫生设施不配套，脏、乱、差现象严重，会给患者造成不舒适、不方便或不适应的感觉；收费价格不合理也会引起患者的不满情绪，造成护患关系紧张。

（四）社会因素

当前，我国医疗卫生事业的发展远不能满足人民群众的需要，主要表现在卫生资源不足和使用分配不公、社会医疗保险制度改革不到位、卫生法律法规的修订滞后、医疗服务收费标准不合理、舆论宣传对整个卫生行业所作贡献这一主流宣传不够等，这些因素都直接或间接影响着护患关系。

第四节　护患沟通技巧

人际沟通是将思想、感受、意念传递给对方并为对方所接受，是接受、了解对方的双向过程，是人类特有的需求。

护患沟通是护士与患者之间的信息交流及相互作用的过程。所交流的内容是与患者的护理及康复直接或间接相关的信息，同时也包括双方的思想、感情、愿望及要求等方面的沟通,旨在建立良好的护患关系;全面了解患者,收集有关信息,为护理提供充分的依据;为患者提供健康知识及心理支持,促进患者的身心健康,提高护理质量。良好的护患沟通技巧,是建立护理中的良性人际关系的基础,使工作协调一致。护士通过有效的护患沟通,发展及促进良好的护患关系,及时满足患者的身心需要,使患者早日康复。

一、护患沟通的基本形式

(一)语言沟通

语言沟通指以词语符号实现的沟通,它使人的沟通过程可以超越时空限制,是最准确、最有效、运用最广泛的沟通方式。语言沟通的基本形式有口头语言(以说话的方式实现的沟通)与书面语言(借助书面文字材料实现的沟通)。在护患沟通中,语言沟通有其独特的地位,其重要作用有以下几点:

1. 语言沟通是患者的一种强烈愿望和要求。

2. 从沟通的内容看,它不同于普通人际沟通,它是围绕对疾病征兆、感受、探查和诊疗来进行的。在绝大多数情况下,这些内容不可能用动作、姿态、表情和行为方式来进行完整、准确和科学的传达与沟通。作为人类思维的工具和结果——语言是最佳方式,因此,体现医学科学的语言在护患沟通中具有独特的作用。

3. 语言在医疗服务中的独特作用还表现在抚慰、启迪和调节患者自身的抗病能力。

(二)非语言沟通

非语言沟通指借助非词语符号,通过姿势、动作、表情、呻吟、接触等实现的沟通,具有东方传统文化的中国人在表达和传递情感信息时,使用的媒介大约38%为动作、姿态或行为方式,55%为表情。由此可以认为,中国人之间的人际沟通是多媒介、多方面的,并不全是语言沟通。

二、护患沟通需要具备的情感条件

(一)真诚

真诚是指沟通者在沟通过程中是一个真实的人,她以真正的自己表里如一地与患者相处,诚实地向其表达自己的思想和感受,发自内心地帮助患者。患者只有体验到了沟通者的真诚,才会向其表露和倾诉自己的心理问题。

(二)尊重与被尊重

尊重是护患沟通的前提。护士在工作中要恰当的表达对患者的尊重,如:

有礼貌地称呼对方,使其产生相互平等、相互尊重的感觉;表达尊重还体现在对患者的关注、倾听和适当的反馈。关注是指在沟通过程中护士要把注意力集中到患者身上,注意其一言一行、面部表情,眼睛要注视对方,并与之有目光交流。通过目光接触,表达对患者的尊重和愿意倾听其讲述。关注包括对患者身体的关注和心理的关注。当患者感受到被关怀和被理解时,也切实感受到了被尊重,因此会产生一种满足感。

（三）同感心

学者罗哲斯将同感心定义为对当事人的内心世界犹如亲身体验过的了解,即沟通者对患者内心世界的了解如同亲身体验了患者的经历一样。倾听者能够敏锐地进入当事人的内心世界,包括当事人的处境和想法及其恐惧、恼怒、困扰或其他情绪,而不加以判断,也不尝试去揭露当事人潜意识的感受,并将了解的内容传达给对方,让他知道其内心感受已经被了解。具有同感心的了解是不以客观的、外在的或个人的标准来看待事物,而是设身处地以当事人的参照标准来理解。采取换位思考的方法耐心地与其交谈,无条件地接受和肯定其心理感受。即不只是对当事人有一定的认识,而且能体会他的感受,体察他的思想,了解其如何看自己,如何看周围的世界,而不是对当事人的心理反应进行揣测和评判。

三、护患沟通的重要性

（一）护患沟通是收集患者资料的重要手段

护患沟通是患者就医诊疗过程中的基石。医护人员使用恰当的沟通技巧去获取病史资料,完成和谐完整的医护患沟通,可以使医护人员得到准确的病史信息,为准确诊断疾病提供关键的病史资料。

（二）良好的沟通可提高护理质量,促进患者康复

沟通能促进并建立相互理解、信任、支持的护患关系,护士也可以通过沟通去识别和满足患者的需要,疏通患者的不良情绪,因此有效的沟通对提高护理质量有促进作用。

（三）良好的沟通可降低护理差错事故的发生

通过良好深层次的沟通,护理人员能够全面了解患者的治疗和护理,可以减少错误给药等护理差错事故的发生。同时医务人员运用良好的沟通技巧,可促进和谐的医患沟通,减少因信息沟通不畅导致的医患纠纷。因此,在一定程度上,好的护患交流就意味着低的医患纠纷。

四、促进护理人员与患者沟通的条件

1. 充足的护理人力是实现深层次沟通的重要条件 当护理人力能满足患者最基本的治疗和护理需要时,护理人员就有充分的与患者交流的时间,只有与患者不断地交谈,才能了解患者的心理状态,才能了解患者的需要,才能与患者进行深层次的沟通,进而获得患者的信任。当前有这么一个偏见,认为护理人员缺乏时亦能与患者进行深层次的沟通,从理论和愿望上来讲是对的,但是,当护理人力不够时,护理人员对于基本的治疗和护理,都需要一种高节奏的工作强度才能完成,又何以有时间与患者进行充分交流。因此,必须鼓励护士利用为患者做治疗和护理的时间与患者交流。还可通过调整排班方式,提高护理患者的效率,增加与患者的沟通时间。

2. 具备扎实的专业知识和其他相关人文社会学知识是护患沟通的基础 当护理人员具备丰富的疾病知识及护理人文知识时,容易使患者对她产生信任感,从而愿意与她交流,同时护理人员所具备的理论知识能对患者做出针对性的指导。护士与患者沟通时,要随时观察患者的面部表情及病情,及时了解并满足患者的需要。例如1例乳腺癌根治术后患者,此时护士与她交流有关手术后患侧上肢的功能锻炼问题,是患者非常感兴趣的问题,那么就有一个很好的交流平台。又如当一个患者腹痛很厉害,着急如厕时,此时护士应识别到患者的第一需要是协助她排便,此时与患者交谈是非常不合适的。

3. 尊重患者是沟通的前提 在护士与患者沟通中,首先是礼节式的沟通,体现在护士尊重患者的基础上,认真做好每一项护理操作,得到患者的信任,让患者乐于与护士沟通,这样才能达到有效的护患沟通。由礼节性的沟通上升到陈述事实的沟通,是建立在相互尊重、相互信任基础上的,在这个过程中护士应以自身审慎的工作态度、良好的职业情操感染患者,使沟通逐渐上升到高层次。

4. 良好的语言表达能力及理解方言的能力也是实现沟通的必要条件 由于患者求医来自各地,而中国的方言具有多样性,所以护士必须提高听懂方言的能力。例如新加坡是一个多民族混居的国家,在新加坡中央医院护士长排班,必须考虑各民族的护士混排上班,即每一个班会安排华人护士、印度护士、马来西亚护士上班,其目的就是满足各民族患者与护士交流时的语言需要。

5. 良好的技术是维系沟通的纽带 高超的护理技术是通过日常工作培

养的。作为一名合格的护士，应该注意自身技术的锤炼。娴熟的技巧是取得患者信任、建立和维持良好的护患关系的重要环节。

五、护患沟通技巧

（一）主动关心患者，建立彼此信任关系

信任是护患沟通的基础。护士要以温和的语言、真挚的情感、和蔼的态度，主动关心患者，以赢得患者的信任。如护士主动介绍自己的姓名及职责范围，耐心地解答患者提出的问题，尽力帮助其解决实际生活中的困难，信任就会自然地产生。在彼此信任的基础上，通过护士的主动询问，患者会很自然地向护士讲述他们的故事和心理感受。护士与之一起探讨他们的心理及感受，并通过疏导使患者情绪和心理感受表达出来，对患者的心理问题有治疗作用，而护士也能从交谈中了解患者的心理问题和症结所在。

（二）寻找谈话的切入点

护患语言沟通的艺术来自爱心及技巧。所谓谈话的切入点，即患者最关心或最需要解决的问题。找准了切入点，鼓励患者表达内心感受并给予心理支持，设身处地为患者着想，理解患者的感受，体谅患者生病及住院后所面临的巨大压力，特别是疾病比较严重时，患者会有一系列的情绪及行为变化，如情绪易激动，对周围的一切很敏感，也常从护士的言语、行为及面部表情来猜测自己的病情及预后。护士应以亲切、和蔼的态度，简短地向患者提问，及时对患者的需要作出反应，使其切实感受到护理人员的关心和重视。

（三）有计划地选择谈话内容

护士要根据患者的年龄、性别、民族、文化程度、职业、病情轻重等特点，选择适当的谈话内容，并根据患者的社会、家庭背景及当时的心理感受而灵活掌握。在一般情况下，护患沟通均传递当时特定环境下的需要及信息。如患者即将面临痛苦的检查或治疗，会出现焦虑、恐惧及不安的感觉，护士应及时了解患者的情感及心理变化，并向其提供针对性指导，如通过鼓励、安慰、真诚相助。这样不仅可以及时地处理患者的问题，满足其需要，而且使患者感到温暖、关心及重视，加深了护患关系。

（四）注意谈话的方式、语气及态度

护士应满腔热忱地面对患者，尊重患者的人格，维护患者的权利，并注意维护其自尊。护士说话时的语气要温和、诚恳，并尽量鼓励患者说出自己的想法。对患者提出的问题切忌使用审问的口吻，防止不耐烦地打断或粗暴地训斥患者，将对患者的爱心、同情心和真诚相助的情感融化在言语中。护士

亲切的话语可以让患者得到鼓励和安慰,从而减轻病痛,这种支持性沟通可以稳定患者的情绪,护士也可以了解患者的期望和需要。

（五）学会倾听

倾听是指专心地听,以求思想达成一致和感情表达的通畅,不仅表达了对患者的关心,还表达了对话题的兴趣。既要听到患者的表达内容,也要观察其非语言表达,用心体会并总结出患者要表达的意思,为其提供宣泄的机会。在沟通过程中,要全神贯注,集中精力,双方的距离以能够看清对方的表情、说话不费力但能听得清楚为度,要使用能够表达信息的动作,如点头、微笑等。这样,患者通常愿意向护士表达自己的心理感受。

（六）抓住谈话时机,把握谈话时间

根据病情轻重和患者情绪选择合适的谈话时机。如急性期患者要绝对卧床休息,这时护士只需要把关心恰到好处地传递给患者。待病情好转或稳定后再与其谈论疾病的诱发因素及心理感受,同时给予心理支持,使其得到理解和安慰。谈话期间,让患者保持舒适卧位,谈话时间以其能耐受及不感觉疲劳为度。谈话结束时,要真诚地向患者表示感谢。

总之,沟通是一种艺术,它首先需要沟通者有一颗博爱之心,借助真诚的语言,为患者创造一个舒适的环境,制造一种融洽的气氛,以鼓励患者表达内心的感受,激励其潜在的热情,调动其自身的积极性,消除影响疾病康复的不良情绪,达到早日恢复健康的目的。

第五节 新形势下护患关系展望

一、护患关系发展趋势

随着医学科学的迅猛发展,人们的道德观、价值观发生了深刻变化,参与意识、法律意识和权利意识日益增强,护患关系呈现出新的发展趋势。

（一）健康需求多元化

随着人民生活水平的不断提高,人们的价值观与健康观出现了多元化倾向,其需求在不断变化,医疗和护理服务模式随之不断变化,逐渐出现了"医疗咨询""远程会诊""优质优价"等新型服务模式。护士已不再只是作为医生的助手,被动执行医嘱,而要独立地、主动地开展整体护理工作。为适应这一趋势,必须全面提高护士专业水平与职业素质,以满足患者多元化服务需求。

（二）护患交往利益化

随着社会主义市场经济的建立和发展，医疗市场和医院管理体制改革不断深化，医院在首先考虑社会效益的前提下，同时也重视经济效益。强调经济管理与优质服务的统一，实行优质优价，把为患者服务与医院经济利益挂钩，使得护患关系中经济关系的因素明显增强。这种发展趋势，使少数医院在提供护理服务中，片面追求经济利益，最终必将损害正常的护患关系。这些是现代护理道德中应予高度重视的问题。

（三）关系调节法制化

随着我国法制的日趋完善，法律法规已逐渐成为护患关系的主要调节手段。各种卫生法规对护患双方都提出了相应的行为准则和规范：护患关系应建立在共同遵守国家法律的基础上，都应学法、用法、守法，运用法律赋予保护自己的正当权益，这是护患关系文明和进步的标志。

（四）交往方式人性化

随着社会经济与文化的迅速发展，人们对健康的需求不仅局限于对疾病的治疗和护理，而是对生活质量提出了更高的要求。由于高新技术和设备在临床上广泛应用，护患之间的交流被冰冷的机器所阻隔，护患关系日趋物化，大大削弱了护患之间必要的交流。现代护理理念以人为本，强调以患者为中心。护士除了给予护理专业技术服务外，在医院硬件和软件建设中倾注更多的人文关怀，为患者营造一种人文关怀环境，给予患者人性化护理服务。

二、新型护患关系的构建展望

市场经济体制下的服务营销理论为医院引入了"顾客服务"的理念，即不再将患者单纯看作"患病的人"，而是看作"顾客"。顾客可以理解为接受服务的对象，包括组织和个人。所谓"接受"可以理解为已经接受或将有可能接受服务的顾客。因此，我们可以把医院顾客分为现实顾客和潜在顾客，现实顾客是指正在就医的患者和接受保健服务的健康人，潜在顾客是指尚未接受医院服务的所有的人。把患者看成"就医顾客"，会带来护患关系的转变，使护理服务发生根本性的变革。

（一）护士角色心理发生转变

护士要适应新型的护患关系，需从过去的上位角色心理转变为等位角色心理，从职业的优势心理转变为服务者的常态心理。

（二）护理服务对象发生转变

护理工作已经不再是单纯地满足于为住院患者提供服务，而是更加注意为服务对象提供持续有效的服务，更加注意医疗保健与社区护理的拓展，更加注意潜在医疗市场的开发。

（三）护理服务内容发生转变

护士不仅要为服务对象提供基本护理技能方面的服务，还要根据服务对象的个体需要提供个性化服务，尽可能地为患者提供更多的附加服务。

（四）护理服务范围不断扩大

护理的范围不仅局限在为医院内的患者提供服务，还包括为社会人群提供与健康相关的各类服务；不仅满足于患者上门"求医"的服务方式，还包括主动上门"送医"的服务理念，从而获得服务对象对医护人员的信任和满意。

本 章 小 结

本章阐述了护患关系的定义与分期；护患关系的性质、特征、基本内容；护患关系的基本模式、"五习惯"护患沟通模式；护患关系建立的过程；护患关系的影响因素；建立良好护患关系对护士的要求；新形势下护患关系展望等内容。随着社会环境的快速发展，人们参与意识、法律意识和权利意识日益增强，在医疗服务体系中，护患关系呈现出新的发展趋势。护患关系是护理人员所面临的诸多人际关系中最重要的关系，处理好护患关系与护理效果密切相关。因此在医院这个特定的环境中，每一个护理人员都应处理好这一关系，以达到双方满意的效果。

第六章 护际沟通管理

学习目标

1. 掌握与其他健康工作者沟通的策略。

2. 了解护际沟通的概念，以及护际关系发展过程中产生的模式及影响因素。

3. 分析护际沟通之间的影响因素，并提出改进措施。

第一节 护际关系概述

一、护际关系概念

护际关系是指护士与护士之间的关系。良好的护际关系有助于护士之间创设融洽、和谐的工作氛围，融洽、和谐的工作氛围是保障医院和谐发展的重要部分。

二、护际关系模式

（一）优势互补型

这是医疗卫生系统中最普遍、最典型的护际关系类型。护士是一支庞大的队伍，每个人都有自身的优势和不足，相互处于一种团体合作、优势互补的状态。护士之间形成一个有恰当角色定位的群体之后，会形成一种和谐融洽的氛围，在动态中维系着扬长补短的合作共事关系。

（二）指导与被指导型

护理队伍由实习护士、护士、护师、主管护师、副主任护师、主任护师等不同资质的人员组成，这就决定了除合作共事的同事关系之外，还有着指导与被指导的关系。这种关系既是护理管理的需要，也是专业建设的需要。

（三）合作竞争型

护士之间在合作共事的大前提下，围绕护理工作方法、科研成果、工作质量、服务态度等方面开展比、学、赶、帮、超，实行公平竞争，这对促进护理事业的发展是有利的，也是必要的，它属于健康、正常的护际关系。在合作竞争型的护际关系中，合作是第一位，竞争是第二位。

三、护际关系影响因素

（一）工作因素

由于护士工作紧张，任务繁重，加之长期轮班，生物钟受到影响，睡眠质量差，会引起自身的心理紧张，情感上变得易怒、郁闷，这些负性心理会影响护士之间正常的人际交往。另外，护理工作随机性大，突发情况多，有些在常态下能处理好的事，在随机的状态下却不尽然。如在抢救或处理突发事件时，若无较好的应急能力及心理调适能力，就有可能为一点小事彼此产生误解而引发矛盾。

（二）性别因素

护士大多是女性，一般女性有易受暗示的特点，情绪反应快，体验细腻，对事物的变化及人际关系的变化感受敏锐。在生理上，内分泌变化及轮班工作造成的节律紊乱易导致情绪波动，使情绪调节能力下降，也是影响护际关系的客观因素。

（三）管理因素

护士长与护士是管理者与被管理者的关系。护士长希望下属能很好地领会自己的工作意图，多考虑科室的集体利益，妥善处理好家庭、生活和工作间的关系，并能尊重自己；护士则希望护士长有较强的管理能力，过硬的业务技术本领，还要关心、理解下属。护士或护士长一旦认为对方角色功能缺失，就有可能产生矛盾。

（四）年龄因素

新老护士之间由于工作经历、学历等不尽相同，容易在沟通中发生矛盾。如年长的护士因专业素质较高，工作经验丰富，而对新护士要求严格，希望年轻护士尽快掌握护理技术和知识，踏实肯干，安心本职工作。因此，对怕苦怕脏、工作马虎、缺乏工作责任心的年轻护士产生反感。而年轻护士对年长的护士也会有观念落后、爱管闲事等看法。相互间的成见不消除，人际关系也难和谐。

（五）竞争因素

市场经济一条重要的法则就是竞争，优胜劣汰。毋庸置疑，在护际关系中，竞争使护士好学上进、积极进取，从而使单位充满生机和活力，推动各项工作的落实。然而，如果竞争处理不当或不能正确对待竞争，竞争也会带来一些负效应，造成内耗，影响护际关系。

第二节　护际沟通

护际关系是指护士之间的关系。由于护士的知识水平、工作经历、工作职责各不相同，因此在人际交往中会产生不同的心理状态，从而发生矛盾冲突。为了避免护际之间的矛盾冲突，必须掌握护际之间的沟通策略。

一、护际沟通的类型

（一）护理管理者与护士之间的关系沟通

1. **护理管理者之间的关系沟通**　护士在与护理管理者沟通时，对护理管理者的希望主要表现在三个方面：一是希望能与护理管理者搞好关系；二是希望护理管理者有较强的业务能力和组织管理能力，能够在各方面对自己进行帮助和指导；三是希望护理管理者能够公平公正地对待每一位护士。不同年龄段的护士对护理管理者也存在不同的需求，如老护士希望得到护理管理者的尊重，并能够根据他们的身体情况和工作经验分配适当的工作；中年护士则希望得到护理管理者的重用，在工作中能够发挥他们的优势；年轻护士希望得到护理管理者的赏识，并为他们提供更多的学习与进修的机会。

2. **护理管理者与护士之间的关系沟通**　护理管理者与护士沟通时，对护士的要求主要体现在以下四个方面：一是希望护士有较强的工作能力，按要求完成各项护理工作；二是希望护士能够服从管理，支持科室工作；三是希望护士能够处理好家庭与工作的关系，全身心地投入工作；四是希望护士有较好的身体素质，能够胜任繁忙的护理工作。因此，护士管理者在与护士的关系沟通中，双方都应明确对方对自己的角色期望，并努力达到对方的期望值，这样才能形成和谐的护际关系。

（二）护际之间的关系沟通

1. **新老护士之间的关系沟通**　新老护士之间由于工作经历、学历等不尽相同，容易在沟通过程中发生矛盾。如年长的护士容易因为自己临床经验丰富,专业素质较高,工作责任心强而轻视年轻护士,认为年轻护士不热爱护理专业,缺乏敬业精神,工作敷衍了事,拈轻怕重。而年轻的护士则容易因为自己精力充沛、知识面广、反应敏捷、动作迅速等看不起年长的护士,认为年长的护士墨守成规、爱唠叨、动作慢等,从而形成新老护士之间的沟通障碍。

2. 不同学历护士之间的关系沟通 随着高等护理教育的发展,越来越多具有本科以上学历的护士走上临床护理岗位。少数高学历护士以自己学历高,理论基础扎实自居,不愿意从事基础护理工作,也不愿意向临床经验丰富的低学历护士学习;而一些学历不高的护士对那些只注重理论知识,不注重临床实践的高学历护士又心存芥蒂,从而导致交往障碍。

3. 护士与实习护生之间的关系沟通 一般情况下,护士与实习护生之间都能够保持较好的师生关系,但在护生不能达到带教老师的要求时,或带教老师缺乏带教能力时就可能发生矛盾。如在带教过程中,带教老师过多地指责护生,甚至对护生态度冷淡,不耐心指导,就会使护生对带教老师产生厌恶心理,师生之间发生矛盾冲突;而护生在实习过程中尤其是具有高学历的实习护生,如果自认为有能力而不虚心学习,不懂装懂,甚至不尊重带教老师,就会使带教老师产生不愿意带教的心理,从而影响护生的实习效果。

二、护际沟通的策略

护际关系是反映护士素质及工作状态的重要标志。护理团体内部的沟通是以理解、尊重、友爱、帮助、协作为基础,创造民主和谐、团结协作的良好人际氛围。

(一)理解尊重,创造民主和谐氛围

护士之间应相互理解、尊重,提倡民主意识,加强信息沟通。护士长作为护理管理者,既是护理工作的管理者,也是护际关系的协调者。首先应该"以身作则,严于律己,以理服人",在工作中多用情、少用权,要通过自己的品德、技能、知识和情感等非权力影响力去感染每一个护士,工作中体现人性化管理。作为普通护士,要理解护理管理者工作的难处,体谅其工作的艰辛,尊重领导,服从管理。护士之间要相互关心、爱护、尊重,互帮互学、和睦相处,多交心、少挑刺。不同资历护士之间要互帮互助、教学相长。年长的护士应该多帮助年轻护士掌握正确的护理方法和操作技巧,在护理实践中耐心地做好传、帮、带;年轻护士要多向老护士请教,学习高年资护士的奉献精神。高学

历的护士应该多向临床经验丰富的护士学习，而实践能力强的护士则应多向专业理论扎实的高学历护士学习。总之，护士之间要在相互尊重的基础上形成一种民主和谐的人际氛围。

（二）换位思考，营造团结协作环境

护士承担的是一系列复杂而繁重的护理任务，护理工作任务的完成，不仅有赖于护士个人良好的综合素质，而且需要护士之间的团结和协作。不同级别的护士在自己的职权范围内工作，各就其位、各司其职，保证护理工作井然有序。护士长不仅是病区护理管理工作的组织者和指挥者，也是护士间相互关系的协调者，要充分发挥护士长在协调关系中的枢纽作用。护士长必须了解自己每一位护士的优势和劣势，做到知人善任，妥善安排。护士不仅要乐意接受护士长的安排，还应帮助护士长出谋划策，做护士长的好帮手。护士之间既要分工明确、又要团结协作。护士之间应有主动协作精神，除完成各自分工任务外，当其他岗位的护士出现困难也应主动协助，不应一味的强调分工。各班次护士之间应多换位思考，为他人的工作创造便利条件。所以，各级各类护士之间应经常换位思考，从而营造一种团结协作、和谐向上的工作环境。

总之，护理人员在处理工作中各种人际关系时，不仅要讲究关系促进策略，还要遵循人际沟通原则，这是一种为人处世的艺术，也能在处理人际关系实践中不断提高自己的能力和水平。

第三节　护理工作中的其他人际关系沟通

现代医院是一个以患者为中心的健康服务群体，在这个群体中，护士除了要完成治疗护理工作，还要完成各项诊疗处置和辅助检查等工作，因此必须掌握与医院其他工作者的关系沟通技巧，才能更好地完成医疗护理工作，提高护理服务质量。

一、与其他健康工作者之间的关系沟通

在医院工作中，护士除了要与医生沟通外，还要经常与其他健康工作者沟通。其他健康工作者包括医技辅助人员、后勤服务人员等间接为患者服务的人员。由于护士与这些人员的工作职责、工作性质和工作环境不同，受教育的程度、看问题的角度和处理问题的方法也不同，所以在人际交往中可能产生不同的交往心理和矛盾，影响相互间的协作关系。要处理好这些关系，

交往双方必须树立全局观念,相互尊重、相互理解、相互支持、相互配合。

护士与其他健康工作者之间的沟通障碍如下:

(一)与医技辅助人员的沟通障碍

由于医技辅助科室所包含的专业类别与护理专业的区别较大,独立性更强,护士一般不太了解医技辅助人员的工作内容,医技辅助人员也不太了解护士的工作特点,因此容易造成工作中不能相互支持和相互配合的状况。一旦出现问题,还容易产生互相推诿或互相埋怨的现象。如检验人员埋怨护士采集标本的方法或剂量不正确,护士则埋怨检验报告发送不及时;B超室人员埋怨护士对患者的检查准备不充分,影响检查效果,护士则埋怨B超室人员架子太大,不能按时为患者做检查;药剂人员埋怨护士用药没计划,护士则埋怨药剂人员不配合临床治疗,延误患者治疗等。

(二)与后勤人员的沟通障碍

医院后勤部门是维持医院良好运行的重要支持部门。后勤人员能够为医疗护理提供环境、生活、物资、安全等各种保障,其工作内容与护理工作中的生活服务内容关系密切,因此护理工作离不开后勤人员的支持与理解。但有的护士对后勤人员的劳动成果并不尊重,认为他们不是专业人员,工作技术性不强,不能直接为医院创造经济效益,甚至还有人认为后勤人员的经济来源依靠的是医院的医护人员。因此,在与后勤人员的交往中,常以命令的口气要求他们给予帮助,对后勤人员支持和鼓励少,挑剔和指责多。而后勤人员则由于缺少他人的理解与鼓励,也对自己的工作岗位不重视,不愿为临床一线工作主动提供服务,有时甚至故意拖延时间,导致医疗护理工作不能正常进行,从而影响护士与后勤人员的关系沟通。

二、与其他健康工作者的沟通策略

(一)理解与尊重

护士与其他健康工作者虽然专业不同、职责不同,但工作目标相同。没有谁轻谁重以及高低贵贱之分,都是为患者的健康服务,都应得到他人的尊重和理解。在与其他健康工作者的交往中,护士应注意体现自身良好的职业道德和个人修养,利用多种方式与不同知识层次、不同专业类别的人进行良好沟通。如果在沟通中因为护士的原因导致沟通障碍,护士应主动承担责任,多做自我批评和自我检查。如果是因为对方的原因造成一时的工作被动,也不要一味地指责埋怨,而应根据情况采取对方能够接受的方式提出自己的意见和看法,并主动帮助对方做好善后工作,将失误的不良影响降低到最低的

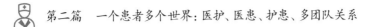

程度。只有这样才能保证医疗护理工作的正常运转，保持良好的人际关系。

（二）支持与配合

与其他健康工作者之间保持良好的支持 - 配合关系，是顺利开展护理工作的保证。护士在工作中不仅要考虑自身的工作困难，也应设身处地为对方着想。如果对方工作安排有困难时，护士应在不影响患者治疗护理的前提下，主动调整工作方案，尽可能为对方的工作提供方便。

1. 与检验人员配合　掌握标本采集的要求与方法，了解疾病的诊断、治疗与检验的关系，做到及时、准确地送检标本。

2. 与影像检查人员配合　严格按照影像检查前的要求进行准备，并按照预约时间，及时将检查者和所需物品送至检查场所。

3. 与药剂人员配合　按照药品管理规定，有计划地做好药品领取和报损工作，严格遵守毒麻药品的管理制度。

4. 与后勤人员的配合　理解、体谅后勤人员的劳动，加强对公共设施的保护，减少后勤人员不必要的工作量。

本 章 小 结

护士从事护理工作的一项重要任务是与人沟通，护士与同事之间、护士与患者之间、护士与医生之间的有效沟通是护士职责的重要内容，有效的人际沟通是解决同事关系、护患关系和医护关系的重要途径。

本章节以护际沟通为主题，围绕护际沟通的概念、模式、影响因素和改善要素四大模块进行相关阐述，也介绍了护士与其他工作人员之间的沟通。随着护理学科的发展和整体护理模式的转变，护理人员之间的沟通与联系越来越紧密，对护际之间的沟通技巧提出了更高的要求。因此，构建良好、和谐的护际关系，使护理人员在工作时心情舒畅，能够在工作中发现乐趣，大大提高了护理质量，有利于患者早日康复。对护理群体而言，可以提升团队协作的凝聚力，从而获得良好的社会及经济效益。

第七章 团队沟通合作及跨等级沟通

学习目标

1. 掌握跨等级沟通的策略。
2. 了解团队沟通的概念,以及团队沟通过程中合作的原因及模式。
3. 分析高效团队沟通之间的影响特征。

第一节 团队合作与沟通

一、团队合作与沟通概述

团队的定义有多种,所有的定义都包括以下三个要素,即两个或者两个以上的个体,有共同目标,个体间相互独立。Salas 等将团队合作定义为团队成员为了完成团队工作必须掌握的一系列知识、技能、态度。护理学家 Kalisch 等认为团队合作是两个或多个具有明确角色分配的、相互依赖的个体,为了实现共同的目标或结果执行特殊任务、作出决定和互相协调。团队合作的第一目标就是营造一个提倡奖励、坦诚沟通与团队合作的环境。从等级体系中的自主实践,到通过一种团队方案而进行的合作实践,实现这种组织文化的转变需要多种策略和巨大勇气。因此,围绕为患者健康服务这一核心业务把人召集起来的策略就成为一种现实的起点。

二、团队合作与沟通的原因

医护人员是作为一个合作团队而工作,团队成员间的良好沟通是必要的,原因如下:

（一）利于团队和谐

因为患者需要接触多学科专家团队中的很多成员。从他们的角度来看，和谐的气氛会使他们更安心。

（二）减少冲突

团队中缺少沟通被认为是与患者沟通失败的一个潜在原因。比如在团队内的不同成员向患者传递信息时，可能传达出矛盾的信息。

英国的一项研究调查了 5 个治疗乳腺癌的多学科专家团队，发现其中的很多专家主要是与患者讨论问题而忽视了与团队中其他成员的交流，这就存在传递给患者不一致信息的风险，甚至有可能进一步引发医患冲突。

（三）减少团队成员压力

需要与多学科专家团队的其他成员进行有效的沟通。调查表明，在医生感到自己处于一个优秀的团队时，他们身上的压力会大幅度地减小。

加拿大的一项在 182 名医生中进行的研究发现，团队成员为彼此提供的支持能够保护他们不受到工作的负面影响，并直接关系到医生的幸福感。也有研究显示，其他的医疗服务从业者能够从多学科专家团队工作中找到满足感和动力。尽管他们的工作还是倾向于受传统职业层级的影响，例如护士的声音往往会被医生的声音掩盖。

三、团队合作模式

学者 Salas 提出了团队合作模型，该模型描述了团队合作中的 5 个主要组成部分和 3 个协调机制。5 个主要组成部分分别是团队领导（如结构、方向、领导和同事的支持）、团队取向（如团队内聚性、个体把团队利益放在首位）、互相监督、相互支持（如帮助团队成员完成任务）、适应（如随着环境变化调整自己的策略和资源配置）。团队领导影响团队取向、互相监督和支持行为；团队取向和相互支持行为又会对互相监督有影响，互相监督和相互支持决定适应性行为，进而决定团队合作的有效性。五者之间的关系是通过三个协调机制建立起来的，三个协调机制分别是共享心智模型、闭环沟通和互相信任。

医护人员作为医疗卫生系统最常见的合作团队，需要有良好的团队合作能力促进团队之间更有效的合作。团队合作结构化互动类型——简要汇报能够为医护团队合作提供合适的策略。

简要汇报是一种旨在获得清晰、及时和有效沟通的一种结构化互动类型。如果简要汇报活动能够贯穿在日常工作进程当中，那么关键信息就会得以简化、有效的共享，为情况的监控和改正提供即时的信息。

简要汇报的典型例子包括：①根据联合委员会（Joint Commission）的要求，在一项外科手术开始之前，手术团队成员暂时停下来，针对外科手术的关键风险进行双重检查，如对患者身份及正确操作步骤的确认。②在护理单元繁忙的一天中暂时停下来，识别主要的风险，制订出一个快速有效的干预和支持计划。在护理单元中，交接班、患者转移及一般交接期间的简要汇报，对于避免交接进程中的信息遗失至关重要。

四、团队沟通技巧

一些相当简单但非常有效的方式可以培养团队的凝聚力，这些方式反映了基本的一些沟通技巧。

寒暄问候：每次会议都应从与会者的情况介绍开始。应为简短的语句陈述，该环节可以让团队成员从日常工作的沉默状态中解脱出来，充分表达自身的真实诉求。一些入门级小问题还可以进一步增强这一环节的作用，比如"今天是什么让你坚持下来的?"这种问题听起来有些老生常谈，但身为人类，尤其是医务工作者，大家都希望与他人建立联系。引入寒暄问候环节时，我们还应制订相应的基本规则，借助寒暄问候增强团队凝聚力固然重要，却不能取代工作。

引荐介绍：了解新的团队成员是增强团队凝聚力的关键，尤其在团队成员变动率较高的情况下。若我们没能下功夫让新成员融入团队，就无法指望他们自动赶上团队的工作进度。诚然，有新人入职时，团队往往会经历"减速带"，但"减速带"不仅可以缓冲一系列深坑地带，还能化解因缺乏引荐介绍而导致团队成员沟通不良等问题。

团队会议议程设定：理想状态下，会议议程应在团队成员的参与下提前设定。团队在充分关注流程的情况下，可以按预期的时间开会和散会。团队若未提前设定议程，领导者应要求与会者简单列明讨论意向，随后据此设定相应议程。否则，会议将被诟病为"浪费每个人的时间"，而这样"不得人心"的会议屡见不鲜。

以关系为中心的沟通技巧：在团队会议中，团队成员经常会出现情绪问题，这时团队领导有必要使用倾听及一定的沟通技巧来提高团队凝聚力，否则情绪问题对团队成员造成的伤害往往很难自愈。而伤害情感之事总是不合时宜地出现在团队会议当中，有时会私下或公然破坏团队工作。

后续步骤：在会议结束时，团队还要明确后续工作步骤，在此环节中，最好采用良好的沟通技巧，它不仅能推进团队工作，还可以为团队各成员设定后续工作的相应职责（这种做法还体现了团队的另一特性，即目标和方式明确。）

　　尽管从严格意义上讲，上述简要汇报提及的手术室案例并不属于"团队会议"的范畴，但我们仍可以等同视之。在该案例中，团队成员显然缺失了自我介绍环节并且在手术室工作环境下，医务人员需要戴手术帽和口罩上岗，这也进一步妨碍了团队成员间的口头交流。而几句简短的问候、一段情况介绍，加之对手头任务目标设定议程，本来可以节省宝贵的手术时间。该团队即使是临时组建而成，若能运用以关系为中心的沟通技巧，也可以不需要护士长到场就迅速完成手术缝合任务。可见，将基本沟通原则引入医疗团队会议，可以极大地增强团队凝聚力和信任度。

　　凝聚力可以打造一种包容的环境，并激发团队创造力。增强团队凝聚力的一种方法是采用欣赏式询问（appreciative inquiry, AI）。AI 是一种向团队提问的方式，它着重强调了团队的优势和积极体验，而不是探究团队取得成功会遇到哪些问题和障碍。AI 的理念是某项工作进展顺利时，团队要加以留心并探究"什么因素促使这项工作成为了一种良好体验？"后续问题还包括"下次我们如何利用这种优势在其他情况下创造另一种良好体验？"通过 AI，团队成员的贡献得到了认可，因而有利于激发团队成员做出更大的贡献并提高团队士气。

　　团队成员构建关系需要时间，一次性的介绍在当时看来可能有帮助，但从长远来看还不够。在医疗服务任务分散、交班工作十分必要的当今时代，建立关系比以往任何时候都显得重要。用于培养团队关系的一些工具包括定期结构化反馈、团队会议以及工作场所之外的包容性互动。建议团队成员参加一些包括休假、当地招聘会、社区外联活动或体育比赛等在内的社交活动。即使只是团队成员共进午餐，也可以增进成员间的关系。

第二节　高效团队的特征

　　从体育活动到学术活动，人们一生中参加过无数团队。回顾曾经参与过的最出色的团队时，大家能轻易找出这些团队脱颖而出的原因所在。如果花点时间思考这些原因，也许只是因为团队很有趣，也许是你和团队中的其他队友都拥有共同的竞争动力，或者渴望一起创造美妙的乐章。你在思考最喜欢的团队如此特别的原因时，很可能脱口而出高效团队所具备的以下四点特征：①凝聚力。人们在团队中感到的受重视程度（团队具有良好的凝聚力，团队成员认为其经历具有意义）。②沟通力。团队能有效处理信息以及团队成员的多样性、反馈和冲突。③角色明确。团队成员理解其在团队中的角色和职责。④目标和方式明确。团队的总体目标明确且人人皆知，同时达成目标的方式也很明确。

创建一支伟大的团队都离不开以上核心特点，而且上述四个要点已在医疗行业得到了验证。本节将专注于论述凝聚力和沟通力这两大要素，这两点包含了造就高效团队的大多数沟通方式。

一、凝聚力

创建高效团队的第一步就是在团队成员间建立信任和凝聚力，这也是最重要的一步。没有信任，高效团队的其他三项特征便无从谈起。

医疗行业中的大多数人都曾在不能实现预期目标的医疗团队中担任过一定的角色。团队为什么会遭遇失败？一般来说，团队中未预料到的变化或环境会阻碍共同目标的实现。手术室工作的特点包括强调团队合作、讲求专业技能、工作压力巨大以及时常无法达成预期目标。以下是手术室中常见体验的示例：

忙碌的一天即将结束。大部分手术工作都已完成，除了一个胫骨骨折病例，一名外科医生正在为该患者动手术，手术比预期的时间要长。这时，来了另一名患者，需要即刻手术。通常情况下，患者和医疗团队必须等到常规清洁工作完成后，才能进入可用的手术室。由于之前的一台手术已经结束，所以另一间手术室早已准备就绪。这名外科医生对其有可能当天顺利完成所有手术工作倍感欣慰，他要求其他工作人员继续完成当前的这台手术，以便他可以到另一间手术室开始下一台手术。他让一名资历较浅的住院医生负责那位胫骨骨折患者的手术，并叫来一位医生助理负责缝合工作。这名外科医生和总住院医生随后离开了这里，到另一间手术室进行当天最后一台手术。手术技师则留下来加班，同时一名新的巡回护士也过来帮忙。

经历了这一系列人员变化后，医务人员在缝合手术切口之前开始"清点"工作，以确保所有针头和海绵都得到了清点。清点完成后，大家断定少了一块儿大海绵，但患者腿上的切口太小，无法容纳一块儿大海绵。对此，住院医生表示："一定是数错了，患者身体里不可能有海绵，请重新清点。"手术技师对此表示赞同。新来的巡回护士则勉强默许，因为她深知整个手术流程要为此停顿下来，直到重新清点结束。这时，医生助理低声道，海绵"可能在垃圾里"。第二次清点结束后，团队仍确认丢失了一块大海绵，大家的情绪开始高度紧张起来。住院医生还想去观察另一台刚刚开始的手术，被叫来帮助缝合的医生助理则已下班离开医院。而手术技师对于"海绵在垃圾里"的言论一直耿耿于怀，因其职责就是追踪海绵的去向。由于其他医务人员都想要让手术流程继续进行下去，巡回护士因此倍感压力。海绵丢失事件已将手术时间拖延了 30 多分钟。

手术室里开始人怨沸腾，护士长不得不前来控制局面。她走进手术室，鼓励所有团队成员进行自我介绍。她仔细地提醒每个人都简明扼要地介绍情况，并认真倾听不同的观点，同时了解每个人的情绪。她很快便和大家建立起融洽的关系，之后还向大家征求了意见。正如医生助理所说，海绵果然掉在了垃圾里，后经证实，正是那名外科医生离开该手术室前将其丢在垃圾里的。

该故事表明，临时组建的团队虽初衷良好，却往往缺乏凝聚力。这样的团队常常缺乏共同目标。上述案例中护士长到场后，很快便和所有团队成员建立起融洽的关系，从而增强了团队的凝聚力。

很多时候，医疗团队成员不能充分了解彼此在团队中的角色以及个人角色。团队出现人员变动、团队成员不能（或不愿意）参加团队定期的会议或碰头会以及观点不同等，都会导致团队缺乏凝聚力。

二、沟通力

随着团队凝聚力不断增强，团队可以开始进入上述基本技巧的高级应用阶段：如团队的反馈、团队碰头会、组建团队。

（一）团队的反馈

很多人都害怕给予和接受反馈。然而，富有成效的反馈对于人际关系的建立、个人提升和职业发展都至关重要。为什么反馈会让很多人感到不舒服？通常情况下，是反馈的方式让人们心生畏惧。如果团队主管在没有任何警告的情况下时断时续地向成员做出反馈，并且只关注问题所在，大家会对这一反馈过程产生负面情绪。反馈不一定会让人们充满恐惧，如果反馈是一个定期的结构化流程的一部分，而且在此过程中，团队管理者与团队成员能就优势与改进机会展开真诚的对话，它便更有成效且受人欢迎。定期结构化反馈有助于团队成员间产生更深层次的联系，并为团队成员提供了机会来表达内心深处的情感，同时可提高团队成员的工作效率和工作满意度。

两名科学家正在实验室研究吸入药物的特性。安娜上早班，布莱斯上晚班。他们是朋友，且定期开会讨论该项目。布莱斯对安娜进行了设备和程序方面的培训。作为项目的"领导者"，安娜则负责创造研究成果。在项目中，安娜一度遇到了问题。她发现，每天早上开始上班时，实验室的布置都和她离开时有所不同。三天来，她上班后都要先花上 30 分钟左右的时间重新布置实验室。最后，她要求与布莱斯会面 15 分钟，就实验室的布置问题提出反馈意见。

会上，两位科学家都以情况介绍开始。安娜告诉布莱斯，该项目是按计划进行的，而且没有超出预算。她还提到，过去三天来，她发现每天晚上的实验室布置情况都有变化。布莱斯笑了笑，并自豪地表示，他已经开发出一种更新、更有效的测试方法（这就是为什么项目能低于预算），他为此感到很高兴。对此，安娜表示："项目进展非常顺利，你很有创意，这很棒。我真的很欣慰。"安娜停顿了一下，以便让最初的反映得到对方的认可。然后她又说："你愿意听听我注意到的一些事情吗？"布莱斯说："当然。"安娜继续说："我发现，由于你改动了实验室的布置，我每天都得花时间复原，这就给我早上的工作拖了后腿。你能否想出一种方法，让我们在保持创造性和工作效率的同时，不用再让我每天都花时间复原实验室？"布莱斯对此深感惊讶，他没想到自己的创意会给安娜的早间工作造成一定的混乱。他承诺，如果以后对实验室的布置进行改动，一定会打电话告诉安娜。他们还达成一致，在每周五进行啤酒会谈，总结一周以来的变化。

上述情况确实有可能引发双方的冲突，因为布莱斯无意间给安娜增加了工作难度。但他们互相沟通了情况，并就工作议程达成了一致，这样一来就不会有人觉得遭受了暗算；他们还进行了对话式反馈，表达了对彼此所作所为的理解，并寻求明确的意图；他们还创造了未来定期交流反馈意见的机会。如果他们不以这种方式处理潜在的冲突，就有可能在推测对方意图时产生恼怒的情绪。正因为他们进行了有效的沟通，潜在的冲突得到了化解，这实际上等于充实了彼此间的关系。

显然，大型团队成员之间的反馈会相当复杂。因此，对于大型团队来说，采用基本的反馈技巧更显重要。通常，针对单个团队成员的纠正性反馈应该在私下进行，但灵活的变通办法还是可行的。

（二）团队碰头会

团队碰头会有助于为增进团队成员的沟通和联系创造空间。就像在足球比赛中一样，医疗机构的碰头会是简短的团队会议，主要讨论影响全天工作的当前因素。碰头会既不是团队成员按议程坐下来召开的会议，也不会取代定期会议。碰头会的目标和内容各有不同，但通常都是从最初的情况介绍开始,随后更新与当天工作直接相关的任何信息。领导培训和教育课程的团队通常定期在工作日开始时聚在一起开会。

在一次碰头会上,一名团队成员表示,他的儿子需要看急诊,团队成员表达了他们的关切,并认为他应该立刻回去照顾家人,然后迅速将其当天的工作任务进行了重新分配。由于碰头会是团队的常规工作,且团队成员已经建立了良好的关系,所以一个潜在的破坏性事件在短时间内便得到了有效解决。

（三）组建团队

团队是由两个或两个以上相互作用、相互依赖的个体,以目标为导向,以协作为基础,需要共同的规范和方法,成员在技术上互补而组合在一起的组织。在工作、学习、生活中,经常需要组建团队来达到更优的效果。

在一家大型三级转诊中心,住院部心内科由心脏病专家领导的住院医生团队提供诊疗服务。该院住院医生人员充裕,可以组建三支医疗团队(心内科1、2和3),因此,该院在不良事件的数量、住院时间、管理费用和患者体验等方面均表现良好。最终,因为需要接受心内科诊疗服务的住院患者数量激增,三支团队已不堪重负。对此,该院决定创建第四支心内科诊疗团队,但该团队是由执业护士和医生助理共同组成的,而不是由住院医生组成。在心内科4团队成立六个月之后,大家惊奇地发现,从衡量团队效率的各个指标(不良事件、住院时间、管理费用、患者体验)来看,心内科4明显比其他所有团队表现要好。

既然我们已了解了高效团队的一些共有特征,心内科4能取得成功也就不足为奇。鉴于心内科4团队成员的永久性质,该团队凝聚力很强,这就促进了团队内部及团队与其他团队间建立更加丰富的联系。该团队经常举行碰头会,加之团队成员彼此之间非常熟悉,因而没有必要再召开冗长的会议。团队会征求每名成员的意见,并接纳各成员的经验和专业的多样性。心内科4的层级体系也相对平缓得多,这有助于各成员间展开平等对话,同时相互接纳各种创意。而在相对传统的等级制住院医生团队中,则很难做到这点。在该团队中,医生助理之间几乎经常相互协商,团队成员间也经常频繁地进行反馈。尽管住院医生团队也进行反馈,但心内科4的反馈频率往往更高,而且反馈内容通常更具鼓励性。

总之,加强团队沟通和协作可以改善患者体验,提高临床疗效,改善医患关系。高效团队还能提高团队成员的士气,更能留住人才。凝聚力、沟通角色明确、目标明确和手段明确都是创建高效团队的必要元素。可以使用基本沟通技巧来创建团队并增强团队成员之间的关系,比如表达共情、管控冲突、提供有效的反馈、包容团队成员以及明确后续工作步骤等。当团队成员学会关注同事的需求、优势和不同背景时，他们便可以提高团队的绩效。

第三节　跨等级沟通

请看以下简述的几个真实案例：

某位男医生在电话里咒骂另一位女医生。他后来道歉时表示："如果我知道您是医生，绝不会用之前那种方式跟您讲话。"某天，有位医生说："现在对我们指手画脚的那些领导，当初都因不够聪明而上不了医学院。"

某位护士不同意某位医生的治疗方案，医生提出给她50美元报读医学院，这样她就有资格获得决策权了。

某位护士长报告说，某主任医生在与住院医生及其所在楼层的同事查房时，并未向共同照顾患者的床边护士致谢或进行眼神交流。

这些来源于医疗行业工作中的真实故事，折射出该行业不同等级人员的不同认知。等级制度非常重要，因为等级制度是医疗文化中必不可少的一部分，但它也可能导致不良后果。本节将介绍等级制度造成的各种难题，以及采用以关系为中心的沟通技巧作为工具，营造更有效的工作环境。

一、等级制度需注意的关键问题

等级制度作为一个系统，将不同人员按照地位和/或权力的高低进行排名。等级制度可以体现出哪些人更重要、哪些人更有价值、哪些人掌握更多控制权和更具权威性。医疗领域中存在着诸多等级制度。以下任何人士都会发现自己在等级制度中的地位，包括医生、护士、理疗师、药剂师、男性、女性、来自不同种族和族群的人、管理人员、病案管理者、技术人员、行政人员和秘书等，这一名单还能继续罗列下去。等级制度也体现在薪酬差异上。当心脏科医生的薪酬高于传染科医生或男性工资高于女性时，我们在如何"估价"员工方面传达出了怎样的信息？

等级制度还会带来巨大的压力，人们需要感到受重视和尊重，还要能掌控周遭的环境和活动。如果团队的沟通规范传达出另一种信息，一种受到贬低、不敬，或是受他人控制的信息，那么团队的生命力和职能都有可能受到影响。"谁说了算？""谁最重要？"和"谁有权控制谁？"等问题，对大多数人来说都能产生很大的心理影响。通过采用以关系为中心的沟通框架，如何指导我们有效地进行跨等级沟通？表7-1简要概括了与等级制度相关的主要的团队属性。

表 7-1　管理等级制度时需注意的关键问题

	管理不善的等级制度	管理良好的等级制度
角色	不同角色的级别明显不同，有些人比其他人更重要。	角色的区分明确，没有不必要的分级。
尊重	某些团队成员感觉得不到尊重，并被认为是无足轻重的。	所有团队成员都作为团队中的重要一员，得到了认可并受到尊重。
声音	团队成员感觉他们的声音不受欢迎或得不到倾听。	团队成员体会到自己的声音是被期待的，并能得到回应。
权力及控制	团队成员的主要经验就是言听计从，而且收到的上级决策往往不受他们的经验和实际环境的影响。	在决定如何完成工作目标方面，所有团队成员都有一定的自由。他们了解决策的过程，而且决策会考虑他们的经济和实际环境。

当然，在现实生活中很少出现"管理不善"或"管理良好"的极端情况。世界上没有放之四海而皆准的解决方案，功能失调的等级制度情况复杂，因而其自身无法迅速改善。要确保成效，需要多方面持续努力，接下来介绍一些能使等级制度得到有效管理的最佳实践。

二、跨等级沟通策略

（一）在如何称呼团队成员方面多加考虑

主治医生利文斯顿带领两名实习医生和一名住院医生在病房查房，他们走过一间又一间病房。护士们均称他为"利文斯顿医生"，他则直呼护士们的名字。他和护士们将实习医生简称为"医生"，而且似乎并不知道实习医生们的确切名字。

我们参与过的医疗团队，有多少领导不清楚下属的名字？我们去观看孩子们的运动队训练，或者参观他们的教室时，会发现无论教练还是老师都知道所有孩子的名字，他们认为这是自身职责的一部分。恰当的自我介绍对于有效开展团队交流十分重要，虽然有人可能认为介绍是冗余的，并对此颇为不屑，但人们有必要认识到，一个人的名字和角色是否为人所知（或者知道另一个人的名字和角色是否无关紧要）在很大程度上与等级制度的权力密切相关。

教练和老师们都知道，如果将了解每个人作为首要任务，合作会更加有效。团队领导在讨论开始前的一至两分钟进行介绍，能让团队成员感受到平等，并促使团队成员的参与度更加均衡。对所有团队成员采取一致的称呼，也会有助于降低等级带来的负面效应。如果大家对医生的称呼采用"姓加头衔"的方式，即"某某医生"，那么对团队其他成员的称呼也可以此类推，比如某某女士或某某先生、某某护士等。或者，所有团队成员之间可以选择直呼其名。

（二）支持所有团队成员参与和决策

迪亚兹医生是一家初级医疗诊所的医务主任。在过去一年里，医院的服务模式已经逐渐转型成为以团队为基础的医疗服务模式。经过各方努力，这一重大变革的后勤保障工作已落实到位，包括进行日常小组会等。为提高会议效率，迪亚兹医生通常在会议开始时提供最新信息，并列出当天的工作重点。她总是十分细心地询问是否有人想要提出问题或意见。大多时候，她都会在会议结束时感谢团队成员的辛苦工作。迪亚兹医生还注意到，尽管所有团队成员都按时出席会议（这可不简单），但医生助理刘易斯和社工冈萨雷斯却很少发言。结果，虽然小组会时间缩短了，但仍需相关团队成员向同事（以及间接地向迪亚兹医生）提出重要的关注点（而小组会上相关成员并未充分发言），所以门诊流程往往会推迟到当天晚些时候才能确定。

迪亚兹医生是一位好心的领导，她知道为跨专业团队交流创造正式机会的重要性。然而，她的经验表明，将所有团队成员聚在一起并征求他们的意见，往往不足以抵消等级制度带来的沉默效应。迪亚兹医生的意图是促进团队成员参与度达到均衡，但就像询问患者"你有什么问题吗？"一样，她征求团队成员意见的时机和措辞打破了这种平衡。迪亚兹医生站在自己的工作议程和角度展开小组会，等于颇为冒险地向团队成员暗示，他们的议程和角度的相对价值不如她的，而且这种暗示很可能会在整个医疗系统中不断得到强化。为了取得她想要的结果，她会做出哪些改变？

迪亚兹医生决定在下次员工会议上，将小组会的问题列为主要议题。她邀请每名团队成员分享各自的观点，谈一谈小组会上什么有效，什么可以更加有效。在其他成员一一发言完毕后，她也和大家分享了自己的观点，而且明确指出，在小组会上，让所有声音都得到倾听十分重要。她要求团队制订与员工观点相结合的"小组会基本规则"，包括要使促进员工参与度和会议效率之间达到平衡。在冈萨雷斯先生提出建议后，团队进行了讨论，并制订了一项人人轮流负责主持会议的方案。小组会的基本规则张贴于会议工作区内，且在每次小组会开始时都会被提及。在接下来的一个月里，迪亚兹注意到刘易斯和冈萨雷斯的参与度都有所增加。有几次他们不发言时，迪亚兹医生就会要求团队就"基本规则"进行核查，并询问团队如何确保所有的声音都得到倾听。于是，轮到团队其他成员主持会议时，他们也开始模仿这种举动。迪亚兹医生还观察到，为使小组会产生效果，团队成员承担了更大的职责。

尊重自主权和共同决策是有效解决冲突的重要组成部分。迪亚兹医生也可以尝试自己找到这一问题的解决方法，但这样做也许只能进一步加剧她想要改变问题的难度。通过让团队参与解决问题，她不仅得到了更有效的解决方案，还向团队传达出她重视所有观点的信息。迪亚兹医生有意将自己的观点放在最后与大家分享，因为级别不高的人如果能有机会在讨论的早期阶段发表自己的观点，他们会认为与其他观点产生矛盾的风险更小。制订基本规则能明确人们的期望，也促使人们共同承担责任，从而维护职能团队的规范。迪亚兹医生放弃了自己作为小组会"领导"的角色，从而帮助所有团队成员在积极参与中培养相关技巧和营造舒适感。这些技巧还可以直接用于其他团队互动，包括公开地谈论安全问题等。

（三）营造公正的文化

等级文化存在着一种风险，即如果这种文化趋向于指责而非解决问题，等级不高的人或许会产生不安全感。所谓"公正的文化"，是指团队采用解决问题的方法来避免未来出现问题，而不是一味地指责他人。这并不意味着个人不需要对自身的行为负责；相反，这一文化认为，经常出现问题的原因是系统存在缺陷，因而导致错误很容易发生。如果一名实习医生在安排糖尿病患者出院时，为其开出的药物剂量不准确，在公正的文化支持下，更为广泛的团队讨论就会为实习医生提供集中的反馈意见。在这一系统中，实习医生所下达的医嘱经过审核后才能得到执行。实习医生也因此了解到，在一个团队中，指出错误并进行探讨是一个改善的过程，而不是一种羞辱。

（四）进行委任，使团队成员得以适当地控制实际环境

虽然团队有必要就有待实现的组织目标经常进行沟通，领导者仍需寻找机会让团队成员自由地选择怎样实现目标。虽然员工们希望被告知需要做什么，但被告知怎样做则会让他们感到人格受损。如果我们的伴侣让我们去倒垃圾，我们会接受，如果他们告诉我们应该怎样倒垃圾，我们就会格外生气。此外，如果员工们能广泛听取各种观点，沟通效果或许会更佳。例如，在迪亚兹医生的团队中，冈萨雷斯提出了一种有效的改进方案，能够促进小组会顺利进行。与之相似，如果医院病房的任务是降低患者的再入院率或患者跌倒后的平均住院时间，那么让病房工作人员制订解决方案就大有益处，因为他们可以根据病房的具体情况制订相关解决方案。

（五）将互惠互利的原则应用于团队互动，包括反馈

互惠是将等级制度扁平化的有力手段。比如，领导与下属进行反馈对谈时，有机会获得下属对其领导能力的反馈意见，同时也可以对下属的工作表现提出反馈。虽然等级关系为单向反馈（从等级制度的顶部到底部）提供了一种显性或隐性的权限，无论成员们身处何种位置，这种方式却有可能降低团队成员们对于反馈的接受能力，并限制了随之而来的成长机会。因此，迪亚兹医生除了采用基于团队的干预措施来提升小组会的效率，她还可能与每名团队成员展开一对一谈话。她会先对自身领导能力做出自我评估，然后公开征求反馈意见，这就促进了团队的均衡参与。

（六）让不同层级的团队成员遵守统一标准

如果某机构制订了相关政策和标准，却选择性地强制执行，且只有部分人员负责，那么愤怒和不满就会越积越多，人们会认为领导们十分虚伪。如果要求护士必须按时到院，医生却可以迟到，那么护士的士气和团队凝聚力就会受到影响。如果一家医疗机构允许外科医生在手术室里辱骂住院医生或护士，这家机构就不能宣称对待患者充满尊重和同情心。如果希望有效地消除医疗领域中等级制度带来的危害，那么所有团队成员就必须遵守同样的职业标准，无论其角色如何，在沟通时都需要保持尊重。

（七）通过承认等级制度及其影响提升透明度

若要消除等级制度的危害，一个更为有效的方法是承认它的存在。这不仅能使团队成员颇为安全地公开谈论等级造成的压力，还能让团队成员感觉到更好的理解和支持。如果全部或大部分发言主要来自同一群组（比如医生、男性、呼吸治疗师），那么直接指出这一情况（最好由该群组的其中一员指出）则可以更容易地解决此问题。他们可以简单地说："我注意到几位医生都发表了自己的观点，不过我还想了解在场的护士和管理人员对这个问题有什么看法。"如果相关流程或程序到位，得以通过更有效的管理等级制度来改善工作环境，便有助于使团队目标透明化。显而易见，迪亚兹医生也许会说："对我来说，团队中每名成员都能感受到得到尊重，且在会议中拥有发言权，这很重要。为实现这些目标，我想改变开会的方式。"目标透明化是否有效，取决于前文讨论过的最佳实践的执行情况如何。在公正的文化中，领导班子已证明自身有能力给予和接受富有成效的反馈，身处这种文化中的团队成员因而最有可能进行公开的交流。

总之，现代医疗具有高度结构化和等级化的特征，很多规定明确了不同工作人员的职责权限，这些区别对于患者的照护和安全至关重要。然而，它

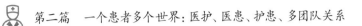

们也成为不同群组"内""外"有别的界线。哪些人可以在特殊用餐地点就餐？哪些人能得到最好的停车位？哪些人可以直呼其名，哪些人又必须以头衔相称？哪些人发现他人根本不屑于记住自己的名字？哪些人应该发言，哪些人应该倾听？

通过回答上述问题，并采取必要的步骤营造人人都感觉受到了重视、赢得了尊重且掌握了权力的环境，我们就能打造一支更为有效的团队，并营造一种更强有力且员工更加敬业的工作文化氛围。只有将以关系为中心的沟通基本原则应用于所有关系（包括跨等级关系），才能更好地实现有效沟通。

本 章 小 结

本章详细阐述了团队合作的概念、团队合作沟通的原因、团队合作的模式、高效团队应该具备的四个特征、管理等级制度时需注意的关键问题以及跨等级沟通的七点策略等内容。并结合多个实际案例对团队合作、沟通、决策等问题进行具体的说明。团队合作需要营造一个提倡并奖励坦诚沟通与团队合作的环境，高效的团队必须具备凝聚力、沟通力、角色明确、目标和方式明确等能力。医护人员作为团队中的成员，良好的沟通是必要的，缺乏沟通不仅不利于医护之间的合作，而且可能会造成传递给患者不一致信息的风险。随着医疗高度结构化及等级化特征的日趋明显，明确职责权限对于患者的照护和安全至关重要，医护人员更需要打造一支高效的团队，营造更加有力的工作氛围，使患者受到重视与尊重。

第三篇

医学与温情同在：医院特殊事件管理与医护职业素养

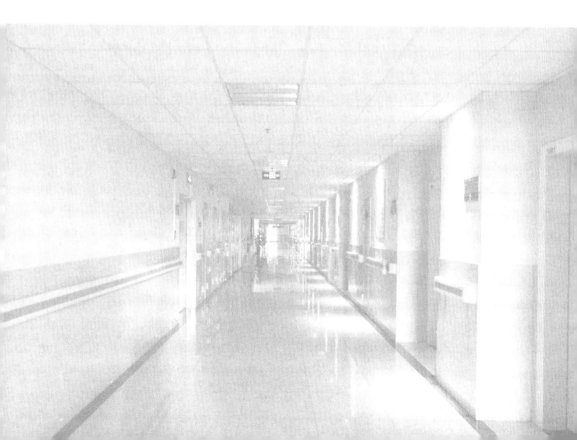

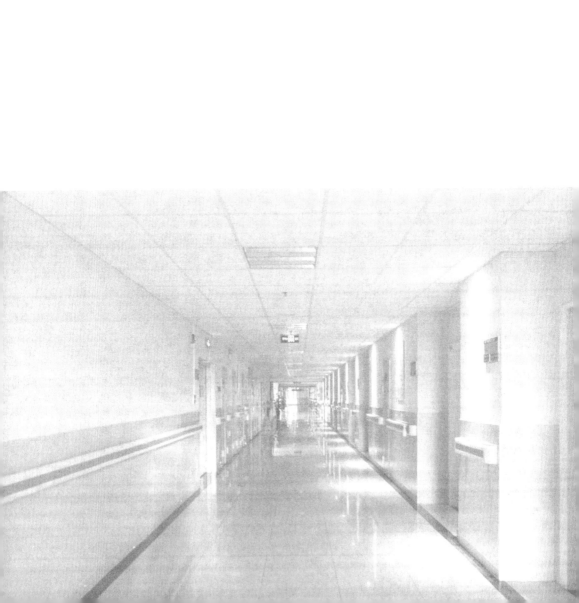

第八章　医院冲突管理

学习目标
1. 掌握常见的医院冲突与解决方法。
2. 熟悉医患冲突的特征及产生原因。
3. 了解冲突的概念、冲突处理模式及冲突管理风格。
4. 讨论非暴力沟通在医院工作中的应用。

第一节　冲　突　概　述

一、冲突概念

在《现代汉语词典》中，"冲突"有两层含义：第一即矛盾的表面化，第二即互相矛盾、不协调。在《哲学大辞典》中，"冲突"同样有两种解释：第一是矛盾和矛盾斗争的表现形式之一，第二是对原本和谐状态的破坏与否定。

本节中的冲突主要指人际冲突，即两个或两个以上相互依赖的个体或群体之间由于在信仰、观念和目标上的不一致，或在控制地位和情感愿望上的差异而引起的斗争。冲突产生的根源即互不相容性。

医患冲突是人际冲突的一种具体类型，是指医患双方在诊疗护理过程中，由于在价值观、语言、思维方式、知识信仰、法律、风俗习惯、生活态度及行为准则等文化上的差异而使关系处于矛盾对立状态，使得医患双方感知到彼此的不相融合。

患者计某，男，32岁，因"头痛6天伴发热、呕吐"，于2002年2月5日收入院，诊断为"颅内感染"。入院后按照结核性颅内感染予以治疗，效果不佳，症状及体征改善不理想。2002年2月27日脑脊液培养生长出新型隐球菌孢子，遂进行抗真菌治疗，后病情出现反复；4月25日经科室病例讨论，诊断为"隐球菌性脑膜脑炎"；5月15日院内大会诊，诊断为"隐球菌性脑膜脑炎、脑积水"，当即行脑腔积水分流术，并继续给予抗感染等综合处理；患者于6月17日病情好转后出院。患者在住院治疗期间，于5月14日与该科室管床医生发生争吵，责怪医院没有尽力为自己治疗，疾病好转太慢："你们把我收进医院，住院几个月了，还没把我治好，不是你们的责任是谁的责任？"患者住院期间，其父亲拒绝护士为患者抽血化验检查，拒绝履行有关的签字手续，拒绝使用保护胃黏膜的药物，并将药物扔到护理站的办公桌上，辱骂医护人员，并厮打管床医生，在病区造成不良影响，引起其他家属的围观。面对上述的冲突事件，作为医护人员应当如何处理？如何了解冲突、化解冲突进而避免冲突，我们需要进一步学习冲突的相关知识。

二、冲突种类

一般来说，冲突可以分为七大类，分别为事实冲突、关系冲突、价值观冲突、资源冲突、由于历史原因发生的冲突、结构性冲突以及心理冲突。

（一）事实冲突

有些冲突是因为双方对一些事实认知不一致造成的。患者认为医护人员的诊疗方案中存在过度诊疗，因此心存不满，严重时产生冲突。对于此类冲突，医护人员需对患者进行健康教育，解释诊疗方案的合理性和必要性。对患者的疑惑进行耐心细致的解答，增加患者对医务人员的信任感。

（二）关系冲突

有时候人们发生冲突是由于双方没有进行良好的沟通和交流。比如，有的患者抱怨医护人员不愿倾听他说话，对他不理不睬等。现在经常提到的医德问题，往往与这种关系冲突有关。

（三）价值观冲突

不同的人常常有不同的价值观。这种价值观的不同会导致人们在是非判断上的差异。比如教师鼓励学生多读些课外书来丰富自己的兴趣与知识；而部分家长则认为学生应该把精力与时间都放在应对考试上。这样教师与家长就会发生冲突。同样的道理，有时医护人员认为对的事情，患者并不以为然。

（四）资源冲突

在医疗领域中，由于部分医疗资源非常有限，不能供应给所有需要的患者。这就会导致一些得不到资源的患者不满,也可能因此与医务人员发生冲突。

(五)历史事件引起的冲突

很多现在发生的冲突可能不完全是由现在的事件引起的,也可能包含很多的历史原因。比如一个患者过去在一所医院里有过令他不满的经历,这次又来医院就诊,刚与医务人员交谈两句就产生了冲突,显然他过去的经历在这里起了作用。

(六)结构性冲突

有时候冲突的原因是由于双方之外的其他结构性的现实所造成的。比如一方面,一些患者的收入很低;另一方面,医疗的各种花费都在大幅度上涨(如药费)。这种原因导致的医患冲突实际上不是简单的医患双方事件,它反映了其他方面更深刻或更高层次的问题。

(七)心理冲突

有时候双方的冲突可能是由一些心理上的需要造成的。比如有的人有强烈的控制欲,这就可能引起别人的反感与抵制;有的人非常注重维护自我尊严,当这种心理受到伤害时,就可能与别人发生冲突。

某农村患者,长期受头痛、失眠、厌食折磨,而又查不出病因。为了能得到省城某著名专家诊断,凌晨3点钟就从农村坐车赶到医院排队挂号,一直等到中午11点钟,才等到专家给他看病。

医生听完患者病情介绍后,对患者头部和眼睛做了简单检查后说:"你的病可能比较复杂,我给你开点药,你吃着试试,如果不好你再来。"

"医生,我们是从很远的农村来的,你能不能给我全面检查一下,看看我得的是什么病,我好回家进行治疗。"

已经忙了一个上午的医生有点不耐烦了:"我不是跟你说了,先吃药试试看。"

"我找您就是要搞清楚我的病因,药我吃得够多了,总是不见效,您能否给我确诊一下,我究竟是什么病。"

"你吃其他医生的药不见效,不一定吃我的药不见效!"

"医生,我从家出发到等到您看病,我等了七八个小时,花了几十元钱,而您不到3分钟就打发了我,是不是看我是乡下人好欺负!"

为此,医患之间发生争执。

三、冲突特性

冲突的特性体现在其双面性，即险恶性与机会性。图8-1以冲突强度与工作绩效之间的关系为例，说明了冲突的双面性。冲突能激发我们的观察力、发明力和创造力，给关系和组织带来革命性的改变，促进双方的亲密关系。但是如果冲突难以解决，则会加速敌对双方的恶斗，使他们与原本尊敬、挚爱的人关系疏远。

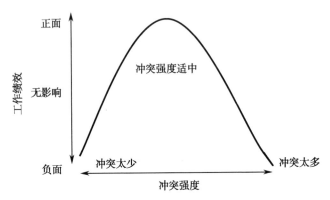

图8-1 冲突强度与工作绩效之间的关系

冲突的险恶性和机会性也存在于医护人员与患者之间。医护人员可能会反感一些特殊人格类型的患者，患者也可能会批评、攻击医护人员，甚至会走向极端。但很多的调查都发现，绝大多数患者对医护人员的投诉都不是因为医疗差错引起，而是沟通不畅导致的。

原子反应器或原子炉的基本原理，就是利用核分裂产生的能，转化为我们生产所需要的动力。原子反应器的核心是它的核反应燃料，但是在核分裂的过程中，这个能量也许会太大，超过它的高临界点，导致原子炉的爆炸。为了安全起见，这时候我们就使用一个中子棒来调节和控制它，即把中子棒插下去时，核反应就会慢慢地减弱，等降到比较低的临界点时，就把中子棒抽起来，于是核反应又会逐渐增强。这根中子棒也就是控制棒，功能就在于控制核反应的强度，使它不可以超过高临界点，也不可以低于低临界点。冲突的原理也类似于上述原子反应器原理。

四、冲突过程

管理学家斯蒂芬·罗宾斯（Stephen Robbins）提出冲突五阶段理论，如图8-2所示。

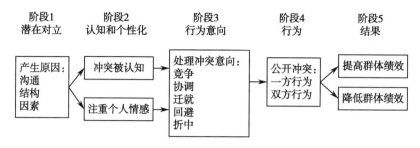

图 8-2 斯蒂芬·罗宾斯的冲突五阶段理论

（一）潜在对立阶段

冲突的第一阶段存在可能产生冲突的条件。这些条件和出现的情形并不一定都导致冲突的发生，但却是冲突发生的必要条件，我们可将其理解为"冲突源"。概括起来，这些条件包括三类：沟通、结构和个人因素。

1. 沟通 由沟通造成的冲突主要来自语言表达困难、误解、沟通渠道中的干扰等。罗宾斯认为，语义理解的困难、信息交流的不够充分以及沟通通道中的噪声等因素都构成了沟通障碍，并成为引发冲突的潜在条件。

2. 结构 结构主要是针对某一个团体内部而言的，是指团体的组织关系和团体间相互依赖的关系。如团体规模、分配给团体成员工作任务的专门化程度、权限范围的清晰度、成员目标的一致性、领导风格、奖酬制度、部门间相互依赖的程度等。

3. 个人因素 个人因素包括个体价值系统的个性特征及个体差异，也包括个体对他人接纳与否的态度。比如你与不喜欢或讨厌的人相处，就难免会发生冲突。研究表明，某些性格类型如十分教条、过于独断专行等，都是潜在的冲突因素。值得注意的是，在社会冲突研究中，最重要也最容易被忽视的因素，就是个人价值体系的差异。

（二）认知和个性化阶段

在潜在对立阶段中，如果各种潜在条件不断恶化、引起挫折并对客观情境产生一定程度的影响，则潜在冲突因素在这一阶段会显现出来，被人知觉，于是冲突便产生了。

这里强调认知的特点，是因为产生冲突必须要有知觉的存在，也就是说，只有当一方或多方知觉到或意识到冲突条件的存在时，冲突才有可能产生。知觉是所有冲突分析的核心。当然，只是知觉到冲突也还不能表示个人已介入其中，还需要有情绪的卷入。在人们确实体验到焦虑、紧张甚至挫折感和敌对时，才能达到个性化（个体卷入）。

在这个阶段里，冲突问题将变得明朗，双方都能意识到冲突的性质，并能拿出解决冲突的各种可能的办法。由于情绪对知觉有重要的影响，在形成和处理冲突时，消极的情绪会导致破坏性冲突，并且在处理冲突时也容易简单化；相反，积极的情绪又会产生建设性冲突，在冲突中发现问题，开阔视野，并且在采取解决问题的办法时也具有创新性。

（三）行为意向阶段

　　行为意向是指介于一个人的认知、情感和外显行为之间、从事某种特定行为的决策。当一个人采取行动以阻挠他人实现目标、获取利益时，便进入了冲突的行为意向阶段。冲突采取了外显的对抗形式，从最温和的、间接的语言对抗，到直接的攻击甚至失去控制的抗争或暴力。诸如学生对老师的质询、工人的罢工、种族之间的战争等，都是冲突的外显形式。一旦冲突表面化，双方都会寻找各种处理冲突的方法。

（四）行为阶段

　　行为阶段是公开的冲突阶段，这一阶段包括冲突双方的行为与反应。冲突行为表示冲突双方试图实现各自的愿望，并常带有刺激的性质，但这种刺激与愿望无关。若判断错误或缺乏经验，有时冲突行为会偏离原来的意图。有学者将这一阶段看作一个动态的相互作用过程，这对于理解冲突行为很有帮助，如图8-3所示。

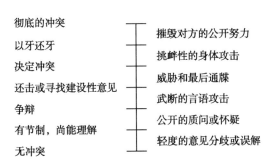

图8-3　冲突强度的连续体

　　图8-3描述了冲突行为的形成过程，几乎所有的冲突都处于这个连续体的某一位置上。连续体下端冲突微妙，间接并有所节制，表现为轻度的意见分歧或误解。若问题不能解决（或不能消除分歧和误解），则冲突可上升到连续体的顶端并且具有极大的破坏性。大多数情况下，若冲突达到顶端程度，则常常导致功能失调。

（五）结果阶段

冲突双方之间的行为与反应的相互作用导致了冲突的最终结果。这些结果可以是建设性的，也可以是破坏性的。是建设性作用还是破坏性作用，体现在冲突是提高了群体绩效还是降低了群体绩效。从表面上看，冲突发展到了这一阶段就已经结束，然而，冲突在解决之后可能还存在一个冲突的余波期，特别是破坏性冲突，在这一阶段，冲突虽然得到了解决，但冲突各方之间的分歧尚未完全消除，冲突有可能"复燃"或"潜伏"起来，随后引发新的冲突。因此，管理者应把冲突管理看作一个动态的、持久的过程。

五、冲突处理模式

冲突在两个维度上的不同程度的表现可以产生五种处理冲突的模式，如图 8-4 所示：

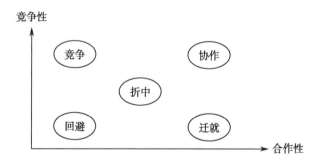

图 8-4　冲突的五种处理模式

（一）竞争

竞争包括良性竞争和恶性竞争两大类。恶性竞争即非赢即输的生存竞争，常常是为追求个人利益而牺牲他人利益的冲突，伴有破坏性冲突的过程。良性竞争即双赢的生存竞争，竞争双方追求的目标一致，但方法或内容不尽相同，伴有建设性冲突的过程。

（二）协作

协作也称合作，是指冲突双方均希望满足双方共同利益，并合作寻求相互受益的结果。在协作中，双方都着眼于问题，坦率澄清彼此的差异，求同存异，找出解决问题的办法，而不是简单地顺应对方的观点。

（三）回避

一个人可能意识到冲突的存在，而采取回避冲突的行为。如与他人保持距离、划清界限、固守领域等，也是一种回避的行为。如果无法采取回避的行为，还可以压抑、掩饰存在的差异。有时，压抑可能比回避要好一点，尤其当团体成员之间存在相互依赖、交互作用的关系时，压抑可以求得合作的稳定。

（四）迁就

迁就又称顺应或退让，是指一方将对方利益放于自己利益之上，以牺牲自己利益来满足对方利益的一种行为。比如借钱就是为了维持彼此的相互关系，一方做出了自我牺牲。为了满足对方的需要，尽管有不同的意见，但还是放弃自己的意见而支持对方的意见。

（五）折中

折中也称妥协，冲突双方必须都放弃某些利益才能共同分享利益时，便能达成折中的结果。折中时没有明显的赢者和输者，双方都要共同承担冲突所带来的问题，同时也要放弃一些东西。折中的结果是双方都不能够彻底满足自己的利益。

第二节　医患冲突管理

一、医患冲突概念

医患冲突是指在医疗活动中，由于医疗效果、服务态度、沟通方式等问题引发的一方利益受损且求偿未果而形成的双方对抗性状态。由于医学技术的高度专业性，医患双方存在信息不对称的情况，加之医患之间在对医疗行为、诊断过程等的理解和观点上的差异，极易发生冲突。

二、医患冲突的特征

医患冲突是冲突在医疗护理过程中的体现，与其他领域的冲突相比，它有着自身的特点。医患冲突的特点如下：

（一）突发性与不确定性

医患冲突的突发性主要是指在医疗过程中，医方和患方的矛盾开始可能处于对彼此的潜在不满阶段，但是由于医院环境的复杂及医患关系的紧张，这种潜在不满如果不能得到及时有效的解决，那么可能会迅速转化为显性激烈的冲突，令医护人员难以预防，给医护人员及患者带来恐慌，影响正常的医疗活动。

医患冲突的不确定性主要表现在两个方面。一方面，在冲突发生之前，由于医护人员更多地将精力集中在对患者的治疗及护理上，对医患冲突的感知能力不足、敏感性较低，因而导致对冲突的发生难以预测，冲突在何人、何时、何地、以何种方式发生难以确定。另一方面，在冲突发生后，冲突是得到及时化解，还是向更深层次发展，最终转化为激烈的冲突；冲突发生后是产生积极的影响，还是产生消极的影响，以及消极影响的大小如何等，这些都难以确定。也就是说，冲突的转归及后果难以预测。

（二）舆论关注性与倾向性

冲突历来是人们关注的焦点，医患冲突是冲突的一种特殊类型。每个人都会经历生老病死，与医院产生联系，所以就有可能与医院里的医护人员发生冲突，因而人们对医患冲突往往给予更多的关注。个别媒体对医患冲突的夸大、非理性报道等增加了舆论对于医患冲突的关注；患者作为传统意义上的弱势群体，使得社会公众对患者一方充满了同情心，舆论倾向也由此产生。公众在面对医患冲突时很难作出公正理性的判断，往往将责任归咎于医护人员，损害了医护人员救死扶伤的形象。

（三）破坏性与急迫性

医患冲突破坏了正常的医疗秩序，对医护人员、患者及社会都产生了不良后果。

首先，对医护人员来说，医患冲突不仅损害了人身安全，同时也对其心理造成了重大影响。随着医患矛盾及医疗暴力愈演愈烈，医护人员的心理压力较以往增加。

其次，对患者来说，医患冲突不利于患者的治疗及康复，对其心理也存在着不利的影响。

最后，对社会来说，医患冲突不仅对医疗环境产生了不良后果，还增加了社会的不和谐因素。中国医生协会先后进行了四次医生执业状况调研，2011年第四次统计结果显示，中国年轻一代开始重新审视这一职业。医疗环境的恶化，导致"明天谁来当医生"成为整个医务界的集体忧虑。

医患冲突的急迫性是指医患冲突发生后，管理者必须立即作出反应，以防止医患冲突进一步发展，在医患冲突产生不利后果前及时采取措施，同时舆论的关注及社会的质疑都要求医方及时给出回应。

（四）信息资源的紧缺性与不对称性

因为医患冲突的发生往往具有突发性，从发生到产生破坏性效果的时间非常短暂，所以给予医疗机构管理者的决策时间和信息资源都是有限的。此外，日常医患之间的沟通以口头沟通为主，可复制性差，信息不对称，同时由于缺乏相应的人证、物证，致使取证困难，往往不利于管理者客观、准确地寻找医患冲突的原因。

三、医患冲突分类

（一）根据医患冲突发生的对象分类

1. **人际冲突**　人际冲突一般是指个人与个人之间的冲突，在医患冲突中表现为单个的患者或家属与医护人员的冲突。个人与个人之间冲突的内容和形式是多种多样的，造成冲突的原因也各不相同，主要是由于生活背景、教育、年龄和文化等的差异，导致人们对问题的认识、理解产生差异，同时也影响到人们的个性、价值观、知识等方面，致使人际间难以进行有效的沟通。

2. **组织冲突**　组织冲突通常是指组织内群体与群体之间的冲突，在医患冲突中表现为医方与患方的冲突。医方与患方常常因利益、诊断、治疗效果、态度、职责不明而产生冲突。如果医方与患方的冲突能够得到积极、及时的处理，在冲突的起始阶段就能化解，之后总结经验，预防类似冲突的发生，则能够提高医疗护理质量与患方的满意度。

（二）根据冲突的功能分类

基于冲突产生的背景和冲突双方交流方式等多种因素的影响，冲突中的互动既可能是积极的，也可能是消极的。根据冲突的功能可将其分为建设性冲突和破坏性冲突两大类：

1. **建设性冲突（constructive conflict）**　又称良性冲突，是指双方目标一致，仅因实现目标的方法不同而发生的冲突。它是对组织产生积极影响的冲突。现将建设性冲突的特点和积极作用总结如下：

（1）建设性冲突的特点

1）冲突内容以工作为核心，冲突各方对实现目标都积极热心。

2）相互都愿意了解对方的观点和意见。

3）大家都为了共同目标，围绕共同焦点问题展开争论，相互不断地交换意见。

4）冲突的有限竞争性。

5）冲突态势具有可转化性，若处理不当或任由发展，则会转化为破坏性冲突。

（2）建设性冲突的积极作用

1）有助于查找不足：建设性冲突是以开放的形式进行讨论和分析，能够较多地发现所存在的问题,可以使医院管理中存在的不足之处和薄弱环节充分暴露出来,引起人们的关注,促使管理者与员工共同采取措施加以解决,防止事态进一步恶化。

2)有助于推动创新:创新是推动医院发展、进步的动力。建设性冲突鼓励人们开动脑筋,提出自己的新见解、新主张,这本身就属于管理创新的范畴。管理者可利用"头脑风暴法",在讨论的过程中集思广益,有效实现信息刺激和信息增值。组织内如果长期保持一团和气、缺少一定的冲突、成员思想保守,就会很难发现组织中存在的问题,致使整个组织缺乏生气,难以对外部环境的变化作出适时有效的反应,这将不利于组织和成员的进步。

3)有助于激发潜能:医院是一个知识型组织,管理者、员工思维活跃,又承受着巨大的工作压力,他们希望交流和被理解。适时地发展建设性冲突,鼓励员工提供建设性的批评意见,可保证团体成员思路清晰,顺应医院管理者、员工的愿望——民主决策,进而激发管理者、员工的智慧和才干,并能引导大家自觉主动地加强学习,提高素质,参与团队的良性竞争。

4)有助于达成共识:在建设性冲突中,人们的最终目标是一致的,只是在达到目标的方式和方法上存在着分歧。因而发展建设性冲突能使管理者、员工在不同观点的交锋和不同方案的比较中进一步明确优劣,从而统一思想,明确方向,有利于团队同心协力、步调一致地实现目标。

5)有助于增进关系:建设性冲突从本质上讲是与人为善的冲突,是在彼此融洽的气氛中,人们围绕着共同的主题进行交流与探讨、畅所欲言、坦诚相见、相互启发,既表达了观点、展示了个性,又增进了相互了解、拉近了人与人之间的心理距离。

2. **破坏性冲突(destructive conflict)** 又称恶性冲突,是由于资源和利益分配方面的矛盾,个体或群体间发生相互抵触、争执甚至攻击等行为,从而阻止对方目标达成的冲突。它是对组织产生破坏性作用的冲突。现将破坏性冲突的特点和消极作用总结如下:

(1)破坏性冲突的特点

1)只对自己的观点是否赢得胜利倾注关心。

2)不管对方观点是否合理,一概排斥和不予接受。

3)由争论发展到人身攻击,行为上由不一致演变为有意对抗。

4)双方信息交换较少,甚至完全停止。

5)背后不负责任的言行越来越多,冲突愈演愈烈。

（2）破坏性冲突的消极作用：对于组织而言，破坏性冲突造成资源的极大浪费和破坏，产生了各种内耗，影响了员工的工作热情，导致组织的凝聚力严重下降，从根本上妨碍了组织目标的顺利完成。

其实，冲突产生的结果是建设性的还是破坏性的，很大程度上取决于参与者采取的应对方法，如营造民主和谐的氛围、鼓励良性竞争、扩大交流与沟通的渠道、有意识地树立"对立面"、敢于坚持正确意见、预防和避免破坏性冲突等，都可成为参与者发展建设性冲突的措施。从这里我们也可以看出，冲突并不总是破坏性的，若对冲突进行有效的管理，就可以发挥其积极作用，从而产生建设性的结果。

（三）其他

按医患冲突的时间发展分类，可分为潜在的冲突、显露的冲突和激烈的冲突；按医患冲突产生的原因与来源分类，可分为利益冲突、信息冲突、关系性冲突、结构冲突和价值冲突。

四、医患冲突产生的原因

医患冲突的原因是多方面的，但从文化层面分析，医患双方的利益冲突、个性特征、期望差异、风险认知偏差、医疗体制不健全、沟通不良与公众理性偏差等差异都会造成医患冲突的发生发展。

（一）利益冲突

医患之间的医疗关系是建立在共同目标基础之上的，而这个共同目标就是患者的康复。现行体制中，虽然医患双方利益存在着众多的一致性，但也有利益的冲突。利益冲突是不同的利益主体对各自利益目标的互不认同，是利益主体一方的要求构成了对另一方的侵害，一方利益主体为了保护自身利益对另一利益主体采取的敌对行动。

（二）个性特征

每个人由于先天及后天因素不同，因而有着不同的个性特征，个性不相符是生活中常见的现象。有的人在做事方面能够三思而行，考虑事情的多个方面，想到行为的可能后果，从而在一定程度上减少医患冲突的发生；有的人则说做就做，简单从事。诚恳、热情、无私、负责是令人愉快的个性特征，这类医护人员或患者易与别人建立和谐关系，是一个"温暖"的人，能够和别人融洽相处，相对来说较少发生医患冲突；而冷漠、虚伪、自私和不负责任者最易与别人发生冲突。如一个不负责任的医生，对患者态度恶劣，那么这样的人很容易使患者不满，产生医患冲突。

（三）期望差异

期望差异（expectation discrepancy）是指处于同一情境中的一方对另一方的期望与另一方自我期望之间存在差异而形成的冲突。

在现实情境中，期望差异以多种形式表现，而期望差异所带来的人际冲突则称为期望差异效应。期望差异主要表现为期望程度及维度的差异。期望维度差异是指期望双方所期望内容的差异。例如，患者入院以后期望着自己的病情能一天天好转，但有时由于疾病的发展与医疗水平的限制，病情可能朝着恶化的方向发展，这就与患者的期望内容产生差异，这也是临床医患冲突的常见原因。

期望差异最直接的一种表现形式，是期望的"程度"差异，即沟通双方在期望的数量大小上存在差异，这种差异的存在使得即使一方自认为已经达到了期望，也依然无法令另一方满意。例如，在医疗过程中，患者期望疾病能够完全治愈，但对有些疾病来说，医护人员根据自己的能力与水平及医疗现状，仅期望能延缓疾病的发展，减轻痛苦，维持功能状态。医患双方期望的内容及程度的差异是引起医患冲突的常见原因。

（四）风险认知偏差

风险认知是指公众对客观存在的风险的特征和严重性所做的主观判断，包括对风险的一般评估和反应。风险认知偏差是双方对风险特征及严重性的主观判断的差异。

医患双方由于知识、价值观和认知等不同，使得双方对医疗过程中的风险认知存在差异。比如就卧床且虚弱的患者如厕而言，患者往往缺乏疾病及相关并发症的知识，对自行如厕可能的风险认知不足，患者由于不习惯床上排便而执意要求自行如厕，而医护人员为规避患者血栓脱落等并发症的发生，会阻止患者自行如厕。由此，医患双方易产生冲突。

（五）医疗体制不健全

医疗制度至少包括医疗保险和医疗服务两个体系，在医疗改革的过程中，两者应相互匹配、协调共存。但是在我国医疗体制改革过程中，两者并不同步。在将医院从计划经济体制推向自我生存机制的同时，医保体系的建立滞后。一方面，当患者自费看病时，就会产生更多更高的期望，医患关系中矛盾的一面就更加突出。在医院的收费政策上，医院因为自我生存的需要，必须进行成本核算，而且收费的内容很大比例还是在药品和设备上，使得过度诊断和治疗更容易产生，激起了患方对医方的不满。另一方面，医改虽然在不断地尝试，但依旧没有完全改变看病难、看病贵的现状，因而易产生冲突。

（六）沟通不良

一个团体中人与人之间的任何事情都是通过信息沟通这种基本方式发生的，信息沟通贫乏或有障碍的团体和个人在组织程度上必然表现出相对无序的状态。

在医疗活动中，医患主体信息沟通过程易受到各种因素的干扰，造成信息的失真，容易引发医患冲突。

沟通过程中信息的编码、解码不一致。信息由医者编码，通过媒介传递，由患者解码。医者与患者的认知差异，在医者编码与患者解码的过程中就产生了信息沟通的障碍。医者与患者都有自己预设的认知，将自己的思想融入编码和解码的过程中。职业规范要求医者使用医学的专业术语，而患者对此却不能准确地解码，患者更多的是通过经验解码，随后以冲突的形式表现出来。

年近 70 岁的韩老太到某家医院看望住院的亲友，顺便在该院就诊，想了解一下自己十多年来的心脏病病情。韩老太去了该院的胸外科专家门诊。接诊医生对该患者进行检查后认为有手术指征，并建议患者手术治疗。当韩老太问及手术危险性时，该医生回答说："现在科学技术非常先进，类似手术已不算大手术了，而且术后 10 天即可出院。"韩老太回家与家人商量后一致认为，既然手术无风险且医生如此有把握，决定接受手术治疗。

3 天后，韩老太住进了医院。术前，韩老太亲属再次向该医生询问有关病情及手术方面的问题，该医生说："你这种情况如不动手术，生活能力只有普通人的 30%，而经过手术治疗后能恢复到普通人的 80%。"患者家属听后倍感欣慰，因为老太太生病十几年，如此有把握的话还是头一次听到，患者和家属都认为找到"救星"了。

然而，出乎意料的是，当天上午 7 时 30 分，满怀希望的韩老太被推进手术室后，直至下午 4 时 30 分，家属却接到了患者的病危通知。晚上 7 时 30 分，该医生找家属谈话，告知患者因心脏衰竭已无生还的希望。面对突然降临的噩耗，家属无法接受从"希望"到"绝望"的巨大心理落差。结果，医生成了"被告"。

本案例中的医生向患方介绍病情不充分，对手术的风险估计不足，对手术的成功率过于自信。特别是在与患者及家属的沟通中未能如实反映情况，而一味地"报喜不报忧"，使患者及家属期望值过高，心理准备不足。当病情突然发生变化时，当事医生无法向患方解释，患者家属则难以接受眼前的事实，从而导致医患之间的矛盾和纠纷。

（七）公众理性偏差

公众理性是指公众对风险事件进行客观的解读。了解事件的本质，不轻易被无关因素所干扰，从而对风险事件作出相对准确的判断，并能够有效地采取适当措施，以应对和处理风险事件所引发的后果。

近年来，有些地区出现医患矛盾激化现象，甚至发生医疗暴力事件。由于舆论的关注性，有些媒体对医患冲突的倾向性报道，使公众将责任直接归咎为院方，矛头直指医院及医护人员，扰乱了公众理性，加剧了医患冲突。

五、常见医院冲突与解决方法

（一）医护人员与患者家属的关系冲突与解决方法

1. 冲突原因

（1）家属要求陪护与病室管理要求的冲突：患者家属出于对患者的关心和担忧，常常要在医院陪护患者，但医院管理制度又对陪护有严格的限制。如果医护人员在管理过程中没有耐心解释、合理疏导，而是态度粗暴、横加指责，就可能引起关系冲突。如一位患晚期宫颈癌的年轻女性，其男友从外地赶来探视，希望在医院陪伴一个晚上。值班护士晚上查房时要求患者的男友马上离开病房，并告诉他这是医院的规章制度，任何人不能违反。为此患者及家属非常不满，并到医院办公室投诉该名护士。

（2）家属希望探视与治疗护理工作的冲突：患者住院期间家属适当的探视，有利于增强患者战胜疾病的信心。但是过于频繁的探视则会影响同病房患者的休息，也会影响正常的医疗护理工作。为了保证医疗和护理工作正常有序进行，医护人员会适当控制患者家属的探视次数和探视时间。但有的患者家属对此并不理解，一家老小把病室挤得水泄不通，在病室里高声喧哗，不顾是否会影响正常的医疗护理工作。当医护人员出面干预时，常常干预无效甚至引发争执，从而影响医护人员与患者的关系。

（3）家属经常询问与医疗护理工作繁忙的冲突：患者家属出于对患者的关心，会经常向医护人员询问与患者疾病有关的问题，如患者会有危险吗？这种疾病目前有什么好的治疗方法？现在患者的病情是否好转？在饮食方面应该注意什么？疾病的预后如何等……如果医护人员强调自己工作忙，把回答患者家属问题当作额外负担，采取冷漠、不理睬或敷衍了事的态度，就可能引起医护人员与患者家属之间的冲突。

2. 解决方法 在发生冲突的情况下，患者及家属对医护人员的语言和行为极其敏感，所以医护人员需谨慎行事。

（1）当事医护人员在开口前需认真思考，适当的沉默表示对患者及其家属失态的理解。如果患者及其家属在愤怒中，医护人员既要避免急躁地否定对方、激化矛盾，也不要多做解释，防止"越描越黑"。

（2）同事与患者发生冲突时，其他医护人员应妥善处理矛盾。请患者及其家属就座，也请当事医护人员暂时回避，代其为患者及家属表示歉意，倾听他们的诉说。必要时上报医务处、护理部或医院相关科室。

（3）在处理问题和与人交往中遵循"对事不对人"的原则，不管已经发生怎样的矛盾，都要以尊重他人为前提，冷静对待、三思而后行，不做有违法律、规范和原则的事情，更不能进行人身攻击。要讲究方法策略，不要火上浇油，而应避其锋芒，另辟蹊径，把患者及其家属的沟通工作做好。

"委屈奖"

前年冬天的一个急诊夜班之后，我们得到了一个"委屈奖"。

那天晚上，接班后一直没患者。护士说："今天还没开张，连个出诊电话也没有！"我笑着调侃："你想溜啊。"就在这时一位老太太扶着老伴进了抢救室。护士们不再说话，立刻去接诊登记、测血压、脉搏、心电图……我查体时就见老人大汗淋漓，浑身湿冷，口唇发绀、精神萎靡……这时，茹在我身边轻声说："高大夫，看一下——心电图、下壁心梗！硝酸甘油10mg？"茹是急诊室的老护士了，业务素质很高。"好，心电监护，全导联心电图，急查血常规、凝血三项、心肌酶、肌钙蛋白，联系心内科病房。"我查完体便去写病历，向老太太交代她老伴儿病危。"高大夫，接患者，中毒的。"随着声音，第二个青年女性患者被背进抢救室，我赶忙询问家属，家属说是"喝了两大口敌敌畏，已经两小时了"。"心电监护，准备洗胃"，抢救室立刻忙乱起来……

"大夫，快救人呀"，循着一片呼喊和嘈杂声看去，从门口拥来二十余人，其中一个青年男子指着我的鼻子叫道："你们怎么人没死，就放到太平房！"我一头雾水，但还是硬着头皮说："请您说明白下，我们今天还没有看过其他任何患者。""患者还活着，你们出诊也不抢救，就直接送太平房？"我尽量心平气和地说："对不起，我们正在抢救患者，请不要吵，我们今天还没有出过诊。""不行，你给我去太平房抢救，否则患者死了，我跟你没完！"这是何道理！怎么可以这样颐指气使，蛮不讲理？我扔下抢救室里的患者，去跟你救死人？心里虽然这样想着，可我还是耐着性子说："您要是觉得人没死，可以抬来，我们抢救，我不可能离开我的岗位，再说现在有两位正在抢救。我

168

可以给您请我们的总值班，帮您解决。""不行，现在必须去，误了，人死了，责任你个人承担。"那人边说边手指如雨点一样向我戳来。茹有点看不下去，边给患者洗胃边说："高大夫，来看患者吧，他太不讲理！"就在这时，人群里有一个人尖着嗓子，撞开抢救室大门，嘴里高声骂着脏话，朝茹扑过去。我急忙挡住她，可没想到的是，她扬手要打我，打在挡住她的一位实习学生脸上……

两小时后，总值班跟他们去了太平房，一干人马散去。结果证明是别的医院急救中心出诊交通事故现场，确定死亡，110通知我们太平房接！

第二天，监控录像中，我看见我们保卫科的同志，当时竟然混在人群中看热闹。唉！我气得浑身发抖！第二天，院长、保卫科长亲自来解决，发给我们一个"委屈奖"，就是开头我告诉您的。

我已经离开急救中心一年了。可这件事在我心中挥之不去……茹她们还要继续委屈下去吧？现在说起这件事，茹只是笑笑："不委屈下去又怎样！"

（二）同事间关系冲突与解决方法

1. 冲突原因 医疗行业不仅工作节奏快，环境还十分混乱。医疗服务提供者在不同的领域接受不同种类的培训，从而分属于不同的群体，其工作文化各异，且不一定相互兼容，因此发生冲突在所难免。你在工作中是否经历过没有冲突的一天？美国医疗机构联合委员会2009年发布的报告指出，医疗机构超过2/3的预警事件源于冲突或沟通失败。冲突通常源于对患者治疗的不同意见、对地位和声誉的关切、有限的资源及工作量和日程安排等。

"关系冲突"是指由于性格冲突或互动而导致产生负面情绪的冲突。我们会不经意间将这种冲突带回家，甚至为此彻夜难眠。医护人员一旦应对不当，冲突便会升级为破坏性行为，并导致合作失败。破坏性行为，反过来也会通过忽视他人的呼叫或隐瞒信息等行为，以轻侮他人或搅乱他人工作的形式表现出来。这种行为也可能升级为在同事或患者面前大呼小叫、高高在上和责备他人。不当行为还会造成医疗差错并降低医疗服务质量，因为医务人员一旦情绪失控，往往无法专心工作。工作环境如此恶劣，不言而喻，不仅患者满意度会降低，人员变动也会更为频繁。

简而言之，冲突会损害我们的工作能力，当我们倍感压力或充满沮丧时，大脑的情感中心或杏仁核就会遭到"劫持"。我们做出的反应往往是冻结、反击或逃离。这时，前额叶皮层（或"高级大脑"）会停止工作，大脑将恢复原始功能，这使得我们的反应就如在东非塞伦盖蒂草原上遭遇狮子攻击一样。不过,有更好的办法化解冲突。

2. 解决方法　建立一个化解冲突的框架可以极大地帮助我们远离情绪化反应,从而有效地解决沟通挑战。这就意味着我们需掌握必要的冲突管理技巧,以便开展建设性对话,主动倾听,避免作出假设,对事不对人,将利益与立场区分开,并为进行富有挑战性的对话做好准备。下面我们来更加仔细地研究上述各项原则：

(1)开展建设性对话：建立良好的工作关系有赖于开放式的双向沟通,以便团队成员能够了解彼此的观点,并解决分歧。然而,通常情况下,我们总是选择"单行道",在了解他人的观点之前,总是先发表自己的观点。想想上次你在单行道上遇到一辆逆行车的情况,你当时可能对此感到惊讶、愤怒、困惑、害怕……或者以上情绪兼而有之。与之相似,在冲突中,当我们面对不同的观点时,常常会停止倾听,并在默认情况下做出归纳(例如："为什么你从来不听？")和判断(例如："你从来没想过这会对团队其他成员产生怎样的影响！")。这些反应会让我们的同事寸步难行,要么谈话停止,要么升级为冲突。这两种结果都不是正面的,也不能解决问题。

我们可以用双向式沟通取而代之,用一种开放式陈述来表达好奇心："能不能多说说你的观点来自哪里？"或"请帮助我更好地理解你的观点"。这些不带评判性的言论会极大地缓解冲突。如果你真诚地表达了这些言论,对方有可能感受到我们渴望了解他的观点。在我们更充分地了解了对方的观点后,便可以提出自己的观点。一切相关观点摆上了桌面,双方将会开启谈判之门,从而有望顺利达成双方一致认可的解决方案。

(2)主动倾听：主动倾听意味着我们正在深入地倾听,不仅用耳朵倾听,也在用心倾听。我们需要理解同事正在讲的话以及潜台词和语境。所谓"潜台词"是指你的同事通过语调、语速和肢体语言传达的非语言信息；"语境"则指背景故事(例如：背景信息、同事的个性,以及我们以前与他的关系)。主动倾听意味着我们愿意充分听取他人的观点甚至愿意改变我们对自身立场的看法。

如果我们所听到的内容加剧了我们的戒备心理或情绪,我们就有可能遭受情绪"劫持",因而可能会失去有效倾听的能力。在此种情况下,你做出回应前,应考虑先暂停一下,以控制自己的情绪反应。这可能需要将一次艰难的谈话推迟几小时或一天,直到我们能够清楚地进行思考。一次艰难的谈话结束后,你有多少次想过到底该说什么好,或者后悔说了什么？发生这种情况的部分原因是我们的情绪会阻碍思考。在涉及情感的交流中,重要的是认识到，几乎90%的信息是通过我们的语调和其他非语言信息传达的，而不是我们所使用的词语。当我们的语调与话语相矛盾时，语调通常会取代言语信息。谨慎地表达我们的情绪很重要，言语之间不要带有讽刺，而要采用平和的语气表达。在开口讲话之前，请先核查一下自己的感受。如果你能控制自己的情绪，你就能控制自己所传达出的非语言信息。

我们可以这样表达："我觉得我们现在情绪都很激动，还是明天早上再谈吧。"一旦情绪平复，我们就能更有效地开展原则性谈判，而不是情绪化谈判。

（3）避免作出假设：在这个复杂、快节奏的世界里，我们自然需要通过假设别人在做什么、想什么来快速、自动地处理信息。一般来说，这种方式可行。但当我们与他人的观点出现两极分化时，则需退让一步，回顾一下我们是如何得出结论的。克里斯·阿吉里斯和彼得·森格推广的"推理阶梯"可以追溯到柏拉图时代。这个有用的阶梯构想说明了我们的假设可能存在缺陷，并且可能导致冲突。

请审视图8-5中的梯子，并像面对大多数梯子一样，从底部开始攀爬。我们从一个巨大的可观测数据池开始。因为我们不可能接受周围发生的一切，所以我们会不自觉地、自动地通过选择数据爬上一个梯级，并假设我们的视角代表真相。我们将自身的看法与现实相混淆，并在没有认清数据的情况下，立即为我们所选择的数据赋予含义，随后再攀爬另一梯级。我们经常会对他人的意图做出假设，但我们不可能了解到他人的真正意图。再攀登一层阶梯后，我们的大脑会自动得出结论，并做好准备在验证假设之前采取行动。最为危险的是，下次我们再与他人进行互动时，反射循环会引导我们的大脑寻

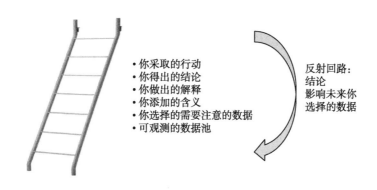

图8-5　推理阶梯

找证实我们先前相信的数据。这时我们已爬上推理阶梯，而这通常只需要几毫秒的时间。

（4）对事不对人：我们已经讨论过，在不产生误解、感情伤害和挫折感的前提下，平心静气地解决问题有多难。当我们与团队成员的关系充满挑战时，紧张的关系反过来又会阻碍问题的解决。即使以前我们与同事的关系良好，我们一旦因某个问题感到沮丧或生气时，也会不知不觉地迁怒于这位同事，然后同事便会感觉自己成为了被攻击的目标。责备往往会导致防御心理的产生，人们可能会因此停止倾听，甚至伺机报复。一开始可能只是小冲突，随后冲突逐步升级，有时最终会演变为大规模的冲突。

探求对方的利益是展开对话的基础。用"我对你的想法/感受充满好奇"或"请帮我弄明白为什么这对你不起作用"这样温和的方式来探究，就有可能发现对方的利益所在，从而有效地化解僵局。我们在探讨双方的根本利益时，通常会发现大家的共同利益，这可以为双方建立更牢固的关系奠定基础。我们的目标是在解决不相容的问题之前，发现并建立共同的利益（俗话称"共同点"），即创造价值，使各方利益均得到满足。最后，当我们发现同事的利益与我们自身的利益不一致时，承认对方利益的重要性则可以很好地证明，即使我们可能不认同，仍可以尊重对方的关注点。

（5）为富有挑战性的对话做好准备：虽然我们永远写不出一段艰难的对话，但有必要做好准备应对一场艰难的对话。我们经常会冒险跳过这一步。请记住，我们的目标不是取胜，而是找出共同的解决方案，以便尽力提供最佳医疗服务，并促成相互协作的工作环境。

准备工作涉及诸多方面。首先，要反思我们建立关系和开展谈话的目标。为此，我们应进行头脑风暴，想想采用什么时机、语调和语言让对方了解我们的观点。此外，我们还需明确自身和对方的利益。当我们的大脑让我们在推理阶梯上一跃而起时，我们则需谦虚地从梯子的高处爬下来，并对我们做出的可能导致冲突的假设提出质疑。我们探究自身在哪些方面导致冲突的产生，有助于消除他人的敌意，并鼓励他人同样探究自身的原因。当我们为富有挑战性的谈话做好准备时，我们便更能保持镇定，从而可以主动听取同事的意见，并帮助他们控制情绪反应。

第三节　医院非暴力沟通

一、非暴力沟通概念

（一）非暴力沟通定义

"非暴力沟通"（Nonviolent communication）由美国著名的心理学家马歇尔·卢森堡博士提出，以观察、感受、需要和请求为沟通的四要素，构建语言交流的桥梁。"非暴力沟通"可有效避免沟通中隐藏的语言暴力，鼓励真实表达自己和努力倾听他人，从而避免指责、说教、嘲讽和臆断等沟通不当带来的伤害、隔膜和对立，目前已被运用于教育学、管理学等诸多领域。

（二）沟通中的"语言暴力"

"语言暴力"最初来源于西方后现代哲学流派，以哈贝马斯、福柯等哲学家为代表，他们先后从不同角度揭示了隐藏在语言背后的伦理与政治意图，从此"语言"和"暴力"被联系起来。"语言暴力"就是使用谩骂、蔑视、诋毁、嘲笑等侮辱、歧视性的语言，使他人心理和精神上遭到侵犯和损害，属于精神伤害的范畴。如果稍微留意一下现实生活中的谈话方式，并且用心体会各种谈话方式带给我们的不同感受，我们就不难发现：语言上的指责、嘲讽、否定、说教、任意打断、拒不回应、随意出口的评价与结论带给我们的情感或精神上的创伤，甚至比肉体的伤害更严重、更持久、更令人痛苦。这些无心或有意的"语言暴力"让人与人之间变得冷漠、隔膜和敌视。调查显示，在各种类型暴力事件中，以语言暴力最为常见。暴力事件对医护人员的影响程度各异，轻则影响不大，重则可使医护人员产生自杀念头。

二、非暴力沟通要素

（一）观察——不带评价的观察

观察即留意周围发生的事情，我们此刻观察到什么？不管是否喜欢，只是说出人们所做的事情。要点是仔细观察正在发生的事情，并清楚地说出观察结果，而不去评估或判断。它强调区分观察和评论的重要性。我们习惯于对看到的人及行为作出反应，给出评判和分析，例如某人迟到30分钟，我们通常不会直观地说他迟到半小时，而是会评判他是个不守时或没有时间观念的人。对于大多数人来说，观察他人及其行为，而不评判、指责或以其他方式进行分析，是难以做到的。将观察和评论混为一谈，人们将倾向于听到批评，甚至会产生逆反心理。例如患者未按时服药，护士很生气地说："你怎么这么不听话"，就是将观察与评论混淆了。"非暴力沟通"是动态的语言，不主张绝对化的结论。例如"如果你不按时服药，我担心你的病很难治好"，而不是"如果你不按时服药，你的病就治不好"。"非暴力沟通"提倡在特定时间和情境中进行观察，并清楚描述观察结果，例如"你在过去2天都没有按时服药"，而不是说"你是一个不守规矩的人"。"非暴力沟通"的第一要素"观察"提示我们：在日常工作中，直接并具体地陈述我们观察到的现象或行为，不加以任何评论或指责，是良好沟通的开端。

（二）感受——体会和表达感受

感受即我的感受如何，例如受伤、害怕、喜悦、开心和气愤等，能够识别和表达内心的感觉、情感状态，而不包含评判、指责等。它强调区分感受和想法。例如"我是不守规矩的人"不是感受，它是发言者的自我评价，而"我很担心""我非常害怕"则是表达感受。为了更清晰地表达感受，"非暴力沟通"主张使用具体的语言，"很好"或"很差"这样的词语很难让人明白我们的实际状况。表达"需要得到满足时"的感受有喜悦、温暖、放心、甜蜜、踏实、安全、平静、自在、舒适、感激和放松等，表达"需要没有得到满足"时的感受有害怕、郁闷、受伤、担心、焦虑、紧张、气愤、着急、沮丧、忧伤、茫然及灰心等。马歇尔·卢森堡博士认为，在表达感受时，示弱有助于解决冲突，避免了因维护自身的权威而激起患者的逆反心理，使得沟通能够顺利进行。如"如果你不按时服药，我担心你的病很难治好"，表达了医护人员的感受，没有包含批评和指责，患者较容易接受。

（三）需要——明确说出需要

直接说出是哪些需要（价值、愿望等）导致那样的感受即可，包括表达自己的需要及努力倾听对方的需要，体会正在发生的事情和感觉相关的需要，所有人共通的需要，如食物、信任和理解等，是否得到满足。感受来源于自身的需要，他人的言行也许和我们的感受有关，但并不是我们感受的起因。我们的需要和期待，以及对他人言行的看法，导致了我们的感受。听到不中听的话时，我们有四种选择：责备自己、指责他人、了解我们的感受和需要、用心体会他人的感受和需要。指责、批评、评论往往暗含着期待。对他人的批评实际上间接表达了我们尚未满足的需求。如果一个患者说"你一点也没有考虑我的感受"，他实际上是渴望得到理解和关心。如果通过批评来提出建议，人们的反应常常是辩论或反击，反之，如果直接说出需要比如"我需要理解""我需要关心""我需要放松"，其他人就有可能作出积极回应。不幸的是，大多数人并不习惯从需要的角度来考虑问题。在不顺心的时候,我们倾向于考虑别人有什么错。在沟通时,医患双方都明确说出自己的需要,倾听对方的需要,医患沟通将进入良性局面。

(四)请求——提出具体请求

请求即明确告知他人,我们期待他采取何种行动,来满足我们,即"要什么",而不是"不要什么",而且确实是请求而非要求(希望对方的行为是出于由衷的关心,而不是出于恐惧、内疚、责任或惭愧等)。以何种方式提出请求容易得到积极回应呢? 我们要清楚地告诉对方,希望他们做什么。例如说"我希望可以参加奖惩标准的制订",而不是抽象地说"我希望得到公平的对待"。如果我们请求他人不做什么,对方也许会感到困惑,不知道我们到底想要什么。而且,这样的请求还容易引起别人的反感。例如"我希望你每周至少有两晚在家陪孩子",而不是"我不希望你花太多时间在工作上"。在需要没有得到满足的前提下,更应该学会适时适度地表达具体而明确的请求。在提出请求时,应该尽量避免使用抽象的语言,而借助具体的描述来提出要求,语言越具体,就越有可能得到理想的回应,例如"您的疾病需要长期输注化疗药⋯⋯为了保护您的血管,我希望您能置入 PICC 导管⋯⋯"。在医疗、护理工作中,区分请求和要求,将使医患沟通更顺利。

三、非暴力沟通在医院工作中的应用

良好的医患关系是保证医疗、护理服务高质量的基础,也是和谐医疗环境的基础。重视医患沟通,学会医患沟通技巧显得尤为重要。沟通能力是一种后天习得的能力,且需要在学校教育与社会实践中学习、培养和锻炼。下面的一个案例充分说明了做好非暴力沟通对于减少医患矛盾、提高医疗护理质量中所起的作用。

护士为某患者更换液体后的非暴力沟通应用

患者:我不信任你们。

护士:我们做了什么令您不信任我们?

患者:我按了两遍呼叫器你们才来给我换液体。

护士:所以您对我们很失望,因为您希望我们立即来更换液体?

患者:是的。

护士:好的,叔叔,我明白了。在您需要的时候我们会第一时间赶来满足您的需要。

患者:好的。

护士：同时我也希望叔叔您能体谅我们，因为病区患者多，而且液体要现配现用，有时会需要您稍等片刻。

患者：我能理解。

护士：谢谢您的配合。

开展"非暴力沟通"，将有利于促进医患沟通，改善医患关系，提高患者满意度。医护人员一旦学会运用"非暴力沟通"，将能在出现各种冲突时以理解和体谅对方为前提，并使双方都能充分表达需要和感受，不再指责对方或埋怨自己，而是用心去了解对方的需要，用关爱去理解并包容一切，内心变得平和，从而使医护人员处理冲突时思路拓宽，医患关系得到改善。

总之，"非暴力沟通"模式兼顾双方的需求及感受，是一种充满爱和尊重的沟通模式。当医护人员与患者之间出现"语言暴力"，导致沟通障碍时，"非暴力沟通"提醒我们人性是相通的，双方都需要温情的体谅，需要得到关怀，需要对方专注于自己的感受和需要。

本 章 小 结

通过本章学习，我们了解了冲突的过程及冲突的处理模式，医患冲突的特征及产生原因，明确了常见的医院冲突与解决方法。由于医患双方的主体地位和角色不同，双方信息的高度不对称性将长期存在，双方认知的差异不可避免，医患冲突难以完全消失。医疗行业具有高度的互相依存性，因此，为预防不良事件发生，也为了提高医疗服务质量，我们不仅要注重医患间的交流，也要关注同事间的合作，学会更有效地开展合作。遇到冲突时，跳出"不是战斗就是逃跑"的窠臼，将冲突转化为开展有效合作的机会。重视非暴力沟通的学习，掌握沟通技巧，应用于临床工作的各个场景。通过"非暴力沟通"的四个要素：观察、感受、需要和请求，用爱去解决矛盾，用爱化解冲突，用"非暴力沟通"在医患之间架起爱与尊重的桥梁。

第九章 医院特殊事件管理

第一节 临床沟通的风险管理

一、临床沟通风险管理概念

临床沟通风险管理是医疗工作者接受专业的沟通培训,运用一定的沟通技巧,尽可能减少医护人员之间或医患之间的沟通不良和/或沟通失误导致的医疗纠纷和患者安全问题。

二、临床沟通风险管理原则

增进医护人员之间沟通的有效性已经成为美国患者安全目标之一。为此,美国一些医院正在采取促进临床沟通有效性的措施。对于医护人员而言,为了患者的安全,应当牢记并践行如下原则:

1. 诚实永远是医患关系和谐的一个关键要素。

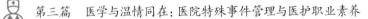

2. 在任何时候，患者及其家属都有知情权。

3. 针对临床异常事件及时采取措施，切勿拖延。

4. 通过肢体语言、音调和耐心的倾听，与患者、陪护人员和同事练习和实践沟通技能。

5. 运用真诚和机智，有效地和患者沟通坏消息，使沟通技能精益求精。

6. 在诊查患者的时候，需调动全部感觉器官，包括直觉反应，一定要留心患者"内在的微弱声音"（little voice inside），因为，这很可能是病情恶化的信号。

7. 前后一致地提供真实良好的医疗记录，避免因患者的健康信息疏漏而中断其所需要的连续性诊疗护理服务。

8. 从不在患者面前批评其他医务人员。

9. 将常识（common sense）与合理性（reasonableness）应用到临床实务的各方面。

三、临床沟通风险管理措施

良好的沟通技能经常被视为人的一种性格特征，但善于沟通的天性并非人人具有。事实上，良好的沟通技能可以通过学习而具备、通过训练而掌握、通过系统的实践而提高。本书第四章医患关系管理的章节中详细介绍了构建和谐医患关系的"临床服务 4E 要素"，即约定（engaging）、感同身受（empathizing）、教育（educating）和争取患者合作（enlisting）。通过练就优良的沟通技巧、有效的临床沟通和处理医患关系中出现的各种问题的能力，医护人员可以减少陷入医疗民事纠纷的可能性。有效临床沟通，既是患者安全的基本环节，又是预防临床风险损失的必要策略。

1. **注意倾听**　患者安全是需要医患双方共同面对的问题。为了增进患者安全，医患双方都要负起各自的责任。医护人员应当倾听患者所言，用患者能够理解的语言与其交流，鼓励患者参与诊疗护理活动。患者知晓医学信息和理解医疗指导时常是有困难的，有时会不止一次地提出疑问。患者通过反复询问才能够完全了解如何跟医护人员合作，有效的合作才能获得最好的疾病治疗结果。

2. **鼓励患者主动沟通并参与诊疗**　目前，教育患者应当主动沟通和了解医疗信息，是欧美国家增进患者安全的着力点之一。他们的医疗机构通过社区健康教育、计算机互联网络以及其他途径和方法，鼓励并教导患者告诉医生自己正在服用的药物，包括所有的处方药、自购药、维生素、中草药、营养素等；告诉医生自己的过敏史和药物不良反应；确保患者能读懂医生开具的药物处方，而且完全了解药物治疗的目的；患者应当和药剂师一起重复核对药物处方，包括药物治疗的剂量、时间和使用方法，例如服用时间是在餐前或是餐后、服用方法是舌下含服或是温水冲服，以及用药次数等；患者还应当了解潜在的药物不良反应，一旦出现，立即告知医生。出院时，患者一定要知晓自己的居家治疗计划；患者应当知晓全程负责自己诊断和治疗的医生；医护人员应该了解患者的健康信息；如果有需要的话，选择一名患者利益维护人（advocate）。当然，还应该指导患者了解诊断检查和治疗的原因或理由，并且确保患者能够看到所有的检查结果；通过询问医生及护士或其他的可靠信息来源，了解更多可供选择的诊疗选项。

总之，临床沟通风险管理涉及一系列内容丰富的活动。除了上述临床沟通风险管理的原则和措施以外，临床风险管理专业人员还须教育和训练临床一线的医护人员，使他们能够根据"医患沟通模型"构建良好的医患关系，善于面对那些"难说话"的患者、愤怒的患者、抱怨的患者、遵医行为差的患者和极度悲伤的患者，并且能与其进行有效的互动与沟通。

第二节　医院环境愤怒管理

一、患者愤怒的原因

什么因素会引发患者的不满、抱怨甚至愤怒呢？有些情况是患者病理性的反应，如某些身心疾病，会造成患者情绪易激惹、脾气暴躁，这些都是疾病本身的症状。除此之外，患者的不满情绪可能来自以下几个方面：

（一）对医疗技术不满意

患者来医院的根本目的是治疗疾病，期望尽快恢复健康。如果患者对治疗效果不满意，就可能产生抱怨或愤怒的情绪。

（二）对服务不满意

医护人员医疗护理服务态度生硬、恶劣，或者主动性不够、解释不耐心等，会使患者对服务不满意，产生抱怨或愤怒情绪。

（三）对环境不满意

医院的服务设施差，环境脏、乱、差且嘈杂，生活服务不便捷，基本生活要求不能得到满足，患者也会产生不良情绪。

（四）对服务收费不满意

由于目前的医疗服务体系及医疗保障体系不能满足群众的健康需求，多数患者的医疗费用需由个人负担，患者很容易对医疗收费产生不满，认为看病难、看病贵，从而产生抱怨和愤怒情绪。

人为什么会愤怒？首要因素是心理压力过大，难以承受，需要发泄出来。在愤怒产生之前，人们常常会焦虑不安，忧虑烦恼，感到自己承受了很大的压力。愤怒的时间越长，人的表现就越强烈，对自己的行为越难加以控制。很多伤害事件，都是由极度愤怒引发的。其次，是权益受到了伤害。比如"明明是我的，为什么你把它拿走？""明明可以通行，为什么现在会堵车"。当一个人驾驶汽车行驶在一条道路上时，发现前方路段交通阻塞，虽然竖着"抱歉，前方正在施工，请绕行"的通知，他还是会一肚子火。该通的不通，本来可以的事情突然间变得不可以，因此个体在追求某一目标的道路上遇到障碍、受到挫折时产生的一种紧张情绪叫作愤怒。一个人受到伤害、被别人忽略或者不被别人当作一回事儿，都会感到愤怒。还有一种，别人把他抬举得很高他也会愤怒。比如合作一件事情，组织者说每人出一万块钱，他就会想：别人收入高，他们出一万块钱是应该的，我收入低，凭什么出一万块钱？！

只有搞清楚这两个原因，我们才会知道如何避免产生愤怒情绪。

二、愤怒患者的沟通原则

强烈的情感反应，无论是愤怒、悲伤还是恐惧，都会使人感到身心疲惫不堪。在一个安静的氛围中才能使诊断和治疗有条不紊地开展。创造并维护一个理想的氛围，医护人员必须想方设法将表现出强烈情绪的患者带入一个安静的环境，使患者学会克制并且坚信只有如此，才不致使情况变得更糟。

一个人在愤怒的时候，会有各种不同的情绪同时出现。比如悲伤、挫折，这些感觉都会越来越浓厚。比如一个人本来是很愤怒的，结果最后会气得哭泣；有时他还会有攻击行为，例如摔东西、乱骂人等；同时他会产生一种罪恶感，觉得自己修养很差；会有一种羞耻感，觉得自己在大庭广众之下缺乏自控能力；还会害怕受到报复等等，大多数人应该都有过这样的经历。

一个人如果无限制地发泄愤怒，是件可怕的事情，就像一只发怒的老虎，看到人就撕咬。但是如果完全压抑了愤怒，自己也会受伤害。最好的做法是"激不怒"。比如《三国演义》里面的司马懿，他的情绪管理是一流的。不管诸葛亮如何激他，他都不会生气，都是笑呵呵的。

如果一个人明白愤怒的真相，他应该会尽量避免产生愤怒情绪，因为愤怒是拿别人的错误来处罚自己。比如一个人在晚上想起某件事情,越想越生气,结果气到失眠,但是他生气的对象却在呼呼大睡,他就很划不来;如果他想打电话去责骂对方,但对方电话关机,他会更加气愤。做错的人没有受罪,生气的人在受罪,是用别人的错误来惩罚自己。如果一个人明白应该受惩罚的是别人而不是他,他就会改变。因为观念改变,行为也会改变,情绪就改变了。

(一)共情是针对患者愤怒情绪的最有效的反应

我们把共情描述成为一种对价值观的理解或一种我们能反馈给患者的情感。在某种程度上需要让生气的人知道,你听到、看到并理解他的感受,即使愤怒是直接指向你的时候也应如此。在他准备终止愤怒前,你也许需要多次表达你对他的理解。某些情况下,即使你已经数次试图表达你的理解,但其愤怒可能仍未平息。在这种情况下,你也许需要询问患者他还想要些什么,即他希望你们之间将如何合作。

(二)学习沟通技能,探究愤怒原因

你也许不是引发患者愤怒的源头,但探究引发患者产生愤怒情绪的因素却是一项能力。本书前面的章节中,我们已经介绍过一些技能,比如开放式提问、积极倾听、非语言沟通技能等。你可以结合具体的情景,综合性地使用这些技能,尝试走进患者的世界,探究对方愤怒的原因。

三、愤怒患者的沟通技巧

(一)有效倾听患者的抱怨

让愤怒的患者把话讲完,争取获得与其情感上的一致,真诚地表示同情。当患者还未将事情全部述说完毕就中途打断,进行解释,只会刺激患者的情绪。如果让患者把要说的话及时表达出来,往往可以使对方有一种放松的感觉,心态趋于平衡。

(二)让患者发泄情绪

患者愤怒的产生,是期望没有得到实现,因而产生挫败感。挫败感会导致心理紧张和一系列应激反应,出现不良情绪。这时候,医护人员要理解并体谅患者,允许其适当发泄,同时做好疏导工作,这样利于问题的解决。

(三)对患者的诉说进行应答

在倾听患者抱怨的时候,医护人员要运用自己的肢体语言,了解患者的情绪,以专注的眼神及间歇的点头来表示自己正在仔细地倾听,让患者感到自己的意见受到尊重。医护人员同时也应观察对方在述说事情时的各种情绪和态度，以便采取相应的对策。

（四）厘清问题所在

医护人员要仔细倾听患者倾诉，分析愤怒的原因，确认问题所在。认真了解事情的细节，然后确认症结所在。最好用纸笔将重点记录下来，对于没有厘清的问题，在患者述说完事情后，进行询问。

第三节　患方抱怨管理

一、正确看待患者抱怨

在临床工作中，除了愤怒的患者，我们也经常碰到抱怨的患者。如果患者的抱怨在初期不能被有效鉴别与控制，很容易诱发其产生愤怒情绪，进而造成医患关系之间更大的裂痕。患者或家属向医护人员抱怨，是一种重要的沟通渴望与需求的表达。试想，患者对医疗服务不满和质疑时，如果他们不愿意和医护人员直接交流，往往会采取更极端的方式。因此，当患者向我们抱怨时，我们要把它看成是改善医患关系和医疗服务的良机。有时候"抱怨是金"，抱怨最多的地方，往往就是工作最需要改善的地方。

让患者产生抱怨的原因是多方面的，因素可能包括历史性的、体制的、社会的、人格特点的、病理性的等，甚至跟医疗没有丝毫联系。但是患者的不满却最容易在医疗过程中表现出来，因为病症所带来的切肤之痛最容易勾起那些错综复杂的不良回忆。

一个在门诊喋喋不休的老妇，可能就是因为昨晚和儿媳因家务拌嘴，血压升高来就医，早上就诊的路上又遇到交通阻塞，来了医院又要排队候诊，等候区嘈杂不堪让她心烦意乱，也许那天天气不好，也许早餐不合口，也许她近期在报纸上读过医生的负面新闻，也许她退休金有限，也许她搞不清复杂的保险制度对她意味着什么，也许儿子因各种原因没有陪她就诊，儿媳还未向她道歉，所以当她最终面对一个和她儿子年纪相仿的医生的时候，也许那个医生就是没有用"您"，或是没有看着她的眼睛交流，所以她最终爆发了。患者"移情"了，但医生还得去"共情"。

因此，有时候面对抱怨，需要一些自我排解，也要学会"放得下"，"忘得快"。

下面是作家六六在其作品《心术》中一段对一位专家屡遭投诉的描写，我们可以细细体味，对抱怨和投诉会有一个更立体化的理解。

3月9日

今天我们敬爱的朱主任又被投诉了。我们笑坏了,越是德高望重,越是投诉大王。这没办法,干得多,错得多,不干总是没错的。

他的错永远是态度。医务处的同志们委婉提醒他多次了,除了医术高明以外,还要态度谦卑,现在患者是老大,患者不买你账,投诉率太高,要影响你们科的精神风貌小红旗的。

朱主任无可奈何,依旧好脾气地口头答应了。今天他突然一本正经地召开会议,要大家群策群力,看看怎样才能让患者觉得他脾气好。全场掩面而笑。

全国找他看病的患者坐船、坐飞机、坐火车长途跋涉,在医院门外自带铺盖卷,买黄牛号也好,网上挂号也好,彻夜排队也好,费时费力好不容易轮上。一进屋,朱老就伸手拿片,无论你怎么样主诉症状他是不听的,只在片子上扫一眼,蹦出“开刀”二字或者“不开刀”三字。患者再问什么时候住院,就回一个字:“等。”再问等多久,没话了,下一个患者已经进门。我要是被他看了,也会被活活气死。为见活菩萨一面费尽周章,见了以后就这样热脸贴冷屁股谁都受不了。

朱主任委屈得不行,我们一面批判他,他还一面申辩。“我是外科大夫呀,不是老中医或者内科大夫,我这个不需要问长问短的呀。来我这里总归就是为了看病,瘤子拿掉了你什么症状都没了,我说一堆话,你还是难受呀!再说了,一下午就三个小时时间。我要看六十个号,一个小时二十个号。一个号三分钟,还不包括人情号、加塞号、院办带来的。会算术的人都算得出的呀,三分钟我要看片子,判断能不能手术,怎么手术,还要安排病床,怎么跟你寒暄、安慰你情绪呢?我认为医院应该设立一个专职的情绪安抚员,专门干安抚工作,不要让我来干这些事情嘛!”大师兄说:“主任啊,人家就是要听你讲话,其他人安慰没用的。”

几年前朱主任问诊的时候,我是那个跟在后面开药、安排住院的小助理,我知道他的苦楚。门诊患者只是他大量患者中的一小部分,还有熟人介绍来的,还有领导派下来的,还有病患口口相传堵他家门口的。他就一个人,不是千手观音有三头六臂,能处理过来就怪了。

院里经常接到的投诉就是消费欺诈。意思是我挂了你朱主任的号,奔的是你朱主任的名而来,排的是你朱主任的病床,最后出院小结上写得分明,主刀的不是你朱主任,你这不是欺诈是什么?我们科光医生就一百多号,要是患者都只看朱主任的,就他一个人开刀,全签他的名字,你们信我也不信啊!

183

他一周就四天开刀，患者却一百多个，你相信他一个人一天能转场二十多台吗？有些又不是疑难杂症，不过是普通的脑膜瘤、垂体瘤，我们这里最小的副教授都能开，你非要强迫朱主任做什么？对患者来说，脑子里长瘤那是不得了的大事，对我们来说，瘤子也分三六九等，普通瘤子，杀鸡焉用宰牛刀。你到底要的是结果，还是享受过程？包你人没事，十天之内出门不就行了吗？来的时候又是功能障碍，又是斜瘫软烂的，走的时候神气活现，到门口咬我们一口，真是的！当然，要是我，也是很痛苦。花了平板液晶数字的钱，到手是直角平面，钱还没少付，总有不爽。

这个世界，真的是很难平衡啊！朱老今天对护士长说："宝珍啊，我需要很多的病床！"宝珍笑着说："大家都需要。你不要特权了，我也要投诉你。"

老头无奈地摇头："都欺负我。"

小医生有小医生的烦恼，大医生有大医生的烦恼。

二、解决抱怨方案

（一）稳定患者的情绪

有的患者抱怨时处于激动状态，怒气冲冲、横眉冷对。这时医护人员须管理好自己的情绪，保持冷静，以静制动、以冷制热。因此，稳定情绪，保持心理平静，是有效处理患者抱怨的前提条件。

（二）有效表达歉意

不论引起患者抱怨的责任是否属于医院，如果能够诚心地向患者道歉，并对患者提出的问题表示感谢，都可以让患者感到自己受到重视。

事实上，从医院的立场上讲，如果没有患者提出抱怨，医院的工作人员就不知道哪些方面有待改进。一般来说，患者之所以愿意对医院提出意见，则表示他关心这家医院，希望这些问题能够得到改善。因此，患者的投诉和抱怨，对于医院自身的建设和服务品质的提升是非常有价值的。换一个角度看问题，我们可能就会对道歉没那么抵触了。

下面，我们为大家介绍 SORRY 方法：

Speedy——及时，要及时向患者表达歉意，拖延会引发双方关系破裂；

Open——坦诚，诚恳的态度是表达歉意的基础，没有人会接受不真诚的道歉；

Relevant——易懂，要使用简明的语言，不要过多使用术语，否则对方会有被要弄的感觉；

Responsive——充满建设性，要提出建设性的改进措施尽量减少伤害；

Yours—敢于承担责任,推卸责任解决不了任何问题。

SORRY=Speedy+Open+Relevant+Responsive+Yours。

(三)分析事件的严重性

通过倾听患者的抱怨,将问题的症结弄清楚,医护人员要判断问题的严重程度,以便采取相应的对策。

(四)了解患者抱怨的期望

患者抱怨的目的是什么? 有什么期望? 这些都是处理人员在提出解决方案前必须考虑的。有时侯,患者的要求往往会低于医院的预期。若是患者希望医院赔偿,其方式是什么、赔偿的金额等,都应进行详细了解。

(五)按照医院规定和相关法律进行处理

医院一般对于患者投诉有一定的处理方法和规定,所以当患者向医院提出抱怨或者投诉时,医院应当及时按照相关规章制度,并考虑患者的意愿,进行积极调解,与患者共同协商解决问题;若当患者抱怨或投诉的问题比较复杂时,则除了参考医院规定和患者意愿之外,还应该依据国家相关法律法规,结合实际情况,作出弹性处理;必要时还可以请卫生行政部门作为第三方调解机构介入,以便提出双方都满意的解决方案。

(六)处理者权限范围的确定

有些患者的抱怨,医护人员可以立即处理,某些抱怨如果不能立即处理,应该及时向医院相关管理人员报告。在医护人员无法为患者解决问题时,就必须尽快找到具有决定权的人员去解决,如果让患者久等之后还不能得到回应,将使其又回到愤怒的情绪中,为平息患者的怒气所做的各项努力都会前功尽弃。医院应该给科室或有关处理人员授权,允许在授权范围内做出灵活处理,以便患者的抱怨能够及时解决。

(七)让患者同意提出的解决方案

处理患者所提出的任何解决方案,都必须亲切诚恳地与其沟通,并取得患者的同意,否则其情绪还是无法平静。若是患者对解决方案不满意,必须进一步了解对方需求,以便做出修正。医护人员需注意的是,向患者提出解决方案的同时,必须让其了解医护人员解决问题的诚心和所付出的努力,争取对方的理解。

(八)执行解决方案

当医患双方都同意解决的方案之后,必须立即执行。如果是权限内可处理的,应迅速利落、圆满解决。若是不能当场解决或是权限之外的为难问题,必须明确告诉患者事情的原因、处理的过程与手续,通知患者方面进一步接洽的时间及经办人员的姓名，并且请患者一方留下联络方式，以便事后追踪处理。在患者等待期间，医院人员应随时了解抱怨处理的进程，有变动必须立即通知患者一方，直到事情全部处理结束为止。

（九）患者误解性抱怨的处理

有时候患者抱怨的责任并不在医院，可能是由于疾病客观原因或患者本人造成的。例如医疗意外的发生，医生主观上不存在过失，主要是因为患者病情复杂多变，在诊疗过程中出现难以预见和不可避免的不良后果。由于医疗意外事件来得突然，大多数患者或其亲属对突然意外事件的打击不能接受，对医生的行为不理解，就主观认为是医生的过失所致。出现这种情况时，医生应该以坦诚的态度向患者或家属做出清晰的说明，争取对方的理解。

面对愤怒患者，更要做好本职工作，倾力相助。除了需要掌握一些沟通原则，更要记得面对冲突的最佳态度就是共情＋理解＋平等＋沟通＝双赢。

第四节　伦理难题与伦理原则

一、相关概念

（一）道德

道德是一种社会意识形态，是调整人与人、人与社会及人与自然之间关系的行为准则和规范的总和。它由经济基础决定，依靠人们的内心信念、传统习惯和社会舆论来维持。道德以是非、荣辱、美丑、正义与邪恶、公正与偏私等标准来评价他人和衡量自己的行为，调整人们之间的关系。它包括 3 个方面：①道德意识是对一定社会道德关系、道德活动的认识和理解，是在道德活动中具有善恶价值取向的各种心理过程和观念；②道德规范是评价人们行为的道德标准，是判断道德活动中是非、善恶、荣辱等行为准则；③道德实践是人们按照一定的伦理理论和道德标准而开展的伦理活动。

职业道德（professional morality）是社会道德的一个重要组成部分，是人们在履行本职工作过程中所应遵循的行为准则和规范的总和。

（二）伦理

"伦"是指人与人之间的关系，"理"是指道理或规则。伦理（ethics）就是指人与人之间关系的道理或规则。伦理学是以道德现象作为研究客体的科学，是研究道德起源、本质、作用及其发展规律的学科。

（三）法律

法律是由国家制定或认可并以国家强制力保证实施的、反映由特定物质生活条件所决定的统治阶级意志的规范体系。医疗职业活动与人的健康和生命直接相关，认真贯彻执行与医疗护理有关的法律法规，是医护人员从业的首要条件。

二、医护工作中常见的伦理难题与伦理原则

（一）安乐死

安乐死（euthanasia）原意指"无痛苦的死亡"，是指对那些患有不治之症，死亡已经逼近而且非常痛苦的患者，使用药物或其他方式以实现尽可能无痛苦状态下结束生命愿望的一种临终处置。

安乐死一直是国内外争议较多的一个伦理难题，在我国目前有三种不同的观点：支持安乐死、反对安乐死和区别对待的观点。①安乐死支持者从生命质量论的观点出发，认为人类最大的愿望是生活好，追求生命的质量。主动结束必然要死亡的生命，不仅可以免除患者死亡前的痛苦挣扎，而且减轻了亲属的精神和经济负担；同时，又可以避免社会卫生资源的浪费，从而将有限的卫生资源用于能挽救的患者和卫生保健服务。人有生的权利，也应有选择死亡方式的权利。安乐死反映了人类追求无痛苦的、有尊严的死亡愿望，这是社会进步和人类文明的标志。②安乐死反对者从生命神圣论观点出发，认为生命是神圣的，至高无上的。医务人员的职责是救死扶伤，实行人道主义，安乐死与此相冲突。如果实施安乐死，在一定程度上使医务人员放弃探索"不治之症"的责任，并有可能错过患者转危为安的机会。③区别对待者的观点认为对极度痛苦无救治希望的患者，只要患者提出要求、家属同意，且手续完备，可以实施安乐死。有些患者虽无救治希望且极度痛苦，但意识清醒且无安乐死的愿望，则不能放弃治疗，即使家属或有关人士要求安乐死也不能实行。对自愿安乐死的患者也要采取慎重的态度，有充分的证据，而且结束生命确实对患者有利，否则不能实施安乐死。

安乐死问题是一个涉及社会意识、文化背景、政治、经济、法律、科学发展及风俗习惯等诸多方面的问题。目前，国内外支持安乐死的人越来越多。但在中国实施安乐死仍面临着许多难题，如封建礼教的影响、无相应的立法以及安乐死在道德是非上仍有模糊性等。因此，安乐死在我国的实施，将有待于上述问题的解决。

（二）器官移植

器官移植（organ transplantation）是通过外科手段，将他人具有活力的器官移植给患者以代替其损坏或功能丧失器官的手术。器官移植术使许多本来难以恢复健康的患者得以康复，使某些原本患不治之症的患者有了生的希望。

1. 供者的伦理学问题　最大的难题是供体来源匮乏，这主要源于中国人有"身体发肤，受之父母，不敢毁伤"的传统伦理思想。无论从死者或活体身上摘取器官，都面临着很大的困难。

2. 受体的伦理学问题　患者的选择问题，即医学资源的微观分配问题。伦理学家们普遍认为，应从医学标准和社会标准两个主要方面来考虑。医学标准即由医务人员根据医学发展水平作为判断标准，包括适应证和禁忌证；社会标准起到对医学标准的补充作用，根据患者的年龄、社会价值和个人经济承受能力等诸多社会因素加以判断。

3. 伦理原则

（1）安全、有效原则：器官移植需认真斟酌对捐献者和接受者的利弊得失，勿引起致命的伤害，同时又能救助患者的生命，即安全、有效为原则。

（2）知情同意原则：供体必须具有完全民事行为能力，应在被告知器官摘除可能带来的后果和危险后，在无任何外界压力的情况下，明确表示愿意捐献自己的特定器官。

（3）保密原则：供体和受体之间应互相保密，做器官移植的相关医务人员不应知道供体身份。

（4）公正原则：在可供移植器官少但需求多的情况下，器官分配应特别注意公正。公正原则要求制订相应的医学和社会学标准来分配器官，并建立伦理委员会来作出分配的决定。

（5）互助原则：对器官功能衰竭需移植他人器官方能存活的患者，社会理应提供帮助。因此，社会应考虑建立有效机制，鼓励器官捐献，使社会成员可以彼此互助。

（6）非商业化原则：基于对人类生命尊严的尊重和商业化可能带来的严重后果等认识，禁止将人类器官和组织作为商品买卖，违者应追究其刑事责任。

（三）人体试验

人体试验是以人体为试验对象，用人为的方法，有控制的对受试者进行观察和研究的行为过程。人体试验是在基础理论研究和动物实验后、临床运用前的一个中间环节，是医学科研的一个重要手段。医学科研工作者在进行人体试验时，为避免发生违背道德的事件或行为，应当遵守以下伦理原则：

1. **医学科学目的原则**　人体试验的目的是为了有利于患者,有利于维护和增进人类健康,促进医学科学的发展。违背医学科学目的所进行的任何人体试验都是不道德的。

2. **知情同意原则**　人体试验必须取得受试者及其家属的同意,实验前应尽可能让受试者对实验目的、方法、预期效果、潜在危险及应急措施均有所了解。人体试验必须尊重患者的意愿,即使患者中途退出试验也不应受到任何惩处。

3. **维护受试者利益的原则**　人体试验必须维护受试者的利益,不能为了科研而损害受试者的利益。试验必须在具有相当学术水平和经验的医护人员亲自监督指导下进行。并在试验前充分估计可能遇到的问题,试验过程中要有充分的安全措施,将受试者身体上、精神上受到的影响降至最低。

4. **实验对照原则**　人体试验不仅受试验条件和机体内在状态的制约,而且受社会心理等诸多因素的影响。为准确而客观地判定试验结果,消除片面性和主观性,医学实验应设置对照组,并采用随机化进行实验。

（四）生殖技术

生殖技术是用人工技术及方法代替自然的人类生殖过程的某一步骤或全部步骤的手段。现阶段生殖技术主要有三种基本形式:人工授精、体外授精和无性生殖。生殖技术不是单纯的医学技术问题,它涉及社会伦理、法律、宗教以及心理等问题。医护人员有责任帮助接受生殖技术的夫妇确认自己的态度以及将来可能面临的一系列道德、法律和其他问题。在应用生殖技术过程中应遵循以下伦理原则:

1. **知情同意原则**　医护人员对要求实施辅助生殖技术且符合适应证的夫妇,详细讲解实施该技术的有关事宜,并取得夫妇双方自愿签署的知情同意书。对捐赠精子、卵子者须告知其有关权利和义务,并签署知情同意书。

2. **维护供受双方和后代利益的原则**　捐赠者对出生的后代没有任何权利,也不承担任何义务。受方夫妇作为孩子的父母,承担孩子的抚养和教育义务。通过辅助生殖技术出生的孩子享有同正常出生的孩子同样的权利和义务。

3. **严格控制实施范围的原则**　对要求实施生殖技术者,必须出具相关证明方可实施,如属于不孕症的夫妇、不适宜自然生殖的夫妇、男性或女性绝育而子女夭折的夫妇等。

4. **互盲和保密原则**　为保护受精者的利益,要求供精者与受精者互盲,参与操作的医护人员与供精者互盲,为受精者保密;为了保护后代的利益,要

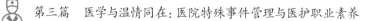

求供精者与后代保持互盲，参与操作的医护人员与后代保持互盲，受精者对后代保密。

5. 确保质量的原则　为保证生殖技术的质量，应选择身心健康、道德文化素质符合条件的供体。

6. 严防商品化的原则　异源性人工体内、体外受精，提倡以助人为动机的供精、供卵和供胚胎，严防商品化。但允许给予供精、供卵和供胚胎者必要的营养和医疗补助。

（五）行为控制

行为控制是控制者通过一定的手段或方法使受控者的行为达到控制者的要求。在医疗领域，行为控制一般多应用于精神科患者或躁动、谵妄患者。由于行为控制有可能影响一个人的行为，或影响其行为的自主性，因此行为控制应遵循一定的道德原则：①行为控制应促使受控者的行为趋于正常。②应尽量避免对受控者身体和理智能力的侵害。③应避免使用从根本上改变受控者个性的方法。④应实行多种形式的知情同意，不能在隐瞒和欺骗的情况下实施行为控制技术。

伦理问题是医护人员在实际工作中可能遇到的工作难题，掌握医学伦理原则，在合理合法的范围内运用恰当的方法和技巧与患者沟通，可以化解因伦理问题带来的困境，从而为患者带来益处。

本 章 小 结

近年来恶性伤医、杀医案件频发，究其原因，部分情况下，医务人员在医学处理上并无过错，却在沟通上有或多或少的不足。通过本章的学习，我们学会正确看待愤怒的患者和抱怨的患者，并掌握与其进行有效沟通的方法，明白如何管理临床沟通的风险，以及医护工作中常见的伦理难题。临床实践中，医务工作者应建立以"患者需求为导向"的沟通机制，提供具有关怀性的专业化服务，赢得患者的信任和理解。

第十章 医护人员职业素养

学习目标

1. 掌握医护人员的职业素养。

2. 熟悉健康生活修养内涵。

3. 了解医护人员应具备的人格特点。

第一节 医护人员应具备的人格特点

播种一个行动,你会收获一个习惯;播种一个习惯,你会收获一种个性;播种一种个性,你会收获一个命运。

——佚名

"修"本意是指使完美或恢复完美,又指钻研和学习。"养"指培养或养成。修养作为一个概念,一般包含两方面含义:一是指个人在某方面进行学习和锻炼的过程和功夫;二是指通过学习和锻炼后在这方面达到的水平,包括理论、知识、艺术、思想等方面的一定水平,亦指养成的正确的待人处事的态度。修养是人生道德观的一部分,医护的修养则是医护本身的职业态度及修养。恰当地进行道德的评价、加强修养、引导医护树立正确的价值观,不仅对形成良好的医学道德风尚起着重要作用,而且对培养医护人员的职业品质有着十分重要的意义。

人格是个人在一定社会中的地位和作用的统一,是一个人做人的尊严、价值和品格的总和。个体只有首先具备一定的人格,才能去承担社会责任和义务,才能使个人价值得到最终实现。人格是一个非常广泛的概念,健全和完善的人格,从心理学角度讲,是个体身心健康的基础;从伦理学角度讲,是个体行为符合社会规范,能正常地与他人交往并承担社会责任的前提条件;

从美学角度讲，是培养审美素质的基本条件，高尚的人格是塑造高尚审美情操的核心。

人格的概念是由拉丁文 persona 演化而来的，意为古希腊戏剧中的面具。正因为如此，persona 渐渐成了戏剧中的"人物角色"的意思。由于每个人在社会生活中都要扮演一定的人格角色，所以 persona 就从戏剧中的"人物角色"延伸为人在社会生活中的人格角色，从而产生了英语单词 person。上述内容实际上说明了人格具有两层意思：其一，为一个人在生活舞台上演出的种种行为或角色，即表面意义看到的一面；其二，为一个人自身真实的内心活动，一个人真实的自我，即人本质意义上的人格。

一、良好的道德品质

道德品质是一定社会或阶级的道德原则规范在个人身上的体现和凝结，是人们在处理个人与他人、个人与社会关系的一系列行为中所表现出来的比较稳定的道德倾向和特征，也称"德性"，简称"品德"。道德品质是通过个人的行为活动表现出来的，是道德行为者个人的属性。一个人的品德并不是天生的，是靠教育、实践或感化而获得的，是长期遵守或违背道德所得到的结果。品德是人格的灵魂，品德就其实质来说，是道德价值和道德规范在个体身上内化的产物。良好的品德是医护的必备素质和内在动力。正如爱因斯坦曾说："卓越人物的道德品质，对于青年一代和历史的整个进程来说可能比单纯智力上的成就具有更大的意义。"也就是说智力上的成就在很大程度上依赖于性格的伟大，真正意义上的人才与品德修养密不可分。

医生与护士工作的对象是人，涉及生老病死，关系千家万户，所以医护工作与伦理道德有着天然的不可分割的联系。医护以治病救人、增进人民健康为天职，职业道德修养非常重要。要净化医疗环境，规范医疗秩序，使患者得到真正优质的服务。作为一名医务工作者要洁身自爱，避免不良思潮的影响，用职业道德标准规范个人行为，使自身成为一个人格高尚的人。

怎样培养良好的道德修养呢？道德修养的具体方法至少包括学习、内省、立志、实践。学习可以获得道德知识。内省是对事物和自身行为的善恶抉择进行认真思考和反省，在正确道德认知的指导下，养成识别善恶是非的道德情感，闻过即改，保持清纯的道德良知。立志是下决心实现道德目标，克服阻力，磨炼自己，以践行道德。实践是积极主动地参加道德实践活动，通过实践，积善成德，这是进行道德品质训练的最根本方法。

二、人格的自我完善

人格有高尚和低下之分，有完善与欠缺之别。经历过意志磨练和较长的理性培养过程，个体才能形成高尚的人格，这是一个循序渐进的过程。就医护人员而言，在掌握了一定医学理论知识、实践技能的基础上，还需要人格的自我完善，使个人的品德、情感、气质、性格更加符合职业需要。人格完善就是个体不断认识、提升、完善自我的过程，概括起来包括以下两个方面：

（一）善于树立积极的情感，并善于控制自己的情感，对人性中的光明和黑暗拥有正确的感觉和知觉

例如：有了助人为善的认识，在实践中帮助别人，心中会产生愉悦。假如你成功地将在死亡边缘徘徊的患者挽救回来，给予其生的希望，你会感到自己从事的职业是多么的崇高。患者不幸去世，我们对其亲人产生同情；因工作疏忽造成患者痛苦时，心中会有愧疚感……这些都属于内心情感的体验。最终我们还要做到"忧在心而不形于色，悲在内而不形于声"，达到能够比较自如地把握自己情感变化之目的，更多地依赖自己的内心世界，而较少地依赖外部世界，保持庄重，宠辱不惊。

（二）塑造理想的自我形象

在学习与工作过程中，应该善于自我欣赏，经常进行积极的自我暗示，作出积极的自我评价，掌握并了解更多有关心理学、伦理学的理论知识，结合自身性格特点，不断地进行自我认识、自我分析、自我纠正。通过自我训练与调节，逐渐克服不符合自己理想的个性特点，逐步形成和具备自己所追求的个性特点，不断接近理想的自我。人格的自我修正、个性的塑造并非一朝一夕所能成就的，是一个艰苦的过程，但只要有自我完善的愿望，并将这种愿望付诸实施，就一定能战胜自我、超越自我，在为他人服务的过程中实现理想，塑造出符合时代要求的自我形象。改革开放给各行各业带来了机遇与挑战，虽然社会尊重医务工作者、爱护医务工作者，但同时也对医务工作者提出了更高的期望。医务工作者要维护自己的尊严和道德，有良好的职业形象和人格倾向，有利于推动医疗事业快速发展，赢得社会广泛的赞誉和尊重，真正地提高医务工作者的社会地位。

三、审美人格的文化修养

审美人格不仅需要高尚的道德修养，而且还需要一定的文化修养。文化是相对于政治、经济而言的人类全部精神活动及其活动产品，它不仅包括自然科学的知识，还包括哲学、宗教、历史、文学、艺术、伦理、美学、心理学等各方面的人文科学知识。也就是说，一个人只懂一点数理化知识或只有专业技能而不懂人文科学知识，仍然是一个没有"文化"的人，更谈不上有较高的审美修养。而审美修养对于医护人员而言，它可使我们的人格达到更高的境界。因为随着人类社会文明的进程，人与人之间行为关系的"善"将上升为人与人关系之间的"美"，即人际间真诚的爱和友谊。"善"更多地注重利益上的协调，不惜牺牲个人的利益，维护他人和社会的利益。而"美"则更多地注重情感上的协调，它超越了利益，成为更高的"善"，使善与美达到完全的统一。实践证明，物质文明程度越高的国家和地区，人们的道德风尚、社会道德意识、道德水准和文明修养也相应提高，从而也相应地提升了人的审美修养。作为一名医务工作者，有丰富的知识，对各种事物的理性认识才能从表面升华到内在。

第二节　医护人员职业素养

一个国家的繁荣，不取决于它的国库之殷实、不取决于它的城堡之坚固、也不取决于它的公共设施之华丽，而在于它的公民的文明素养，即在于人们所受的教育、人们的见识和品格的高下，这才是利害攸关的力量所在。人性中的真善美及勤劳、正直、自律、诚实都是被崇尚的美德。

一、医护人员的人性美

英国戏剧家莎士比亚颂扬人是"宇宙的精华，万物的灵长"，其蕴含的核心思想是人文主义。人性的美是世间最美的事物，堪称众美之巅峰，美中之精华。马克思在其早期著作中最早提出了"美是人的本质力量对象化"的命题。美的本质离不开人的本质，世间万事万物都离不开人的美。可以说，人的外形美是自然美的最高形态，人的内心美是社会美的核心。

医护的人性美是由于医务工作的特殊性，要求医护人员将内心的美与外在的美融为一体，创造出美的环境，使患者产生美感，感受到生命与生活的美好，从而产生战胜疾病的勇气。

在对人自身的审美中，人们不仅注重人的自然体貌与服饰打扮，更注重人的内在本质，所以人的风度与心灵的表现都可以是人的审美客体。通常所指的"心灵美""内在美"是人性美最重要的组成部分，如善良、诚实、谦和的品格，无私、奉献、进取的精神等。医护人员若要具备美好的心灵，首先要树立高尚的情操，而高尚情操的树立有赖于正确的世界观和人生观的建立。只有用正确的世界观和人生观去观察和对待人生的问题，才能使内在的美展现出来。

医学哲学提倡：我们坚信每一位患者无论出身、地位、性别、职业、外貌如何，我们都将一视同仁，给予同情和帮助，使他们在痛苦中得到安慰，在失望中得到鼓励。医护的美应以心灵美为首要，南丁格尔说："护士其实就是没有翅膀的天使，是真善美的化身"。心灵美在某种程度上决定了医疗水平的高低。南丁格尔十分重视护士的品德教育，她说："我们要求妇女正直、诚实、庄重，没有这三条，就没有基础，将一事无成"。医护的心灵美包括以下内容：

（一）善良

善良是那些有能力的人通过思考后，将错误做法纠正过来，使一切变得美好和谐，这是人性的基础。患者在社会群体中是一个弱势群体，首先所需要的是同情、关心、帮助，从而解除患者的紧张、忧虑、不安、恐惧等消极心理。在对医务人员的审美评价上，人们更注重的是其心灵之美，善良是医护人员心灵美的具体表现。一个人的幸福在很大程度上就取决于个人本质上的善良、宽容和体贴人的品格。

（二）正直、诚实

正直的人总是胸怀坦荡、光明磊落，医务工作者应具备正直、诚实的美德。例如，在治疗护理过程中，有一些操作需要护士独立完成，认真执行操作规程，是诚实的美德——慎独的体现。慎独的前提是坚定的信念和良心，是以自己的道德意识为约束力的。

（三）乐观、豁达

无论在什么时候，具有乐观、豁达性格的医生、护士都会使患者感到光明、美丽、快乐的生活就在身边。医务工作者的眼中流露出来的光彩使整个世界都流光溢彩。在这种光彩之下，寒冷会变得温暖，痛苦也会减轻。这种性格使智慧更加熠熠生辉，使美丽更加迷人灿烂。美国约翰·A.辛德勒著有《好心情是最好的药》一书，开创了关于情绪诱发症的革命性理论。一位智者曾言：一种美好的心情胜过十副良药。

（四）谦和

谦虚的人对自己有一种永不满足的要求，能够不断地完善自身，且总能看到别人的长处并尊重别人，因而能建立亲和谦让的人际关系，使人感受到愉悦和美好。有位护士技术很好，静脉穿刺几乎都能一次成功，但是她并没

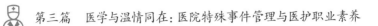

有为此而骄傲，总是非常谦虚，和大家交流自己的体会，共同探讨静脉穿刺技术，这样无论年轻还是年长的护士都愿意与她交朋友。当她生病住院时，大家轮流陪伴她，体现了一种团结友爱、互相帮助的精神。温和的性情是一种无穷的力量。

（五）良心

人性美的核心是良心。良心是被现实社会普遍认可并被自己所认同的行为规范和价值标准。它是道德情感的基本形式，是个人自律的突出体现。医护人员应把自己的良心置于工作、言语和每一次行动中。

二、医护人员的风度美

"腹有诗书气自华"是说饱读诗书之人自然有美的气质和风度，饱读诗书，学有所成，气质才华自然高雅光彩。风度美是构成人性美的重要组成部分，从事各种职业的人都可以有各种各样的风度，而且有不同的个性气质、情趣品行的人也可以有自己更具个性的风度。

人的风度是在长期生活实践中形成的，是通过人的神态表情、举止行为、言语服饰等表现出来的内在精神状态、个性气质、品质情趣、文化修养、生活习俗的总体特征。它比人的体貌美更加含蓄、深刻，更与人的内在精神世界相关联。护理老前辈王秀瑛老师说："护理工作可以发扬女性所有的力和美"。这里谈到的"力"和"美"都是在工作过程中展示的一种职业的风度美。护士的风度美首先来自人的良好的精神状态。神采奕奕、精力充沛、感情丰富会具有一种引人入胜的光彩。因为这种神采表明一个人的自信、自尊，对世界及对他人的关注。风度还来自高雅机智的谈吐。医护人员需要掌握丰富的专业知识和人文知识，和患者交流自然得体、自如，赢得患者的信赖。当然医护的风度也来自仪表、举止与礼仪。仪表端庄、典雅大方、举止文明、表情亲切，会给患者带来安全感，提升患者的遵医行为。美的风度并非通过一朝一夕的训练即能养成，而是在平时的工作和生活中不断训练而成。在医疗实践中丰富知识，加强素质修养，开辟美的精神境界。

三、医护人员的宽容美

许多人生阅历丰富的中老年人恐怕都会总结出这样一条人生经验：谁善于处理人际关系，谁与人沟通相处得好，谁就容易生活得幸福，工作就容易成功。人际关系中一条很重要的原则就是宽容原则。人与人性格、爱好各不相同，交往中发生分歧和误会就在所难免，如果斤斤计较，因他人与自己的观点和志向不同而失去容忍是行不通的。学会宽容是掌握生存的要领，"人非圣贤，孰能无过"，善于原谅他人的人，本身就是自信、力量、勇气的表现，是一个宽以待人、心地坦然、谦虚自重的人。当然，宽容并不等于是非不分、软弱可欺、有失体面，而是将人与事分开，磨练大度的性格，遇事讲涵养，这样就能避免许多无谓的纠葛和争执，生活的道路就会越走越宽。

　　医护人员在工作中要和患者、家属、同事等各种人员打交道。矛盾和冲突是不可避免的。患者健康状况不佳时，情绪有可能受到影响，有时会表现出焦虑、烦躁、抑郁、沮丧，甚至出现悲观厌世等异常心理。作为医务工作者应充分理解及疏导患者，应用心理学知识对患者进行治疗和护理，并能宽容患者的一些过激行为。工作中遇到患者不讲理，出言不逊，言行令人难以理解时，如果没有宽容之心，矛盾和冲突就会即刻爆发。特别是在急诊室工作的医生、护士都会有这样的体会：我们尽职尽责地为患者服务，却得不到理解、尊重。但是如果我们站在另一个角度去看问题，也就能够释然。例如一些患者得到救助、恢复健康后，会对自己的行为感到后悔，向医护人员赔礼道歉。说明宽容是一种美德，是人际关系中很重要的一条原则。在日常工作生活中，我们还要与方方面面的人员打交道，更要有宽容之心，才能使工作顺利开展。

　　宽容决不是无原则的忍让，它是一种自身素质的不断完善。善于原谅是一种美德、一种修养。总是不能够原谅他人而且毫发必争的人，必然心胸狭窄。怨恨是一种以自我为中心的破坏友好情绪的表现，不仅会影响自己和他人的友情，还会严重挫败自己，使自己被苦恼所束缚，扰乱自己的情绪和思维，不利于维护好人际关系。而善于原谅他人的人，人际关系融洽，自得其乐，胸襟宽广，不需承载那些不必要的心理负担，轻松愉快，也利于获得友谊、发展友谊。

四、医护人员的自律美

　　任何一种美，都一定是从努力、从自律中来的，没有意志支撑的美，是不存在的。自律是一种不可或缺的人格力量，没有它，一切纪律都会变得形同虚设。真正的自律是一种信仰、一种自省、一种自警、一种素质，一种自爱、一种觉悟，它会让你发觉健康之美，感到幸福快乐、淡定从容、内心强大，永远充满积极向上的力量。

　　古希腊著名哲学家苏格拉底说到："要想改变世界，人必须先改变自己"。与其他动物相比，人类单独具有自我克制这一美德，一个真正意义上的人是必须具有自我控制能力的，一切美德都来自自我控制。"不能自律，何以正人？"这句话出自唐朝张九龄的《贬韩朝宗洪州刺史制》，意思就是说，人如果不能自我约束，又怎么告诫别人呢？

元代杰出的政治家、教育家许衡和一些路人在烈日下行走，汗流浃背，突然看见远处有棵梨树，路人纷纷前去摘梨。许衡淡然自若地坐在树下不动。路人不解："为何不摘梨解渴？"许衡答曰："不是自己的梨，岂能乱摘！"路人笑道："世道这么乱，梨树哪有主人！"许衡正色道："梨虽无主，难道我们的心也无主了吗？""义不摘梨"，这实在是一种难能可贵的境界。

重视以人为本，充分调动医护人员的自律性、积极性以及主观能动性，不断提高医疗护理服务意识和水平，把被动服务变为主动服务，变他律为自律，这样才能使医疗护理质量得到提高。个体自律不同于靠规章制度从外部约束、监督医护人员，而是强调医护人员自主、自觉地向患者提供健康服务。高度的自律性及责任感是医务人员成功不可或缺的因素。自律性要求医护人员向患者提供各项治疗与护理服务，仪容仪表符合职业要求，对待患者有礼有节，清楚自己的岗位职责等。可以通过提高自身素质，增强责任感，构建和谐的医护患关系等途径来提高自律性。

五、医护人员的尽责美

《荀子学院》一书中写到：成功者与失败者的分水岭在于，成功者无论做什么，都会尽职尽责，力求尽善尽美，达到最佳境地，丝毫不会有所懈怠。所有的人都不能逃避责任这一义务，在每个人的一生中，每个人都应该毅然完成自己的义务，那义务是不能推卸掉的责任。人最基本的品德和最高的荣誉，就是具有持久并且优秀的职责观念。

医疗工作的对象是人、是生命，直接关系患者的身心健康。只有对工作有强烈责任感的医护人员才会奉献一片爱心，用辛勤的劳动、美好的心灵去维护白衣天使的光辉形象；才会视患者如亲人，态度和蔼，服务细心周到。医护人员的责任就是用无私的爱去奉献，用无私的奉献来诠释优质医疗护理。医学是一份以爱为主题的职业，医护人员应把爱与责任及无私的奉献转换成对患者的耐心、细心、关心、同情心和责任心，呵护每一位患者，使患者的生命延续，健康重现。

六、医护人员的劳动美

劳动美是人们在生产劳动中形成和表现出的美。劳动美目前是社会美的最基本的内容,它是人自由、自觉地创造活动以及将才能、智慧、品格、意志、情感等本质力量最直接、最集中地体现在生产劳动之中。劳动创造了美,劳动首先使其自身成为审美对象,使劳动过程、劳动工具、劳动场面、劳动产品成为审美对象。

李泽厚先生曾在其《美的历程》一书中为我们展示了一幅宏大又异彩纷呈的美的历史画卷。诚如作者所言,这部厚重而璀璨的美的历史往往令人一唱三叹,流连忘返。它昭示了一个真理:一部人类发展的历史,就是一部人类劳动实践的历史,即人化自然的历史,也是美的创造历史。

节假日对医生护士来说与平时并没有什么不同,他们无论何时都在医疗救治的最前线,用行动和真情诠释对生命的无限敬畏。医护人员把节假日仍继续坚守工作岗位视作一种常态,无论黎明还是黄昏,平时还是假日,在医院门诊和病房,到处都有他们忙碌的身影,他们用辛勤的劳动铸就了爱岗敬业、争创一流、淡泊名利、甘于奉献的劳动者精神。他们用温柔的话语、真情的关爱,抚慰患者,减轻病痛,用双手传递医患深情,给患者带来生存的希望,让患者获得健康的新生,用自己的言行捍卫了医者仁心的庄严承诺。

医护人员不仅是生命的呵护者,更是伟大的劳动者,无数生命在他们默默无闻的治疗和照顾下如沐春风、如获甘霖,生长得更加茁壮有力。他们时刻谨记自己的职责,恪尽职守,执着坚定,永不放弃。

第三节　医护人员健康素养

健康生活修养

健康生活——致护士

为了护理

为了安慰

为了抚摸

为了感觉

为了需要

为了治愈他人

也是为了我们自己

——Carol Battaglia, 1996

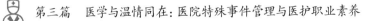

医生、护士是给予关怀的职业，他们花费时间帮助别人，很多时候是以自身健康为代价的。因此，医护的健康维护应该成为自身修养的重要内容。

一、健康的标准

1948 年世界卫生组织（WHO）提出健康是没有疾病或不虚弱，是体格、精神与社会适应的良好状态。1990 年 WHO 对健康进一步阐述：在躯体健康、心理健康、社会适应良好和道德健康四个方面皆健全。从这个定义我们可以看出生命的复杂性和社会多元性的特点。世界卫生组织（WHO）的定义衡量一个人是否健康的 10 条标准包括：

1. 有充沛的精力，能从容不迫地担负日常生活和繁重的工作，而不感到过分疲劳。

2. 处事乐观，态度积极，乐于承担责任，事无大小，不挑剔。

3. 善于休息，睡眠好。

4. 应变能力强，能适应外界环境的各种变化。

5. 能够抵抗一般性感冒和传染病。

6. 体重适当，身体匀称，站立时头肩、手臂位置协调。

7. 眼睛明亮，反应敏捷，眼睑不易发炎。

8. 牙齿清洁，无龋齿，不疼痛，牙龈颜色正常，无出血现象。

9. 头发有光泽，无头屑。

10. 肌肉丰满，皮肤有弹性。

这 10 条标准仅就一般情况和普遍性而言，但对不同年龄的人，应有不同的要求。

二、健康生活修养内涵

健康生活修养包括以下 6 个方面：

（一）身体健康

身体健康是健康生活的第一要素，做到合理营养、适宜锻炼、平衡睡眠、积极戒烟以及定期体检。

1. **饮食**　医护人员除了正常的饮食外，由于夜班的原因，需要多吃含维生素 A 的食物如动物的肝脏、蛋黄、鱼籽、牛奶等以维持正常视觉。夜班后避免饱吃一顿、沉睡一天或者一点儿不吃。

2. **运动**　尽可能每周运动 3 次以上。可采用舒展、缓和的运动，如散步、瑜伽或太极拳等，有氧运动既能锻炼身体，又能缓解焦虑的情绪。

3. 睡眠 夜班扰乱了医护人员正常的生物钟和生理节律,休息好是医护人员调整生活节律和恢复精力的关键。睡前 2~3 小时避免锻炼,睡前 3~4 小时避免喝咖啡或饮酒。养成良好的睡前习惯,如泡澡、淋浴或看书。将可能干扰睡眠的机器关掉,如手机。睡觉时戴眼罩或保证周围环境黑暗,以模拟夜间环境。

4. 体检 应定期参加体检,以发现是否存在潜在疾病。

(二)智力健康

智力健康是指在长期的学习和生活中,大脑始终保持活跃状态。表现为不断地积累知识和进行思考,才思敏锐;有强烈的求知欲,乐于学习,积极参与学习活动;能够清楚地处理信息并做出正确的决定;从经验中学习并具有灵活性;对新的观点保持开放的心态;设立完善的个人财务计划,如社会保险、储蓄、教育经费资金管理等。

聪明的人总懂得用最短的时间学会并掌握应学的知识;善于思考,不耻下问;知识更新快;有评判性思维,多问为什么;对新事物好奇,有求知的欲望;创造、发明、开拓。

(三)情感健康

保持情感健康可以平衡我们的思考过程和我们感受到的情感,使我们在愤怒时冷静地寻求应对措施,学会缓解压力,避免思考扭曲等。

医护人员保持情感健康就是摆脱工作、学习以及生活中诸多的困扰因素,以充沛的精力和正确的态度接受挑战及情感的冲击。医护人员管理好情绪,保持一种良好的健康情感,不仅有利于工作,更有利于个人的健康长寿。

(四)职业健康

职业健康是研究并预防因工作导致疾病,防止原有疾病恶化。主要表现为工作中因环境及接触有害因素引起人体生理功能的变化。权威的关于职业健康的定义是 1950 年由国际劳工组织和世界卫生组织的联合职业委员会给出的:职业健康应以促进并维持各行业职工的生理、心理及社交处在最佳状态为目的;并防止职工的健康受工作环境影响;保护职工不受健康危害因素伤害;并将职工安排在适合他们的生理和心理的工作环境中。

医护人员首先对自己的职业选择感到满意并认为有持续发展的机会;为自己设立阶梯状的职业发展目标;寻找任何机会获得知识和新的学习经验;能够认识并尽力避免各种因素造成的职业危害。

（五）社会健康

社会健康的本质是与其他人的互动，具有和其他人保持联系的能力是我们生活的基础。努力保持人际关系的和谐，增进彼此的关系是人类的天性。社会健康反映的是人的社会适应性，是对社会、家庭、他人、自身的适应。

医护人员同样需要通过人际关系使安全、友谊、爱情、亲情、支持、理解、归属和尊重等需要得到满足。医护人员的社会健康表现为个人接受与他人的差异、与家庭成员和睦相处、有亲密的朋友等；在工作中，能够主动与患者沟通或交往，接受他人的建议，当个人的意见与多数人意见不一致时，讲究求同存异，继续工作；在交往中客观评价每个人，尽量取人之长，补己之短。善于与人相处是医护人员最重要的能力之一。

（六）精神健康

精神健康又称心理健康，是个人在认识、情绪、意志、行为和个性心理等诸多方面都处于良好的状态。个体能够恰当地评价自己，应对日常生活中的压力，有效率地工作和学习，对家庭和社会有所贡献。精神健康主要包括以下特征：智力正常、情绪稳定、心情愉快、自我意识良好、思维与行为协调统一、人际关系融洽、适应能力良好。

精神健康的具体标准包括：善于学习和工作，在学习与工作中能充分发挥智慧与能力，有信心和决心去获取最大的成就；明知是存在风险的行为，也不退缩，而是勇敢、理智地去承担；在重大事故或严峻的考验到来之际，不心慌意乱，不草率从事，而是反复思考，开动脑筋以求完善的对策；能真心地聆听别人说话，即使不愿听，也不去打断或显示出异样的表情，而是等说话人讲完；与他人竞争的目的不是要打败对手，而是要扬长避短，激励自己奋发图强，取得成绩；生活目标切合实际，生活的主旋律是高兴愉悦、乐观开朗，而不是垂头丧气、怨天尤人；待人接物周到、成熟，即使不适应环境，也能平静地采取各种方法对待；高度重视家庭关系，建立和睦家庭，做到互助、互敬、互爱、互谅，形成民主谦让的和谐气氛；当自己有成绩时，要谦逊；当自己有缺点或不足时，能立即承认，大方道歉，不辩解，不埋怨。

本 章 小 结

医护人员应具备的人格特点包括良好的道德品质、人格的自我完善和审美人格的文化修养。医护人员职业素养对于其自身职业长远发展、切实改善医患关系、形成优良医院文化具有重要意义。此外，医护人员应具备人性美、风度美、宽容美、自律美、尽责美、劳动美。作为医护人员，要努力提高自己的医术，用精湛的技术帮助患者解除病痛，注重自身形象的塑造，以高度的责任心、耐心、细心对待患者及家属，从而养成良好的职业素养。健康素养是指个人获取和理解健康信息，并运用这些信息维护和促进自身健康的能力。医生、护士是给予关怀的职业，其健康维护应该成为自身修养的重要内容。

第十一章　医护人员职业礼仪规范

学习目标
1. 掌握医护人员的礼仪原则。
2. 熟悉与残疾人、语言障碍者、感官缺损者等特殊人群交流。
3. 了解医护人员礼仪之美，熟悉接待各类患者的礼仪。

第一节　医护人员礼仪之美

一、外在美

医护人员在职业中要充分发挥自己的社会职能，使患者处于接受治疗的最佳身心状态。医护人员的外在美是不可缺少的因素，其主要表现为仪表美、语言美和行为美。医护人员通过自己的言、行、神、智与患者建立良好的人际关系，从而使患者在接受治疗时的身心处于最佳状态。

（一）仪表美

仪表一般是指医护人员服装得体、头发整洁、神态亲切、动作协调等综合性外部表现。通过这些综合性外部表现以示庄重、敏捷等。仪表在一定程度上反映了一个人的内心世界。医护人员的仪表是与患者最初交往时极重要的人际吸引，即所谓第一印象。如果首次印象"良好"就会为以后交往打下良好的基础。仪表美会给患者以亲近感，以及给患者容光焕发、精神振作的感觉。

（二）语言美

古人云："言为心声，语为人镜。"语言美，亦称言语美。语言在具体运用过程中所显示的美是心灵美外化的信息形态。古今中外的名人有很多关于语言美的哲语，给人以启示。

204

世上至少有 4 种东西不能挽回：说出的话、射出的箭、消逝的时间、错过的机遇。

——威廉·查尔斯（英国管理学家）

与人善言，暖于布帛；伤人以言，深于矛戟。

——荀子

这是一个两分钟的世界，你只有一分钟展示给人你是谁，另一分钟让他们喜欢你。

——罗伯特·庞德（英国形象设计师）

语言是人们在社会生活中广泛运用的交际工具。医护人员的语言不仅密切影响医患关系，同时也是进行治疗和护理的重要手段，是影响疾病转归与结局的重要因素。因此，医护人员的语言艺术修养相当重要。医护人员的语言要清晰、说话要轻、语速要缓慢、语气要温和，同时运用一些适当的面部表情和肢体语言，以达到同情、尊重、能让人产生信任的效果。谈话内容要简明、具体、易懂，使患者能按照要求密切配合。语言要有高度的逻辑性和科学性，解释病情要恰如其分与合乎逻辑。身体语言指非词语性的身体符号，包括目光与面部表情、身体活动与触摸、姿势与外貌、社交距离等。在与他人交流沟通时，即使不说话，人们也可以凭借对方的身体语言探索到对方的真实想法。医护人员在工作中应尽量避免使用与职业形象相违背的身体语言，以免患者误读信息。形象美的树立，艺术美的产生，很大程度上是在交往中产生的。交往过程中又包含了语言的艺术。

医护人员之间交谈时，语言表达要简明扼要，最好用具有弹性的语言对诊疗工作提出建设性意见。在与同事交往时，应开诚布公、以诚相待。在与患者交往时，同样也存在语言的艺术。如在向患者进行健康教育时，想了解患者是否掌握了健康教育内容。如果说："我讲的内容你听懂了吗？"这是在质问患者，会令其产生恐惧感，患者即使没有听懂也不敢讲。不如这样说："不知这个问题我是否讲清楚了？"这样是对自己提出要求，患者会很轻松，进而还会继续提问，"讲清楚了、讲清楚了，不过还想请问……"。同样是了解患者对健康教育的掌握程度，但换种说法就会更好，能更加轻松地与患者沟通。

手术后的患者应及早下床，但患者不认同或因疼痛不愿意活动时，护士就要耐心、真诚地向患者说明早期下床有利于疾病康复。护士如果对患者说："其实您早该下床活动了！"患者回答："是吗？我怎么没听见医生告诉我？"如果护士这样回复："那好吧，您等医生告诉您吧。"很显然护士的言外之意是：

如果你要等医生说话才听，那我就不管了。护士的这种语言沟通显然缺乏真诚，真诚地与患者交往，是护士语言艺术的体现，这种语言的艺术性对护士形象美的维护起着相当重要的作用。

（三）行为美

行为美是心灵美的表现。行为美要求一切行为以符合社会利益为准则。医护人员的行为美体现在全心全意为患者服务中。如医护人员工作认真细致，对患者亲切、体贴；遇事从容不迫；保护患者隐私；不利用自己的职业谋取私利；步履轻盈、快捷，给人以负责和情绪饱满的感觉。

人的生命是宝贵的，所有维护生命的行为也是高尚和美好的。医护人员的职责就是"保护生命，减轻痛苦，维持健康，促进康复"，这是医护人员一切行为的基本出发点，行为的目标都是为了患者健康，都是为了最大限度地让患者重返美好的生活。

美好高尚的行为目标能带动美好的行为过程。当华山游客遇险，第四军医大学的同学们齐心协力进行救治，也许他们的包扎动作有点笨拙，也许他们并不懂得外伤的急救措施，但是在遇险的游客心中他们的行为是最美的；善良的农家女先后收养了 26 名弃婴，奉献了自己全部的青春，甚至牺牲了家庭的幸福生活，皱纹过早地爬上了额头，生活的重负使她的双手粗糙，过早驼背，与同龄人相比，她是如此苍老，但是她做的每一餐饭都洒满了人间的真情，她缝的每一件衣衫都是母爱的体现。这是多么美好的心灵，多么高尚的行为。辛勤的医生、护士每时每刻守护着生命，多少个除夕夜和中秋节这样阖家团聚的时刻，舍弃自己的小家，为的是患者的健康，他们的行为是最美的。

二、内在美

内在美即人性美的最高表现，也就是我们常说的心灵美，是指人精神世界的美。海涅在《波罗的海》中写道："在一切创造物中间没有比人的心灵更美、更好的东西了。"一个人要做到心灵美，必须以真为基础，以善为灵魂，以美为形式，达到真、善、美的统一。

医护工作的对象是各种各样追求健康的人，甚至是身患绝症的人，他们当中有的弥留于世的时间已经不多，求生欲强，内心冲突激烈。医护人员置身于这些沉疴难起的患者之中，和他们朝夕相处，这就要求在这种特殊的环境中不断塑造自己的精神境界，培养自身优秀品德。除了有高尚的职业道德外，医护人员还应有一双明亮的眼睛，能看到患者的痛苦，并以自己的真诚、热情和闪光的精神去解除其痛苦；有一颗善良的心，与患者沟通，并用慈母的爱温暖每一颗心；有一双艺术家的手，用手为患者服务。让患者不仅得到良好的治疗和护理，还能得到真善美的感情，得到一种人道主义的启迪，使人性美得到最充分的展示和最美好的传扬。

内在美还包括人格魅力。拿破仑·波拿巴的母亲是位极富有人格魅力的女性。她善良、节俭、乐观、温柔、自制、忍耐，她把家庭变成了孩子们最好的礼仪学校。她是最优秀的人生导师，楷模的力量代代相传。在一些人的身上，我们感到仿佛呼吸了新鲜空气，精神为之一振，仿佛有使不尽的力量，就像吸入了山野的空气，或享受日光浴一样。

三、技艺美

南丁格尔曾经指出："人是各种各样的，由于社会职业、地位、民族、信仰、生活、习惯、文化程度的不同，所患的疾病与病情也不同，要使千差万别的人都能达到治疗或康复所需要的最佳身心状态，本身就是一种最精细的艺术"，这句话说明了医护职业的特点。要使患者达到最佳身心状态，仅有外在美和内在美还不够，还必须具有扎实的理论基础、丰富的临床经验和熟练的操作技能。因此，技艺美是现代医疗护理职业形象美的又一基本要求。

技艺美要求医护人员必须掌握基础医学、临床医学的理论知识；必须要有社会医学、身心医学、行为学、服务学、心理学、伦理学、美学等知识；必须具有熟练、精湛的实践技能操作本领。美，提升于技。技艺美是医疗护理职业的价值体现之一。

第二节　医护人员礼仪原则与特征

日常交际包括很多方面的礼仪，主要包括称呼、迎候、介绍、致谢、致歉、告别、握手、拥抱等礼节。在学习相关礼仪以前，先要整理自身形象。对于一个明智和明理的人而言，衣着的第一要求，应当是得体和整洁。

在和别人初次见面的时候，要掌握相关的介绍礼仪，介绍的顺序不能搞混，一般是将年轻人介绍给长者，将下属介绍给上级领导，将男士介绍给女士。别人在介绍你的时候，你应该向对方点头致意，主动握手。掌握好握手的"火候"：一般是年长者先伸手；如果对方是女士，那么要等女士先伸手以后再与其相握；如果手上戴着手套，那么一定要先将手套摘下后再握手；如果对方是自己十分尊重的人，可以一边握手，一边微微地鞠躬。握手在时间上也要掌握好：如果是朋友间见面，可以握的时间稍微长点儿，以表示激动和热情；如果是男士和女士握手，时间则不能太长。

希拉里就曾经用一个普通的握手礼解决了一个外交难题。委内瑞拉和美国的"大使战"当时闹得沸沸扬扬，媒体对于两国的"战争"也是宣扬得有声有色。作为国务卿的希拉里为了将影响降到最低，来到了巴西首都巴西利亚访问，并且在和委内瑞拉总统查韦斯见面的时候，主动伸出了右手与对方握手。查韦斯表示，当时希拉里一直带着自然、亲切的微笑，而这次握手也极具历史意义。

微笑，不花费什么，但却创造了许多奇迹。它丰富了那些接受它的人，而又不使给予的人变得贫瘠。它产生于一刹那间，却给人留下永久的记忆。它建立人与人之间的好感，它是疲倦者的休息室、沮丧者的兴奋剂、悲哀者的阳光。所以，假如你要获得别人的欢迎，请给人以真诚的微笑。

交谈也是日常交际中非常重要的部分，为了避免因为言行不当而损害自己的形象，还要注意在聊天的时候，态度温和、有礼貌，不要左顾右盼、心不在焉。别人说话的时候，没有特殊的紧急事件，不要随便插话，不要轻易地打断对方。当然，也不要只顾自己说话，不给别人说话的机会。在说话的时候要注意分寸，不要信口开河，在称赞对方的时候点到为止，谦虚也要适可而止。说话的时候要注意保持适当的距离。不要随便谈论政治、宗教方面的话题，否则容易给自己带来不必要的麻烦。

掌握相关的日常交际礼仪，可以实现人与人之间的沟通，促进良好社会风气的形成。

一、礼仪的原则

礼仪的原则是人们在处理人际关系时的出发点和应遵从的指导思想，是人们对礼仪长期实践活动的高度概括和总结，它是保证礼仪正确施行的基本条件。礼仪的原则主要有互尊原则、自律原则、真诚守信原则、谦和宽容原则和规范适度原则。

（一）互尊原则

美国心理学家马斯洛认为，尊重是人类的基本需要之一，尊重被认为是礼仪的灵魂和基础。古人道"敬人者，人恒敬之"，只有懂得尊重别人的人，才会得到他人的尊重。尊重包括尊重他人和自尊。尊重他人应尊重他人的人格、习惯、爱好和感情，在交往中不强求他人按照自己的爱好、习惯行事，以平等的身份同他人交往。自尊是个人对自己的接纳程度，也是人生中重要的需要之一,需要通过他人的尊重实现自尊的完善。只有人与人之间相互尊重,才能保持社会生活的和谐。

齐侯在外的时候,经过谭国,谭国不加礼遇。等他回到齐国,诸侯都去祝贺,谭国又没有去。这年冬天,齐侯因谭国对其没有礼貌而发兵灭亡了谭国《左传·庄公十年》。荀子说:"人无礼则不生,事无礼则不成,国家无礼则不宁。"孔子说:"不学礼,无以立。"这不仅是哲人的忠告,也是人们在实践中得出的结论。

(二)自律原则

礼仪规范包括对自己的要求和对他人的要求两部分,对自己的要求是礼仪的基础和出发点。在交际场合,每一位参与者都必须自觉自愿地遵守礼仪,以礼仪去规范自己在交往活动中的言行举止。学习及应用礼仪最重要的就是自我约束和自我反省。古人曾说:"己所不欲,勿施于人"。礼仪的最高境界就是自律,即在没有任何监督的情况下,人们能自觉地按照礼仪规范约束自己的行为。

(三)真诚守信原则

在社会交往中建立良好人际关系的根本是真诚守信。真诚是指待人真实诚恳,这是个人内在道德与外在行为有机统一的结果。在人际交往活动中,真诚是彼此建立信任的基础。真诚交往的基本表现是在与人交往时做到表里如一。守信是真诚的外在表现,反映了一个人行为的规律性和稳定性,守信就是要求做到言必信、行必果,强调做人要守信用、重承诺。一个守信的人在其社会活动中始终表现为言行一致,准时守约。

(四)谦和宽容原则

谦和就是谦虚、和善及随和。谦和是在人际交往过程中表现出来的热情大方、平易近人、善于与人相处的行为举止,是交往双方建立信任的基础。宽容是人的一种高尚情操,对不同的见解有容忍的气度,能设身处地站在对方角度考虑问题。"金无足赤,人无完人","人非圣贤,孰能无过",体谅和理解他人的错误和不足,不计较个人得失,注重长远利益,这样才会使人际关系和睦融洽。

(五)规范适度原则

礼仪规范要求人们的言行应符合规范,适度得体,才能取得预期的效果。人们的服饰、仪容、表情和语气等都需与所处环境氛围相符合,做到谈吐适度、情感适度和行为适度。在社交场合,要把握好与特定事情、人物和环境相协调的礼仪要求。礼仪最适用于与一般人的初次交往,如果在与亲人、朋友交往时,过度讲究礼仪反而显得关系疏远。通常,在与他人交往时,关系越密切,礼仪越简单;关系越生疏,礼仪越讲究。

二、礼仪的特征

礼仪作为人际交往过程中行为的基本规范,具有其自身的特征。人们在特定场合、时间,针对特定对象遵守不同的礼仪。礼仪作为人类社会的产物具有与人类社会发展相适应并服务于人类交往的特征,主要表现在规范性、限定性、实践性和操作性、社会性和普遍性、民族性和地域差异性、传统性和发展性以及世界性方面。

(一)礼仪的规范性

人们在交往中必须遵守相应的行为规范,在特定场合采用规范的语言和行为。礼仪的规范是衡量他人并判断自己是否符合礼仪要求的标准和尺度。人们在交往场合要想合乎礼仪就必须遵守礼仪规范。医护人员在接待患者和提供医疗护理服务过程中,需要遵循的职业标准和行为规范就是礼仪规范的具体体现。

(二)礼仪的限定性

特定的礼仪只适用于特定的场合和范围。场合不同、身份不同,所要求的礼仪也各有不同,这就是礼仪的限定性。在服务场所应用的仪容、仪态、礼仪不一定适用于家庭。医护人员在工作场所和休闲场所,其行为要求也可能不同。

(三)礼仪的实践性和操作性

礼仪是来源于社会实践并服务于社会实践的一门学科。礼仪的实用性和实践性很强,只有把礼仪理论不断地应用于礼仪实践,才能不断检验和提高自身的礼仪素养。因此,医护人员不仅要懂得礼仪的知识,更应表现出相应的礼仪行为。礼仪的理论相对高深,但其规则简明、实用,也易于掌握,具有较强的可操作性。

(四)礼仪的社会性和普遍性

礼仪是应社会需要而产生的社会产物,对社会成员的交往行为起着规范的作用。因此,社会性是礼仪最基本的特征。所谓人无礼不往,事无礼不成,这反映了礼仪的社会性本质。礼仪广泛存在于社会生活中,对人际关系起调节作用,体现了礼仪的普遍性。上至国家政治、经济和文化领域,下到公民个人的社会交往,只要有人与人交往的存在,礼仪就有意无意地左右着人们的行为。

（五）礼仪的民族性和地域差异性

礼仪在形式和表达上受到民族因素的影响,不同国家、种族、民族、宗教、文化都可能产生不同的习俗和规则,由此导致了礼仪在内容和形式上存在着一定的地域差异性。我国是一个多民族国家,各民族表现出各种不同的礼仪习俗。我国礼仪强调"礼"是核心,是治国安邦、规范人伦的重要原则。

（六）礼仪的传统性和发展性

礼仪作为文化现象,是社会文化的产物,随社会历史的变迁而发展。礼仪的发展和演变主要与民族传统文化、文化交流和科学技术进步有直接关系。礼仪由传统习俗演变而来,一旦形成,就会被人们认同而有一段较长时间的延伸期,那些符合人性基本需要且有社会适应性的礼仪,便逐步构成了民族文化的传统内容,被融入后世的现实生活而代代传承下来。礼仪也是在交流中逐步发展的,通过交流,人们从对方的规范和准则中发现先进所在,逐步吸取并与本地礼仪结合,最终形成更符合现代社会人际交往所需的礼仪规范,使自己的礼仪文化得到发展和升华。礼仪发展还与社会科学技术进步有直接关系。社会经济水平和物质条件的发展,使人们交往的方式和手段多样化,使礼仪从形式和内容上都更加丰富,以满足社会人群不断提高的文化生活需要。

（七）礼仪的世界性

世界各国、各民族的礼仪在保持本国、本民族传统的同时,又会在相互交往的过程中同化和融合,并在此基础上逐步发展形成国际礼仪。

第三节　接待各类患者的礼仪

一、接待门诊患者的礼仪

（一）学会使用文明用语

门诊是医院的窗口科室,是患者与医护人员接触的第一个场所,医护人员和患者接触时使用礼貌用语,有利于医患和护患关系的融洽。

门诊护士见到患者应主动热情,耐心地说:"同志,您来看病吗?您哪里不舒服?""请先到 ×× 科挂号,然后到 ×× 诊室就诊"。患者进入诊室后,导诊护士应对患者温和地说:"请坐,这位是 ×× 医生,您有什么不舒服请告诉 × 医生。"接诊患者时,坐姿要端正,前臂可以放在桌面上,背部要挺直。当患者走近时，要面对并注视患者，表情要和蔼自然，与患者交谈时切忌举目四顾、心不在焉。护士做护理操作时，动作要轻柔准确，切不可漫不经心、动作粗鲁，给患者带来痛苦。

（二）细心聆听、巧妙询问

患者期待医生能耐心认真地倾听自己的主诉，以正确作出诊断。细心聆听不仅可以获得患者的各种信息，还能更好地获得患者信赖。如果患者不能清晰表述病情，护士要善于提问，使患者或家属能说出真实病情。

二、接待急诊患者的礼仪

急诊患者的特点是起病急、病情重、病情进展迅速、需紧急抢救处理，而作为一名急诊室的医护人员应具备较高的业务技术能力和职业素养，还必须具备良好的心理素质和行为习惯。要求急诊室的医护人员责任心强，熟知各种急诊抢救知识，熟练掌握各项抢救技能，并且操作准确敏捷。急诊科组织管理和技术管理应最优化，达到标准化、制度化、程序化。

（一）急而不慌，忙而不乱

急诊室的医护人员必须有较强的应变能力，要急而不慌、临危不乱、沉着镇定地采取有效措施，并适时地给予患者或家属必要的安慰，以取得良好配合，利于后续抢救治疗。

（二）争分夺秒，处理果断

急诊患者发病急，来势凶猛，这就要求医护人员争分夺秒，果断采取最佳的急救措施，做必要的检查和对症治疗，如清创、包扎、输液、吸氧、输血、心肺复苏等，这样才能化险为夷，甚至起死回生。如若处理不当，会造成不良后果。

三、接待住院患者的礼仪

（一）介绍环境和宣教制度

患者入院后，责任护士应主动热情接待，并对患者说："您好！我是您的主管护士，我叫 ××，有什么要求可随时找我，您的主管医生是 × 医生，希望您积极配合治疗与护理，祝您早日康复"。护士应主动为患者及家属介绍病区环境，如护士办公室、医生办公室、卫生间和配餐室、治疗室、处置室等，同时介绍医院及科室的相关规章制度。例如：不准在病房内吸烟，不能使用电热棒烧水等，还要介绍陪侍制度、探视制度等，然后将患者送到病床旁，"这是您的床位,床下有脸盆架、鞋架,床旁有床头柜,床头墙壁上安装有呼叫器,您有什么事情或存在什么问题都能通过它在第一时间联系到我们,也可采取其他方式反映给我们,我们会尽力帮助您解决。"

(二)进行健康教育

患者住院后,往往希望尽快了解自己的病情、治疗方法以及预后等相关问题,如果此需要得不到满足就会产生焦虑和恐惧,不利于治疗与康复。一般情况下主管医生会及时将病情和治疗方案等向患者及家属作详细的解释或交代。主管护士会详细介绍疾病方面相关的健康指导和计划采取的护理措施,以取得患者的配合。当然,对预后不良的患者建议采取保护性医疗措施,以免加重患者的精神负担,进而导致病情恶化。

(三)出院指导

患者出院时,医生要告诉患者目前疾病的转归状况,主管护士做好出院指导,包括如何办理出院手续、如何服药、出院后的注意事项和复查时间等。患者的出院手续办理完毕准备离院时,责任护士将患者送至病区门口,礼貌告别。

四、接待手术患者的礼仪

手术是一种创伤性的治疗手段,尽管目的是为了抢救生命,最大限度地保全机体的结构和功能,但由于手术会造成损伤、出血等,术后可能出现各种并发症,所以也有一定的风险。因此,手术给患者带来生命的希望,同时也会给患者带来紧张、焦虑、恐惧的情绪,引起种种不良的身心反应。这就要求医护人员不但要具有熟练的手术操作技能,而且要具有良好的人文素养和团队协作能力,才能保证手术成功。

(一)术前疏导工作

需要手术的患者往往出现焦虑、恐惧,担心手术不成功,危及生命,于是寝食难安。术前的这种恐惧心理如果得不到缓解,将会影响术中的配合和术后的恢复,甚至可能引起并发症。为此责任护士要针对患者术前的心理特点给予细致的疏导,包括如何正确对待手术、术中如何配合、术后的卧位,以及如何有效咳嗽咳痰、如何康复训练、如何避免切口裂开等。这些均可减少和避免并发症的发生,有利于伤口的愈合。

(二)术中言谈要谨慎

手术中,由于麻醉方式不同,患者的心理反应也不同。在非全身麻醉的手术中,患者对医护人员的言谈很在意,对器械的撞击声和自我体验都非常敏感，所以参加手术的人员，除认真仔细地进行手术操作外，还要尽量做到举止得当，避免给患者造成心理负担。术中医护人员不要说"掉了""穿了"等易引起患者误解的语言，避免患者将术后并发症的发生与术中听到的只言片语联系起来，误认为是手术失败的原因。

（三）术后严密观察

手术结束后，医护人员要以和蔼可亲的态度告知患者及家属手术情况，这对刚刚结束手术的患者是莫大的安慰和鼓励。术后患者大都身体虚弱、情绪烦躁、心情不佳，再加上切口的疼痛，所以医护人员要体谅患者的心情，使用药物结合心理暗示法减轻患者的痛苦，如鼓励患者咳嗽咳痰，进行相应的活动，减少并发症的发生，促进切口愈合。对那些手术效果不佳、预后不良的患者，如恶性肿瘤转移的患者，医护人员要深切地同情，不能给予患者任何的精神刺激，要给予患者鼓励，使之树立战胜疾病的信心，配合进一步治疗。

五、接待老年患者的礼仪

老年患者是指年龄在 60 岁以上的患者。老年患者由于身体各脏器功能衰退，易失去战胜疾病的信心，所以医护人员应该理解并关心老年患者。对于他们提出的各种要求和建议，耐心倾听并认真对待，尽可能满足他们的身心需要，使其在住院期间感受到家庭般的温暖。

（一）尊敬和蔼，耐心帮助

医护人员要尊敬老年人，称呼他们"叔叔""阿姨""大爷""大妈""老同志"等，不要直呼其名，或以床号替代姓名，以免引起老年人的不愉快。针对老年患者易伤感、爱猜疑等特点，医护人员表情要和善、亲切，给予耐心的说服和劝解，尽量满足老年患者的要求。

（二）对老年患者应该细致观察

老年患者由于组织器官衰老、功能衰退、感觉迟钝等，疾病的症状及体征不像青年人那样突出和明显。因此，医护人员必须细心地观察患者，尤其对长期卧床的患者，询问病情时不应满足一般对答，在观察病情中细查、细看、细分析，不要放过任何疑点和微小变化。

（三）对老年患者应该注意语言交流的特殊性

老年患者由于视觉、听觉、嗅觉及触觉的减退，不同程度地影响语言交流能力，所以在老年患者的医疗、护理过程中，有效的语言交流就显得非常重要。在和老年患者进行语言交流时应注意以下几点：

1. 应熟悉助听器并掌握助听器正确的使用方法。

2. 应鼓励老年患者多进行语言交流，可采用接触、手势、面部表情和肢体语言等方式，使患者感到亲切和温暖。

3. 与老年患者进行语言交流时，一般不只是询问，还要采用多种方式鼓励他们进行语言交流。另外，要注意非语言方面的交流，例如面部表情能表示快乐、愤怒、悲哀，因此患者的表情可以提供与疾病相关的信息。同样，通过医护人员的眼睛或面部表情，患者也会分析出医护人员是否对其关心，是否尽到职责等。

六、接待儿童患者的礼仪

在临床上，把 14 岁以下的患者称为儿童患者。他们的基本特点是年龄小，生活不能自理，活泼、好动、注意力容易转移，发病急、病情变化快，不善于用语言表达。针对以上特点，医护人员要掌握与儿童患者交流的技巧。

（一）细心看，仔细听

婴幼儿发病急，病情变化快，不会用语言表达病情，只能以哭闹的形式表达出来，因而，啼哭往往成为疾病发生和变化的早期征兆。这就要求医护人员细心看，仔细听，善于观察，从细微变化中发现问题。在接触婴幼儿时做到：一看年龄、二看病容、三看指纹、四看行为、五看检查结果。还要一听哭声、二听呼吸、三听心音、四听笑声。将看与听有机结合，以便早期发现问题，做出正确的诊断、治疗和护理。

（二）对患儿应具有爱心

儿科的医护人员首先要有奉献精神，儿童需要母爱，尤其在患病的时候更需要母亲的关心和悉心照顾。医护人员要像关心自己的孩子那样关心患儿，使他们在医院看到亲切的面容，听到和蔼的语言，感受到家庭般的温暖。

（三）尊重儿童患者

尊重患者是医护人员应遵循的普遍原则，对儿童患者也不例外。对患儿要多鼓励，要讲信用。有些操作如导尿、灌肠等，也要顾及他们的自尊心，避免过分暴露隐私部位。另外，医护人员在儿童患者面前要注意礼貌、礼节，给孩子树立一个好的榜样，使他们从小就学会尊重自己、尊重他人。

（四）对患儿要有责任感

儿科医护人员应具备治病育人的责任感。患儿身体、精神都处在发育阶段，对医生、护士的语言和行为缺乏监督、评价能力。但是，儿童好学、好模

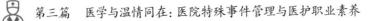

仿,成人的言谈举止、行为作风对儿童起着潜移默化的影响,这就要求儿科医护人员在日常工作中注意自己的行为表现,处处为人师表,运用儿童心理学、儿童教育学的科学观点治疗护理患儿,使他们各方面均健康成长。

第四节　与残疾人、语言障碍者、感官缺损者等特殊人群的交流

一、与残疾人交流

在过去的几十年里,最积极的社会变化之一便是人们从根本上反思了社会对待"残疾人"的态度。许多国家通过立法来保护残疾人免受歧视。如美国的《残疾人法案》(1990年)、澳大利亚的《残疾歧视法案》(1992年)、英国的《残疾歧视法》(1995年)等。此外,欧洲人权组织(European Human Rights Organization)的立法也很重要。这类立法要求所有的公共机构,如医疗服务机构和教育机构,确保残疾人享有平等的服务,使他们有机会参与到社会生活和工作中。其目的是大力推动残疾人的平等权,促进其积极生活。

尽管社会公众普遍认为残疾人等同于行动障碍者,但事实上仅有约4%的残疾人使用轮椅。在医学生涯中,你会遇到许多不同类型的残疾,而其中有些会影响人们的交流和沟通能力。医学模式的残疾观认为,医生的角色在于治疗患者,或者帮助护理人员解决患者的问题,以便使患者尽可能融入正常的社会生活。相反,社会模式的残疾观认为,残疾本身并不是障碍,公众对残疾的态度才是给残疾人的生活带来不必要困难的真正原因。残疾人士主张残疾观应超越医学模式,向社会模式转变。残疾的反义词并不是健康(health),而是健全(Soundness)。

以往对于残疾人所使用的词汇不太妥当,一些词汇因带有歧视、轻蔑的意味而被弃用,取而代之的是残疾人选择的描述他们自己的词汇。对于用什么样的语言描述自己,每个残疾人都有不同的观点。当你不确定该用什么时,最重要的是去询问其本人,并做好被纠正的准备。

一些损伤导致的残疾并不会引起特殊的沟通困难。由于我们想要把引起行动障碍的损伤与引起语言障碍、感觉或智力的损伤区分开来,所以接下来将着重讨论如何与语言障碍者、感官缺损者等交谈或交流。

二、与语言障碍者交流

医学生或低年资医生遇到的语言障碍者大部分是由老年患者常见疾病引起的,如帕金森病和脑血管意外等。然而,年轻人也可因为头部外伤或者神经系统疾病如脑肿瘤或感染等引起语言障碍。此外,多发性硬化或运动神经元病也会导致渐进性言语不清,被称为构音困难。喉癌患者喉切除术后会导致失声、言语不清及声音嘶哑。但要注意的是,如大脑性麻痹患者可能无法控制或协调说话时所需的肌肉活动,但他们并没有任何学习障碍。

突然失去语言能力会格外令人感到震惊和恐惧,尤其是在无法理解他人的意思或提问过程中无法表达问题时。在人们为失去自我而黯然神伤的同时,又不得不学习新的交流方式,如打手势、写交流板或借助于机械装置。声音是自我认同的一部分,失去声音,我们会感到低人一等或孤独、绝望。

语言障碍症(又称失语症)这一涵盖性术语是指理解能力、语言和书面表达能力出现问题的疾病。语言障碍症与许多常见疾病有关,如脑卒中、脑肿瘤和头部损伤。语言障碍症患者语言理解能力受到影响,无法选择合适的词汇去架构句子并将一系列想法表达出来,只能处理一些简单的语言。

美国国家失聪及其他沟通障碍研究所(National Institute Deafness And Other Communication Disorders)提供了以下与语言障碍者沟通的策略:

1. 试着向患者和其身边的人学会他们使用的沟通策略。

2. 做好花费长时间沟通的准备,不要过于心急。

3. 讲话要慢但不失真。

4. 用简明的语言沟通,避免使用术语(适用于所有的患者)。

5. 每次交流只涉及一个话题。

6. 使用简短句沟通,避免使用长句或从句,以防出现理解偏差。

7. 使用封闭式问题以确认彼此理解。

8. 双方要清楚非语言交流方式的重要性,尤其是手势和眼神交流。

9. 采用图表、图画和书写等辅助交流方式,如果患者有此能力,应鼓励他们也这样做。

三、与感官缺损者交流

（一）与失聪或重听者交流

"失聪"是一个描述各种程度听力损耗的通用术语。当英语单词中表示"失聪"的单词——"Deaf"首字母大写时，通常指失聪群体中的成员。他们将自己看作是文化和语言上的少数群体。失聪群体并不把失聪当作一种残疾，因此，他们不满意"听力障碍"这个词。"重听"是指人有某种程度的听力损耗，这既可能是先天因素，也可能是后天因素造成的。"弱听"是指某种程度的听觉减弱，或轻微，或严重。失聪者自有一套交流方法。失聪群体把手语作为首选语言。手语有自己的语法，而且因地而异。因此，尽管北美人与英国人可相互理解彼此的英语口语，但却无法明白对方的手语。与所有语言一样，手语也需要花时间来学习。所以，合格的手语翻译必须能与失聪人士进行有效的沟通交流。有些重听者喜欢通过言语交流，他们可能会依靠助听器和唇语来帮助理解。当与失聪者或重听者交流时，最好先清楚他们更喜欢哪种交流方式。如果他们使用助听器，请确保它是开机状态，并且能正常工作。

（二）有助于与失聪或重听者交流的建议

1. 交谈环境

（1）尽量减少背景噪声。

（2）确保房间光线充足，双方脸庞明晰可见。确保你正对直射光（患者背对之）。

（3）避免阳光或灯光过于明亮而刺眼，使患者无法使用唇语。

（4）确定合适的位置和距离，以使患者尽可能清晰地听到和看到你。如果患者需要使用唇语，则通常的距离为3~6英尺（1英尺 ≈ 0.3 米）。如果患者一侧听力较好，应向该侧靠近。

2. 自我介绍

（1）说话前确保你已引起患者的注意。轻触其臂、摆手或其他视觉信号都有助于介绍自己。

（2）询问患者目前的说话音量及语速是否合适。

（3）谈话背景对于协助理解十分重要。所以要先明确谈话的主题，而且当你改变主题时，要及时提醒患者。

3. 谈话过程

（1）说话时要直视患者（即使有手语翻译在场）。

（2）保持眼神交流，头要相对静止。

（3）手应远离脸和嘴。

（4）用正常的节奏清晰讲话，如平时语速较快，可稍稍放缓。

（5）保持唇形清楚，但勿夸张或过分强调。

（6）如有必要，说话可大声些，但切忌呼喊，因为这样会扭曲唇形，而且也很不礼貌。

（7）使用肢体语言、手势及面部表情协助语言交流。

（8）要允许时间超出，并保持耐心。与失聪或重听者交流对彼此来说都很困难。若患者疲劳，请及时停止交流。

4. 若患者未理解你的意思

（1）请注意，如果患者在微笑或点头，并不意味着他理解你的意思。

（2）同样，你也不应在未理解对方意思的情况下假装明白，要进一步讲明并确认。

（3）如果患者起初并未理解，你可以重复关键词汇。如果依然无效，应更换词汇，重新架构句子，因为某些词语或单词更有利于使用唇语。

（4）写关键词或画表格也是一个阐明意思的好方法。

四、与失明或弱视者交流

首先，你要清楚，对失明者来说，他们无法注意到非语言交流的任何微妙之处。你必须用语言表达一切，将一切大声地描述出来。而且当你进入房间时，需要使其知晓，并从其前方接近。此外，还要将你和在场的所有人介绍给患者。同样，当你离开时，也需要使其知晓。否则，患者可能会与空房间继续交谈。当你引导失明或弱视者时，需要问明其需要何种帮助。若其需要带路，你可将肘部伸出，轻轻地把他们的手放在你的肘上，粗暴地抓着患者是不可取的。记得要描述每一处障碍，如正在接近的楼梯。对尚有残余视力的患者，要保证房间光照充足。如果失明者有导盲犬，要确保此犬可以履行职能，提供帮助。另外，抚摸导盲犬会使其注意力分散，所以在抚摸前应先征求主人的意见。

五、与盲聋人交流

盲聋人是指既有视力障碍又有听力障碍的患者，这两种障碍相互加强了彼此的影响。盲聋这种残疾相对少见，但在听力学或视力学情境下较多见。由于缺乏经验、知识和技巧，一些医疗专家与盲聋人的交流经常会使其感到害怕而退缩。这通常会使得盲聋人感到孤立，增强了他们的孤独感。

盲聋人有各种不同的交流方式，其中大多数盲人仍是利用语言，只是他们的语言相对于常人来说更慢，也更清楚。许多聋哑人使用手语字母表交流。这是一种一个手势对应一个字母的字母表。除了少数几个字母外，它几乎与失聪者字母表一样。若患者要用手语字母表交流，则需要找一个合适的翻译并为双方都采用。另一种与盲聋人交流的方式是使用积木字母表，这是一种在其手上拼出字母的方法。

与盲聋人交流时，前面所述的与视力或听力障碍患者交流的建议大多对盲聋人仍然适用。除此之外，以下方法也有助于与盲聋人的交流：

1. 试着叫患者的名字，他们也许能听到话语和声音。

2. 写便条

（1）用黑色签字笔写在白纸上。

（2）询问患者纸张的大小。

（3）在行与行之间及单词结尾处留出足够的空间。

（4）字迹整洁，标点齐全。

（5）保持句子简短。

3. 使用积木字母表这一手动交流形式，在盲聋人手掌上"拼"出单词

（1）用手指在患者手掌上画出每个字母，需用大写印刷体。

（2）整个手掌每次只写一个字母。

（3）字母要大而且清楚。

（4）依次把字母写在上一个字母上。

（5）在每个单词结尾处稍稍停顿一下。

4. 使用文本电话　盲聋人可使用多种技术打字，然后由操作员读出相应的信息。通过正常方式回复（说得稍慢些），使操作员有时间将所说的话变为可被盲聋人识别的文字。目前一些慈善网站有更多的关于如何与盲聋人交流的信息，包括盲聋人字母图表等。

六、与学习障碍者交流

世界卫生组织（WHO）关于学习障碍的定义为，学习障碍是指从发育的早期阶段起，儿童获得学习技能的正常方式受损。这种损害不是单纯缺乏学习机会的结果，不是智力发展迟缓的结果，也不是后天的脑外伤或疾病的结果。这种障碍来源于认识处理过程的异常，由一组障碍所构成，表现在阅读、拼写、计算和运动功能方面有特殊和明显的损害。

（一）与轻微学习障碍者交流的注意事项

1. 将要表达的信息分成几部分以便处理。

2. 要求患者复述，以确保其正确理解。

3. 避免使用医学术语。

4. 禁止医护人员代其回答问题，除非患者要求帮助。

5. 在采取行动前，需要简单明了地解释清楚可能产生的后果。

（二）与深度学习障碍者的交流

尽管不太严重的学习障碍者可以在短句、图片和技术等手段的帮助下与人交流，但是深度多重学习障碍患者（profound and multiple learning disabilities，PMLD）却几乎无法表达和理解语言。此外，他们还可能存在身体和感官残疾，智力及社交能力严重受损，并患有相关疾病，需要长期的支持和监护。因此，深度多重学习障碍患者无法使用正常的交流方式，如说、写、比划手势或使用符号等。他们可能会通过自身独特的身体、面部表情、声音、反射性反应、动作、眼睛注视和指点等方式交流，有些表达可能让人难以理解。判断一个深度多重学习障碍患者是否疼痛，或者是否因其他事情有特殊困难是非常重要的。对于无法用语言交流的人，可通过观察他们的行为姿势变化，或者通过更常见的观察方式，即观察他们的面部表情、皮肤的变化，如皮肤发红或出汗，来判断他们需要解决的问题。

深度多重学习障碍患者会用语言或非语言的方式尝试控制自己的生活。他们拒绝医护人员提议的活动，例如：慢慢远离、转过头去、面墙而立、被鼓励靠近目标时站定不动、发出尖叫或类似"呐"的声音，有的行为被称作"挑战性行为"，比如"患者会故意吐出食物"。研究表明医院中高达45%的智力缺损者以及社会上高达20%的智力缺损者通过使用抗精神病药物来缓解这种行为。

在与深度多重学习障碍患者见面前，医护人员首先应该与他们生活中最重要的人交谈。因为这些人是了解与患者交流方式等信息的源泉，如他们的家人、每天接触的人，以及他们的老师、陪护和语言训练师。在深度多重学习障碍患者面前，与他们最重要的人交谈时，一定要将患者也引入到谈话中。如询问他们的视力和听力如何？移动范围有多大？能否定向地移动身体或指向物体？如何表达疼痛和苦恼？询问他们的健康水平？

应认真倾听对于患者至关重要的人的意见。向患者最重要的人提问包括：

1. 你是怎样与其交谈的？

2. 在不同情境下，他们是怎样理解事物的？

3. 你在与其交谈过程中有何困难？

4. 你是如何帮助其交流的？

5. 你如何确信你明白了他们的意思？

（三）智力障碍者疼痛或苦恼时的迹象及行为

深度多重学习障碍患者、痴呆晚期患者及其他重症患者可出现下列迹象及行为。

1. 面部表情缺乏满足感。

2. 停止服药，拒绝进食，举止、习惯发生变化。

3. 好斗，易激动，肢体活动增加。

4. 呻吟、叹息、呼吸有异响。

5. 畏缩，愁眉苦脸，哭泣，声音发生变化。

6. 远离他人，身体僵硬，头颈上扬，双臂交叉。

7. 烦躁，坐立不安，絮絮叨叨。

8. 肤色发生变化，出汗，血压升高，脉搏加快。

医护人员在实际工作中将会面临残疾患者，其中一些残疾会引起交流上的困难，而另一些残疾则影响生活中的其他方面。医护人员帮助残疾人的作用并不仅仅体现在提供治疗上，因为某些残疾无法痊愈。医护人员有义务提供给残疾人与其他患者平等的医疗保健，并避免偏见影响到残疾人的生活。医护人员应明确残疾带来的并发症，探明导致残疾的病因，以治疗或缓解残疾带来的疼痛等症状。医护人员还应关注最新的医疗进展，并将残疾人介绍给其他可提供相应帮助的专家和组织。

第五节　医护人员沟通文明用语、沟通忌语

医护人员的语言关系到患者的生命与健康。因此，医护人员一定要重视语言在临床工作中的意义，不但要善于使用美好语言，避免伤害性语言，还要讲究与患者的沟通技巧。

一、医护人员沟通文明用语

使用文明用语，是专业、训练有素的体现，更是规范化服务的基本要求。使用文明用语，应注意用语符合伦理道德原则，避免使用伤害性语言，并注意语言的安慰性和教育性，使之更利于医患沟通。

（一）文明用语要求

1. **礼貌谦虚**　根据不同的患者分别运用不同的礼貌用语，做到语调柔和。语调柔和是指随时调整自己的嗓音，尽可能使声音听起来柔和，避免严厉强硬的语言，以起到增强语言感染力和吸引力的作用，为自己塑造温文尔雅的形象。如与初识或熟人相遇，应用简洁、热情的语言互致问候。在与人交往中，接受他人的帮助，哪怕是微小的事情，都要表示感谢。而给他人带来麻烦与不便时，更要诚恳地用道歉用语表达歉意。躲躲闪闪、轻描淡写的态度只会引起更大反感，加大情感的间隙。礼貌谦虚的形象无疑会给人留下亲切友好的印象。

2. **语速适中**　讲话速度不要过快，避免连珠炮式的说话方式。应该尽可能地娓娓道来，给患者留下稳重的印象。连珠炮式的说话，患者听着费劲，而且容易弄混所讲内容，造成不必要的麻烦。

老常上午要做血液透析，护士正在给他做健康教育。护士一边整理治疗盘内的杂物，一边对他说了一大通，而后端着治疗盘准备离开。突然护士回过头来问："老常，您听明白了吧？"老常回答道："你说得太快了，我记不清。"

3. **语态专注**　说话时应和患者或家属有眼神交流，不要东张西望、漫不经心；不论患者的身份高低，都应一视同仁，并尊重患者的人格，维护患者的权利。

某医院，一名女患者突然"哇"的一声哭了起来，接诊医生吓了一跳，不知道发生了什么事情。原来，这位患者进去的时候，医生没有看她一眼；等她讲完了病情，医生仍然没有抬一下头；最后开处方时，医生跟她说话还是没看她。她实在受不了医生的这种冷漠，才委屈地哭了起来。

4. **适景适情**　文明用语的使用，应适用于具体的情境，不能乱用。否则，不仅收不到良好的沟通效果，更有可能引起误解。

5. **杜绝市井语言**　有些市井语言过于随便，医护人员随便使用会显得缺乏基本修养，从而让患者丧失安全感。比如，当询问患者姓名时，应说"您的姓名是？"而不能随随便便地说"叫什么？"同时根据患者的年龄、性别、外貌，考虑一个恰当的称呼。迎接患者入院时，避免说"欢迎光临"，在送患者出院时，避免说"再来啊"等。

（二）具体文明用语

根据医护人员的工作特点，常用的文明用语包括：

1. 请、您好、谢谢、对不起、请慢走。

2. 请坐，您哪不舒服？

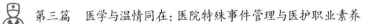

3. 让您久等了。

4. 别着急，请慢慢讲。

5. 请放心，我们一定全力以赴。

6. 请躺好，我为您检查一下。

7. 请安静。

8. 谢谢配合。

9. 请您按时服药。

10. 请您多保重。

11. 请您提供一下诊疗卡。

12. 收款前："您好！一共 ×× 元，请问您是现金还是刷卡、微信、支付宝付款？"接到钱款并查验后："收您 ×× 元。"，将单据及找补的零钱交给患者时："找您 ××× 元，请点清，请慢走。"

13. 请到注射室做皮试。

14. 您有什么疑问吗？请稍候，我来帮您查。

15. 对不起，给您添麻烦了，请原谅。

16. 打、接电话时："您好，×× 科室。"

17. 患者要去其他窗口取药，指示并说："请您到 ×× 号窗口取药。"

18. 取药时交代服用方法和注意事项后："请您拿好""请慢走。"

（三）接打电话礼仪

电话铃声突然响起，值班护士拿起听筒："喂，是，好，稍等一下。"继之热情帮助寻找受话者，"某某，电话……。"护理站响起了洪亮的女高音，周边专心工作的人们受到惊扰。

星级酒店中同样场景，"您好！请您帮助我寻找某某先生 / 女士接听电话，谢谢！""好，请您稍等！"写一块提示牌，在众位落座的客人面前示意，直至当事人起身随之进入接听区，向客人微笑并点头，双手将话筒递送至客人手中，友好避让。

由于医疗护理工作的烦琐与复杂，电话已经成为医护人员工作中必不可少的沟通工具。如果缺乏使用电话的常识和素养，会影响工作任务的完成，甚至会影响医院的形象。因此，重视电话礼仪十分重要。电话铃响后，马上接听，尽量不要超过 3 声。拿起电话首先说："您好，这里是某某科室，请问您找哪位？"明快的声音能给对方留下良好的印象。自报家门，是为了让对方确认是否拨错号码或是找错了人。接听电话时要精力集中，对发话人态度应谦恭有礼。如果不是受话人，应该主动代为传话。如果所找人在，则说："请您稍等一下,我去叫 ×× 来接电话"。如果所找人不在,则说"对不起,×× 不在,请问我可以代您转达吗?"如果对方愿意代为转达,要将电话号码、对方姓名、单位等做详细记录,然后重复一遍。尊重对方与要找之人隐私,如果对方不愿代为转达,不要勉强。不轻易将别人的电话号码告诉给陌生人。在接受传递口信时,一定要记录以下几点:

(1)对方的姓名和工作单位。

(2)接电话的时间。

(3)事情(人、地点、时间、事情、为什么、怎么样)。

(4)对方的电话号码。

(5)以后的联络方法。

如果答应发话人代为传话,就应该尽快落实。若发话人要找的人就在附近,应立即去找,不要拖延;若要找之人不在附近,应在见到其本人之后,在第一时间准确、明快地传达给当事人。

二、医护人员沟通忌语

医护人员不但要有精湛的技术,还要学会"说话"。医学先驱希波克拉底曾经说过,医生有三件法宝:语言、药物、手术刀。令人感到遗憾的是,这句古老的格言似乎被很多医生慢慢淡忘了。

一位患者来到医院,经过长时间的排队,好不容易见到医生。医生一边拿过他的化验单,一边说"太晚了、太晚了"。患者一下跌坐到地上。这时医生说了第二句话"你来得太晚了,我都要下班了……"

虽然这只是一个幽默笑话,但告诉我们医护人员,沟通绝对不可以说容易产生误解的话,这是医患双方顺利沟通的重要条件。穿上白衣,医护人员必须对自己说出口的每个字、每句话负责。

一位好不容易借了点儿钱从乡下长途跋涉来县城看病的患者,在他认为"水平最高"的县医院挂了一位专家的号,一见面,这位专家看了看检查报告,第一句话就说:"你来晚了"。第二句话说:"没治了。"第三句话说:"回家吧。"这时,患者精神上已经快受不了了,急忙央求医生说:"大夫,您给看看还有没有其他办法,求求您了。"然而医生的第四句话,让这个患者当场就站不起来了:"你早干什么去了?"这是"四句话令患者崩溃"的典型案例。

这样的话,往往极大地打击患者及家属的治疗信心和对生活的期望,产生不良后果。医护人员在沟通中要注意:不礼貌的话不说;不耐烦的话不说;傲慢的话不说;责难的话不说;讽刺的话不说;刁难的话不说;泄气的话不说;

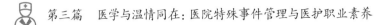

庸俗的话不说。除此之外，医护人员还有六类服务忌语要时刻注意。

（一）不尊重、命令式

1. 快躺（坐）下，别耽误时间。

2. 喂，××床，去××科（室）做检查（不称呼患者姓名）。

3. 把裤子脱了或把衣服撩起来。

4. 长那么胖，血管都找不到。

5. 还没到轮到你呢，都出去。

6. 出去，外面等着。

7. 越忙越来凑热闹。

（二）侮辱人格、讽刺挖苦

1. 有什么不好意思？都这个样子了，还装。

2. 有什么不好意思的？都到这份上了！

3. 这么大个人了，什么都不懂。

4. 活该，自己作的。

5. 痛，谁叫你要孩子？生孩子还能不疼？

6. 没钱就别来看病。

7. 干嘛起个这样的名字？叫起来多别扭。

8. 你这样的人我们见多了，有什么了不起。

9. 挂一次号要看一辈子病吗？

（三）不耐烦、生硬

1. 别啰唆，快点讲。

2. ××医生去哪了？我怎么知道？他又没告我。

3. 你这人，事儿真多。

4. 没什么，死不了。

5. 怕疼，就别到医院来。

6. 治病，哪有不疼的。

7. 嫌慢，你怎么不早来？

8. 现在交班（开会、结账），外面等着去。

9. 这是法律、法规、医院的规定，你懂吗？

10. 上面都写清楚了，自己看吧。

11. 查户口吗？你管我姓什么？

12. 催什么，没看见医生都忙着吗？

13. 你看病，还不知道挂哪个科的号？

14. 长这么大没生过病?

15. 没看见门上挂的牌子吗? 这是你要找的科室吗?

16. 在这儿签个字,快点!

17. 这破血管,扎都扎不进去!

(四)不负责任、推脱

1. 这事别来找我,我不管。

2. 谁答应你的,找谁去。

3. 快下班了,明天再说吧。

4. 我下班了,找别人去。

5. 机器坏了,到别的医院去吧。

6. 这儿治不了,去别的医院吧。

7. 嫌这儿不好,到别处去。

8. 有意见找领导,就在 ×× 楼。

9. 嫌我态度不好,我又没请你来。

10. 你怎么这也不愿意查,那也不愿意查,还看什么病。

11. 没零钱,自己去换好了,再回来。

12. 这是医生开错了,你找医生去,别烦我。

13. 我就是这个态度,你去告好了!

(五)含糊不清、增加疑虑

1. 你这病,是好是坏,说不清(准)。

2. 你这病,我看是思想病。

3. 这事(手术、病)可不太好办呀!

4. 反正查了,先拿点药回去,吃了再看看吧!

5. 也许不要紧(没关系)。

6. 能吃什么就吃吧,能吃得下去就不错了。

(六)让人引发不好联想

1. 欢迎光临。

2. 欢迎您再次光临。

3. 晚了。

4. 不行了。

5. 没气了。

227

本 章 小 结

　　本章详细介绍了医护人员的职业礼仪，阐述了接待各类患者的礼仪，包括如何与残疾人、语言障碍者、感官缺损者、学习障碍者等特殊人群交流，列出了医务人员沟通文明用语、沟通忌语等。医护人员的礼仪之美体现在外在美、内在美与技艺美。掌握相关的职业礼仪，不仅可以执行好医生、护士的职业角色，也能促进与患者的和谐交流。

附录1　Calgary-Cambridge 指南（第4章）

Calgary-Cambridge 会谈指南是由 Kurtz 等于 1996 年研发的一套医患沟通模式，发展至今已广泛应用于世界各层次的医学教育中。该指南整合了沟通教学中内容、过程及认知三类技能，将医患会谈归纳为"开始会谈""收集信息""解释和计划""结束会谈""会谈过程管理""发展医患关系"6个过程，并将70余项沟通内容技能与6个过程和目标框架相配合，从而提供了一整套可按需使用的综合性技能指南。

一、开始会谈

（一）准备

1. 把上一项任务搁在一边，注意让自己舒适，从容地面对患者。
2. 集中注意力准备这次接诊。

（二）建立初始的融洽氛围

1. 问候患者并获知患者姓名。
2. 自我介绍，说明此次接诊的作用和性质，必要时征得对方的同意。
3. 表现出兴趣和尊重，关注患者的身体舒适状态。

（三）找出患者来就诊的原因

1. 采用恰当的开放式问题（例如："是什么问题让您到医院来？"或者"您今天想讨论什么？"或者"您今天希望回答什么问题？"），确认患者想要表述的问题或者话题。
2. 认真倾听患者的开放式叙述，不要打断其陈述或指引患者的反应。
3. 确认问题清单并对进一步的问题进行筛查（例如："头痛和乏力，还有其他的不舒服吗？"或者"您今天还有其他什么问题要说的吗？"）
4. 协商议程，将患者和医生双方的需要都考虑在内。

二、采集信息

（一）探询患者的问题

1. 鼓励患者讲故事,用患者自己的语言告诉医生问题所在和起始的过程（阐明现在就诊的原因）。

2. 采用开放和封闭式的提问技术,恰当地将提问从开放转向封闭。

3. 注意倾听,让患者说完而不要去打断,并且在回答患者问题之前,给患者留出思考的时间,或者在停顿之后继续。

4. 通过语言或非语言方式辅助促进患者的应答,如采用鼓励、沉默、重复、变换措辞及解释等方法。

5. 提取语言或非语言的线索（身体语言、患者讲述、面部表情）,适时予以验证及认可。

6. 澄清患者陈述不清晰或需要补充说明的地方（如"您能解释一下您说的头晕是怎么回事吗?"）。

7. 定期总结以确认我们理解了患者所说的内容,邀请患者纠正我们的解释,或者提供更进一步的信息。

8. 使用简明的、容易理解的问题和评论,避免使用行话或太多的术语解释。

9. 确定事件的日期和顺序。

（二）理解患者观点的其他技巧

1. 主动确定并适当探究患者的想法（如出于信仰）,患者对每个问题的担忧（如担心）,患者的期望（如患者的目标,患者对所述问题希望得到什么帮助）,影响（患者所述的问题如何影响到患者的生活）。

2. 鼓励患者表达自己的感受。

三、提供接诊咨询

（一）使组织结构明朗清晰

1. 在每一条询问的特定主线的末尾进行总结,以确认对患者问题的理解,然后再转到下一个环节。

2. 运用提示语、过渡性的陈述,从一个环节推进到另一个环节,包括为下一个环节做基本铺垫。

（二）注意流程

1. 按逻辑顺序组织访谈的结构。

2. 注意时间安排并使访谈紧扣任务。

四、建立关系

（一）运用恰当的非语言行为

1. 表现出合适的非语言行为：目光的接触、面部的表情；姿态、位置、移动；声音的暗示（语速、音量、语调）。

2. 如果阅读、记笔记或使用计算机，则要注意方式，不要影响对话或和谐氛围。

3. 显示出恰当的信心。

（二）构建和谐氛围

1. 接受患者看法和感受的合理性，而不去评判。

2. 运用换位思维（设身处地）来沟通，理解并体谅患者的感受或困境，明确表示认可患者的观点和感受。

3. 提供支持，表达关心、理解以及帮助的愿望，赞赏患者克服病痛所做的努力及适当的自我保健，建立信任关系。

4. 灵活地处理令人尴尬、烦扰的话题，体贴患者躯体的疼痛。

（三）使患者参与

1. 与患者分享看法，鼓励患者参与（如："我现在在想……"）。

2. 解释那些看起来非结论性的问题或体格检查部分的基本原理。

3. 在体格检查期间，解释过程征得允许。

五、解释和方案制订

（一）提供正确的信息量和信息类型

目标：给予患者全面的、恰当的信息；评估每个患者的信息需求；既不要太少也不要过多。

1. 形成组块并验证：要给予患者能够吸收的组块信息，验证患者是否理解，针对患者的反应来确定如何继续进行。

2. 评估患者的出发点：在给予患者信息时询问患者自身状态，了解患者希望了解的信息范围。

3. 询问患者其他有帮助的信息：如病因、预后。

4. 在恰当的时间给予解释：避免过早给予建议、信息或保证。

（二）帮助准确地回忆和理解

目标：使信息更容易被患者记住并理解。

1. 筹划病情解释：将解释分成不连续的部分，建立逻辑顺序。

2. 运用清晰的分类或提示语（如"我想和您讨论三个重要的问题。首先……""现在我们可以转到……吗？"）。

3. 使用重复和总结以强化信息。

4. 运用简明的、容易理解的语言，避免使用行话或用行话解释。

5. 运用形象的方法传达信息：如图表、模型、书面信息和说明。

6. 验证患者对所给信息（或制订的计划）的理解情况，如必要时请患者用自己的话复述、确认。

（三）取得共同理解：结合患者的看法

目标：提供与患者看法相关的病情解释和诊疗规划；找出患者对所给信息的想法和感受；鼓励互动而不是单向的传递。

1. 将病情的解释与患者的看法联系起来：与先前引出的患者的想法、担忧和希望联系起来。

2. 提供机会并鼓励患者参与：提出问题、请求患者确认或表达疑问，恰当地做出回应。

3. 在语言和非语言沟通中发现线索并做出反馈：如对患者提供的信息和回答进行筛选，找出患者的忧虑。

4. 根据患者所给的信息、使用的词汇引出患者的信仰、反应和感受，必要时予以认可和表述。

（四）方案制订

医患共同决策目标：使患者了解决策制订的过程；使患者在他们所希望的水平上参与决策；增强患者对所制订方案的遵守。

1. 在适当的时候分享我们的想法、意见、思考的过程和进退两难的困境。

2. 让患者参与提供建议和选择而不是指令，鼓励患者说出他们自己的想法、建议。

3. 探讨治疗的选择。

4. 确定患者在做出决定时所希望参与的水平。

5. 商议双方都接受的诊疗规划，表明自己对可选治疗方案的平衡或优先选择以及确定患者的优选方案。

6. 与患者验证是否接受规划，是否所有的担忧已经被述及。

六、结束会谈

（一）将来的规划

1. 与患者约定下一步和医生联系的规划。

2. 保障措施：解释可能出现的意外结果，如果治疗计划未达到预期效果该怎么办？何时及如何寻求帮助？

（二）确定合适的结束点

1. 简要地对会谈进行总结并明确治疗的规划。

2. 最后征询患者的意见，是否同意和满意所制订的医疗规划？是否还有什么问题需要确认和需要？

七、病情解释和诊疗规划的选择（包括内容和过程技巧）

目标：如何讨论意见和问题的重要性

1. 如有可能，提供正在进行讨论的专家意见和姓名。

2. 揭示这些意见的基本原理。

3. 解释疾病的原因、严重程度、预期的转归、短期和长期的结果。

4. 探知患者的信仰、反应和担忧。

（一）如何商议双方的行动规划

1. 讨论可选方案，如不采取任何行动、进一步检查、药物治疗或手术、非药物治疗（理疗、助行器、流食、咨询等）、预防措施。

2. 提供所能采取的行动措施或治疗信息，所涉及步骤的名称，如何起效、优点以及可能的副作用。

3. 获得患者对需要行动的看法，所认识到的益处、障碍和动机。

4. 接受患者的观点，必要时推荐其他的观点。

5. 引出患者对规划、治疗的反应和担忧，包括接受度。

6. 将患者的生活方式、信仰、文化背景和能力纳入考虑之中。

7. 鼓励患者参与规划的实施，担负起责任并自我调整。

8. 询问患者的支持系统，讨论其他可行的支持。

（二）讨论如何做进一步检查及步骤

1. 提供有关步骤的清晰信息，如患者可能会经历什么，怎样被告知结果。

2. 将步骤和治疗规划关联起来。

3. 鼓励患者进行提问和讨论潜在的焦虑或负面结果。

附录2 Calgary-Cambridge指南在护理中的运用(第5章)

医患访谈式沟通过程指南是 1996 年由加拿大卡尔加里大学 Suzanne M kurtz 博士和剑桥大学的 Jonathan Silverman 博士共同完成的。该指南最初用于医生的疾病问诊及咨询沟通,也用于一些特殊问题的沟通,如宣布坏消息、文化和社会差异、年龄相关问题、隐藏的抑郁和精神病、愤怒患者等。同时,该指南通过在护患沟通中广泛应用,在改善护患关系、提高患者满意度方面取得了很好的效果。

一、开始会谈

1. **构建最初的和谐氛围** 问候患者,询问患者的名字;自我介绍,说明访谈的目的;表达兴趣与尊重,关心患者的舒适情况。

2. **确定就诊原因** 通过合适的开场白来确定患者的问题;认真倾听患者的开场表述,避免打断患者或影响患者的反应;列出并筛选患者更深层次的问题;同时考虑到医患双方的需求,确定访谈议程。

二、采集信息

1. **探询患者的问题** 鼓励患者通过讲故事的方式介绍自己的患病经过;使用开放式和封闭式提问技巧,并适当地由开放式提问转变为封闭式提问;认真聆听,允许患者进行完整的表述而不去打断患者,给患者思考的时间或稍作停顿后继续;通过语言或非语言方式促进患者做出反应,如鼓励、沉默、重复、释义、解释;发现语言和非语言线索,如肢体语言、语音、情感,并适当地进行验证,同时表示理解;当患者的表述不清楚或需要补充时进行澄清;定期总结以确定我们已经理解了患者所传达的信息,请患者纠正解释或提供进一步的信息;避免使用专业术语,或对专业术语进行充分的解释;确定发生的时间及顺序。

2. 理解患者观点的其他技巧 主动确定并适当探索，包括患者的想法、担忧、期望以及疾病对患者的影响；鼓励患者表达自己的感受。

三、提供访谈结构

1. 使组织结构明朗清晰 在某一特定内容的询问结束后进行总结，以确定对患者的表述理解了之后，再进入下一阶段；在一个阶段进展到下一个阶段时使用提示性或过渡性语言，并对下一阶段进行解释。

2. 注意流程 访谈结构遵循逻辑顺序；注意时间，并确保访谈围绕主题进行。

四、建立关系

1. 使用恰当的非语言行为 表达恰当的非语言行为，包括目光接触、面部表情、姿势、动作、声音特点；如果在沟通过程中需要做记录，则应注意方式方法，最好提前向患者说明情况，征求患者的同意，避免干扰对话或影响患者情绪，破坏和谐气氛；耐心倾听。

2. 构建和谐氛围 接受患者观点或想法的合理性，避免评判；使用移情来表达对患者感受或处境的理解和同情，明确表示认可患者的观点及感受；提供支持，表达关心、理解及愿意提供帮助，对患者做出的努力及自我护理表示认可，提供伙伴关系；敏锐地处理令人尴尬和困扰的事情及躯体疼痛。

3. 使患者参与 与患者分享看法以鼓励患者参与；对可能没有结论的问题或部分体格检查进行解释；在进行体格检查时，解释过程，征求同意。

五、解释与计划

1. 提供正确的信息量及信息内容 建立组块并验证，以可以理解的组块形式为患者提供信息，并验证患者是否理解，将患者的反应作为进行的指向；评估患者的起点，在提供信息前询问患者已经获得的信息，以及希望得到什么样的信息；询问患者其他信息是否有帮助，如病因、预后；在恰当的时机进行解释，避免过早地提供建议、信息或保证。

2. 帮助准确地回忆和理解 将解释系统化，可以将解释分成几个独立的部分或形成逻辑顺序；使用明确的分类或提示语；为了巩固信息可以重复或总结；使用通俗易懂的语言，避免使用专业术语或对专业术语进行解释；使用可视化的方法来传递信息，如图表、模型、书面信息及说明书；确定患者是否理解了我们传递的信息，如让患者复述我们的话，必要时给予澄清。

3. **结合患者的看法取得共同理解**　将疾病的解释与患者的想法、担忧及期望相结合；提供机会并鼓励患者参与，包括向患者询问问题、要求澄清或表达困惑；发现语言或非语言线索；通过患者提供的信息、使用的措辞发现患者的观念、反应及感受，必要时表示理解与认同。

4. **共同参与决策制订**　适当地与患者分享自己的想法、思考过程以及困境；通过提供建议而不是决定让患者参与进来；鼓励患者提出自己的想法、建议及倾向；商量出双方都可以接受的计划；鼓励患者做出符合他们期望的选择和决定；如果计划被接受的话，确认患者的担忧是否得到解决。

六、结束会谈

1. **安排将来的计划**　与患者约定下一步的计划；建立安全网络，解释可能出现不期望发生的结局，如果计划没有起作用该如何做，什么时候、如何寻求帮助。

2. **保证合适的结束点**　对会谈进行简要的总结，并阐明治疗计划；最后确认患者是否同意、赞成计划，询问患者是否有需要修改的地方，有没有其他问题或需要讨论的事情。

参 考 文 献

1. 王维利,周利华.医患文化沟通 [M].北京:北京师范大学出版社,2018.

2. 余世维.领导有方 [M].北京:北京大学出版社,2009.

3. 刘惠军.医学人文素质与医患沟通技能 [M].北京:北京大学医学出版社,2013.

4. 刘喜文.护理学导论 [M].北京:人民军医出版社,2007.

5. 韩琳.护患沟通典型案例解析 [M].北京:人民卫生出版社,2018.

6. 李庆功.临床风险管理 [M].北京:人民卫生出版社,2009.

7. 李庆功.医疗知情同意理论与实践 [M].北京:人民卫生出版社,2011.

8. 〔美〕加尔文. 周,劳拉. 库利.沟通处方:医患、团队、跨等级多维沟通力 [M],王岳,主译.北京:科学技术文献出版社,2019.

9. 王岳.临床医患沟通艺术 [M].北京:北京大学医学出版社,2016.

10. 王锦帆,尹梅.医患沟通 [M].北京:人民卫生出版社,2018.

11. 崔焱.护理学基础 [M].北京:人民卫生出版社,2001.

12. 史瑞芬,史宝欣.护士人文修养 [M].北京:人民卫生出版社,2012.

13. 冷晓红.人际沟通 [M].北京:人民卫生出版社,2006.

14. 李秋萍.护患沟通技巧 [M].北京:人民军医出版社,2010.

15. 杨辉,王斌全,陈筠,宋丹.护理美学 [M].北京:人民卫生出版社,2002.

16. 靳斓.医护礼仪与医患沟通技巧 [M].北京:中国经济出版社,2018.

17. 贾启艾.人际沟通 [M].南京:东南大学出版社,2010.

18. 王斌全,杨辉,梁芳.护理行为与艺术 [M].北京:人民卫生出版社,2009.

19. 塞缪尔·斯迈尔斯.品格的力量 [M],李云.译.上海:立信会计出版社,2012.

20. 郭秀英.健康服务及护理循证实践导论 [M].北京:人民卫生出版社,2009.

21. 姜学林.病房警示录——医患沟通案例评析 [M].北京:人民军医出版社,2010.

22. Frederic P, Geoffrey G. 医患交流指南 [M]. 张勉等,译. 天津:天津科技翻译出版公司,2004.

23. 葛美叶,宋宁.医护沟通型晨会交接班在肿瘤科中的应用 [J].齐鲁护理杂志,2016,22

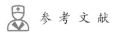
（07）：114-115.

24. 李睿文，席淑新.医师对医护协作诊疗模式体验的现象学研究 [J].上海护理，2018，18
（09）：21-26.

25. 张倍倍，张艳，韩二环，等.SBAR 标准化沟通模式在护理实践中的应用进展 [J].全科护
理，2016，14（16）：1646-1648.

26. 耿君，彭皓，王雪娟，等.SBAR 标准化沟通模式在护理领域中的应用现状 [J].当代护士，
2017，（06）：16-18.

27. 朱肖，毛平.SBAR 沟通模式在护理工作中的应用现状与展望 [J].中国护理管理.2017，
17（5）：712-719.

28. 曹阳，丁爱民，王燕.基于电子医嘱平台的医护沟通的新模式 [J].中国医疗器械杂
志.2012，36（1）：72-73.

29. 赵荣艳，孟庆慧，解源源.护生护患沟通能力培养的研究进展 [J].护理研究，2017，（25）：
20-22.

30. 邹艳辉.护患沟通技巧现况及研究进展 [J].护理研究，2004，（09）：776-777.

31. 廖婧，沙丽艳，刘珩，等.护士团队合作研究现状与进展 [J].中国护理管理，2016，16
（02）：227-230.

32. 伍彩红，刘雁，姜志连，等.“非暴力沟通”在护患沟通中的应用 [J].中国护理管理，
2016，16（6）：859-861.

33. Silverman J，Kurtz S，Draper J.医患沟通技巧 [M].杨雪松等，译.北京：化学工业出版社，
2009.

34. CASANOVA J，DAY K，DORPAT D，et al. Nurse-physician work relations and role
expectations[J]. J Nurs Adm.2007, 37（2）：68-70.

35. COLLETTE A E，WANN K，NEVIN ML，et al.An exploration　of nurse-physician
perceptions of collaborative behavior [J].Journal of Interprofessional Care, 2017, 31（4）：470-
478.

36. CURTIS K，TZANNES A，RUDGE T.How to talk to doctors--a guide for effective
communication[J]. Int Nurs Rev, 2011, 58（1）：13-20.

37. CYPRESS B S.Exploring the concept of nurse-physician communication with in the context of
healthcare out-comes using the evolutionary method of concept analysis [J]. Dimens Crit Care
Nurs, 2011, 30（1）：28-38.

38. ESMAEILPOUR-BANDBONI M，VAISMORADI M，SALSALI M，et al. Iranian physicians'
perspectives regarding nurse-physician professional communication：implications for
nurses[J]. Res Theory Nurs Pract, 2017, 31（3）：202-218.

39. HOUSE，HAVENS D.Nurses and physicians perceptions of nurse-physician collaboration：a
systematic review [J]. J Nurs Adm, 2017, 47（3）：165-171.

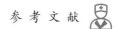

40. KALISCH B J, WEAVER S J, SALAS E.What does nursing teamwork look like? A qualitative study[J]. J Nurs Care Qual, 2009, 24(4): 298-307.

41. MILISA M, HARROD M, HOLTZ B, et al. The use of multiple qualitative methods to characterize communication events between physicians and nurses[J]. Health Commun, 2015, 30(1): 61-69.

42. MATZIOU V, VLAHIOTI E PERDIKARIS P, et al. Physician and nursing perceptions concerning interprofessional communication and collaboration[J]. J Interprof Care, 2014, 28 (6): 526-33.

43. Robinson F P, Gorman G, Slimmer L W, et al. Perceptions of effective and ineffective nurse-physician communication in hospitals[J]. Nurs Forum, 2010, 45(3): 206-216.

44. Tang C J, Chan S W, Zhou W T, et al. Collaboration between hospital physicians and nurses: an integrated literature review[J]. Int Nurs Rev, 2013, 60(3): 291-302.

45. OPCU I, TURKMEN A S, SAHINER N C, et al. Physicians and nurses medical errors associated with communication failures[J]. J Pak Med Assoc, 2017, 67(4): 600-604.